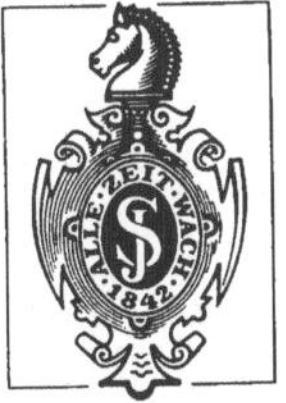

Nachsorge beim kolorektalen Karzinom

Herausgegeben von Wolfgang Stock

Mit Beiträgen von

A. Anders, C. Baunach, F. Beersiek, C. Böttinger,
D. Bokelmann, R. Brückner, H. Calderoli, G. Corman,
F. W. Eigler, H. H. Gruenagel, R. Häring, H. Hamelmann,
L. F. Hollender, R. Jache, L. Jostarndt, A. Jünemann,
R. Keiling, P. Kempf, H. Kivelitz, J. Klann, H. O. Klein,
P. Kruppa, J. Kutzner, B. Lingemann, M. Mainz, U. Maul,
D. Mitrenga, U. Mödder, J. Müller, J. Nauhaus, W. Niebel,
K. Nittner, G. H. Ott, H. Pichlmaier, H. Poser, A. Quent-
meier, E. M. Röttinger, J. Rosenberger, H. Sack, W. Sasse,
W. Schellerer, P. Schlag, U. Schulz, R. Schunck, W. Stein-
brich, W. Stock, H. Stöwe, R. Theiss, A. Thiede, I. Thiele-
mann-Jonen, H. Troidl, B. Ulrich, St. Ulrich, R. Voigt-
mann, E. Watzky, D. Wickramanayake, R. Winkler,
G. Wintzer

Mit 124 Abbildungen

Springer-Verlag
Berlin Heidelberg New York 1979

Professor Dr. Wolfgang Stock
Marien-Hospital
Rochusstraße 2
4000 Düsseldorf 1

CIP-Kurztitelaufnahme der Deutschen Bibliothek.

Nachsorge beim kolorektalen Karzinom / hrsg. von Wolfgang Stock. Mit Beitr.
von A. Anders . . . – Berlin, Heidelberg, New York : Springer, 1979.
ISBN-13: 978-3-540-09818-8   e-ISBN-13: 978-3-642-67520-1
DOI: 10.1007/978-3-642-67520-1

NE: Stock, Wolfgang [Hrsg.]; Anders, A. [Mitarb.]

2127/3130-543210

Vorwort

Die Nachsorge tumorkranker Patienten im Anschluß an die stationäre Behandlung wird in zunehmendem Maße fester Bestandteil der Tumortherapie. Das kolorektale Karzinom steht hierbei aus verschiedenen Gründen im Mittelpunkt des Interesses. Nach den Erhebungen des statistischen Bundesamtes ist, wie in anderen westlichen Ländern, auch für die Bundesrepublik Deutschland eine Zunahme dieser Tumoren zu beobachten. Außerdem sind die Behandlungsergebnisse nach Resektion günstig. Nach fünf Jahren leben noch rund 40% aller betroffenen Patienten. Nach frühzeitiger Diagnose und kurativer Operation kann in über 90% mit einer Heilung gerechnet werden. Die Probleme im Aufbau einer Nachsorge lassen sich daher am Beispiel des kolorektalen Karzinoms besonders gut aufzeigen.

Eine bisher nicht gelöste Frage stellt die Klassifizierung dieser Tumoren dar. Das klassische Dukes-System ist zwar international weit verbreitet, Modifikationen erschweren jedoch den Vergleich der Behandlungsergebnisse einzelner Kollektive. Wünschenswert erscheint die verbindliche Einführung des TNM-Systems. Hier fehlen bisher Erfahrungen, die eine Überlegenheit dieses Systems belegen.

Derzeit entstehen an vielen Kliniken Nachsorgesprechstunden. Die Organisationsformen und Erfahrungen sind unterschiedlich, die Effektivität durch hohe Personalkosten begrenzt. Ohne EDV-gesteuerte Datenverarbeitung und enge Kooperation mit den Hausärzten bleiben die notwendigen Erfolge aus. Nach Ausreifung der chirurgischen Techniken sind durch die operative Behandlung alleine keine wesentlichen Fortschritte mehr zu erwarten. Neue Wege in der Therapie sind in der Hyperalimentation, Strahlentherapie und Chemotherapie zu sehen. Dem inkurablen Patienten müssen alle Möglichkeiten zur Erleichterung seines Leidens über die organisierte Nachsorge geboten werden.

Regelmäßige, sorgfältige Nachuntersuchungen bieten dem Patienten die Chance eines kurativen Reeingriffes bzw. einer frühzeitigen interdisziplinären Behandlung. Für die Klinik resultiert hieraus eine objektive Therapiekontrolle sowie die Voraussetzung, Datensätze in ein Krebsregister einzubringen.

Der Dank gilt an dieser Stelle allen Teilnehmern und Helfern, die zum Gelingen des Symposions im Januar 1979 in Köln beigetragen haben. Darüber hinaus danke ich dem Springer-Verlag, vertreten durch Herrn Dr. Wieczorek, für die abgerundete und gelungene Wiedergabe.

Köln, im November 1979 WOLFGANG STOCK

Inhaltsverzeichnis

Teilnehmerverzeichnis

Anders, A.
Priv.-Doz. Dr. med., Chirurgische Universitätsklinik, Universitäts-Klinikum Steglitz,
Hindenburgdamm 30, 1000 Berlin 45

Baunach, C.
Medizinischer Dokumentationsassistent, Evangelisches Krankenhaus,
Waldstraße 73, 5300 Bonn-Bad Godesberg 1

Beersiek, F.
Dr. med., Chirurgische Universitätsklinik, Klinikum der Gesamthochschule Essen,
Hufelandstraße 55, 4300 Essen 1

Bokelmann, D.
Priv.-Doz Dr. med., Chirurgische Universitätsklinik, 6900 Heidelberg

Brückner, R.
Dr. med., Chirurgische Universitätsklinik, Langenbeckstraße 1, 6500 Mainz

Calderoli, H.
Dr. med., Service de Chirurgie Générale 3, Centre Hospitalier Universitaire,
1, Place de l'Hôpital, F 6700 Strasbourg, Frankreich

Corman, G.
Dr. med., Medizinische Universitätsklinik I, Joseph-Stelzmann-Straße 9, 5000 Köln 41

Eigler, F.W.
Prof. Dr. med., Chirurgische Universitätsklinik, Klinikum der Gesamthochschule Essen,
Hufelandstraße 55, 4300 Essen 1

Feustel, H.
Prof. Dr. med., Chirurgische Abteilung des Missionsärztlichen Krankenhauses,
8700 Würzburg

Gruenagel, H.H.
Prof. Dr. med., Evangelisches Krankenhaus, Kirchfeldstraße 40, 4000 Düsseldorf 1

Häring, R.
Prof. Dr. med., Chirurgische Universitätsklinik, Klinikum Steglitz,
Hindenburgdamm 30, 1000 Berlin 45

Hamelmann, H.
Prof. Dr. med., Chirurgische Universitätsklinik, Hospitalstraße 40, 2300 Kiel

Hollender, L.F.
Prof. Dr. med., Service de Chirurgie Générale 3, Centre Hospitalier Universitaire,
Place de l'Hôpital, F 6700 Strasbourg, Frankreich

Jache, R.
Dr. med., Chirurgische Universitätsklinik, Martinistraße 52, 2000 Hamburg 20

Jostarndt, L.
Chirurgische Universitätsklinik, Hospitalstraße 40, 2300 Kiel 1

Jünemann, A.
Prof. Dr. med., Chirurgische Universitätsklinik A, Moorenstraße 5, 4000 Düsseldorf

Keiling, R.
Dr. med., Service de Chirurgie Générale 3, Centre Hospitalier Universitaire,
1, Place de l'Hôpital, F 6700 Strasbourg, Frankreich

Kempf, P.
Prof. Dr. med., Chirurgische Universitätsklinik, Langenbeckstraße 1, 6500 Mainz

Kivelitz, H.
Prof. Dr. med., Chirurgische Universitätsklinik, Moorenstraße 5, 4000 Düsseldorf

Klann, J.
Dr. med., Evangelisches Krankenhaus, Kirchfeldstraße 40, 4000 Düsseldorf 1

Klein, H.O.
Prof. Dr. med., Medizinische Universitätsklinik,
Joseph-Stelzmann-Straße 9, 5000 Köln 41

Kruppa, P.
Dr. med., Chirurgische Universitätsklinik, Klinikum Steglitz,
Hindenburgdamm 30, 1000 Berlin 45

Lingemann, B.
Dr. med., Chirurgische Universitätsklinik, Jungeblotplatz 1, 4400 Münster

Mainz, M.
Dr. med., Evangelisches Krankenhaus, Kirchfeldstraße 40, 4000 Düsseldorf 1

Mödder, U.
Dr. med., Radiologisches Institut der Universitätskliniken,
Joseph-Stelzmann-Straße 9, 5000 Köln 1

Müller, J.
Dr. med., Chirurgische Universitätsklinik Köln-Lindenthal,
Joseph-Stelzmann-Straße 9, 5000 Köln 41

Niebel, W.
Dr. med., Chirurgische Universitätsklinik, Klinikum der Gesamthochschule Essen,
Hufelandstraße 55, 4300 Essen 1

Nittner, K.
Prof. Dr. med., Abteilung Stereotaxie, Neurochirurgische Universitätsklinik,
Joseph-Stelzmann-Straße 9, 5000 Köln 41

Ott, G.H.
Prof. Dr. med., Evangelisches Krankenhaus,
Waldstraße 73, 5300 Bonn-Bad Godesberg 1

Pichlmaier, H.
Prof. Dr. Dr. med., Chirurgische Universitätsklinik Köln-Lindenthal,
Joseph-Stelzmann-Straße 9, 5000 Köln 41

Poser, H.
Dr. med., Chirurgische Universitätsklinik, Hospitalstraße 40, 2300 Kiel 1

Quentmeier, A.
Dr. med., Department Chirurgie, Universitätsklinikum Ulm,
Steinhövelstraße 9, 7900 Ulm

Röttinger, E.M.
Priv.-Doz. Dr. med., Strahleninstitut der Universität Köln,
Joseph-Stelzmann-Straße 9, 5000 Köln 41

Rosenberger, J.
Dr. med., Chirurgische Universitätsklinik Köln-Lindenthal,
Joseph-Stelzmann-Straße 9, 5000 Köln 41

Sack, H.
Prof. Dr. med., Institut und Poliklinik für Strahlentherapie,
Joseph-Stelzmann-Straße 9, 5000 Köln 41

Schellerer, W.
Priv.-Doz. Dr. med., Chirurgische Universitätskliniken,
Krankenhausstraße 12, 8520 Erlangen

Schlag, P.
Dr. med., Department für Chirurgie, Universität Ulm, Postfach 3880, 7900 Ulm

Schunck, R.
Dr. med., Chirurgische Abteilung, Evangelisches Krankenhaus,
Waldstraße 73, 5300 Bonn-Bad Godesberg

Steinbrich, W.
Dr. med., Radiologisches Institut der Universitätskliniken,
Joseph-Stelzmann-Straße 9, 5000 Köln 41

Stock, W.
Professor Dr. med., Marien-Hospital, Rochusstraße 2, 4000 Düsseldorf 1

Stöwe, H.
Dr. rer. nat., Chirurgische Universitätsklinik Köln-Lindenthal,
Joseph-Stelzmann-Straße 9, Köln 41

Theiss, R.
Dr. med., Chirurgische Universitätsklinik, Köln-Lindenthal,
Joseph-Stelzmann-Straße 9, 5000 Köln 41

Thiede, A.
Prov.-Doz. Dr. med., Chirurgische Universitätsklinik, Hospitalstraße 40, 2300 Kiel 1

Thielemann-Jonen, I.
Ärztin, Chirurgische Universitätsklinik Köln-Lindenthal,
Joseph-Stelzmann-Straße 9, 5000 Köln 41

Troidl, H.
Prov.-Doz. Dr. med., Chirurgische Universitätsklinik, Hospitalstraße 40, 2300 Kiel 1

Ulrich, B.
Dr. med., Chirurgische Universitätsklinik A, Moorenstraße 5, 4000 Düsseldorf

Ulrich, St.
cand. med., Chirurgische Universitätsklinik Köln-Lindenthal,
Joseph-Stelzmann-Straße 9, 5000 Köln 41

Winkler, R.
Priv.-Doz. Dr. med., Chirurgische Universitätsklinik, Martinistraße 52, 2000 Hamburg 20

Wintzer, G.
Dr. med., Chirurgische Universitätsklinik Köln-Lindenthal,
Joseph-Stelzmann-Straße 9, 5000 Köln 41

Ergebnisse nach operativer Behandlung des Kolon- und Rektumkarzinoms (Dukes-System)

W. SCHELLERER

Den Zugang von Kolon- und Rektumkarzinom an unserer Klinik pro Jahr in absoluten Zahlen zeigt die obere Kurve (Abb. 1a).

Die Quote der Patienten, bei denen reseziert oder amputiert wurde, stieg kontinuierlich an und lag zuletzt bei 74% (Abb. 1b).

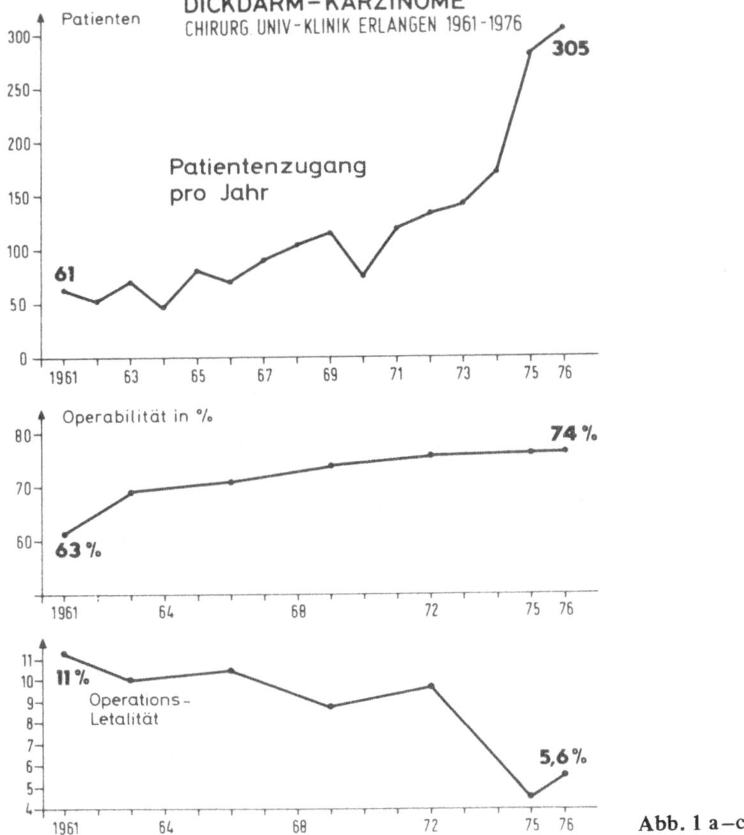

Abb. 1 a–c

Chirurgische Universitätsklinik Erlangen

Die Letalität nach dem chirurgischen Eingriff wurde von vielen Operateuren getragen, nahm mit der Zeit ab und liegt jetzt um 7% (Abb. 1c). Nahezu bei jedem zweiten fatalen Ausgang fand sich auf dem Sektionstisch eine Anastomoseninsuffizienz.

Wir haben in unserem Krankengut nur

13% Dukes A Fälle, bei denen der Tumor auf die Darmwand beschränkt ist;

49% Dukes B Patienten, bei denen die Darmwand penetriert, die Lymphknoten noch frei sind;

20% Dukes C 1, bei denen Lymphknoten in Tumornähe befallen und

18% Dukes C 2, bei denen Lymphknoten auch in Tumorferne karzinomatös durchsetzt sind.

Die Lokalisation der Dickdarmkarzinome ist aus Abbildung 2 ersichtlich.

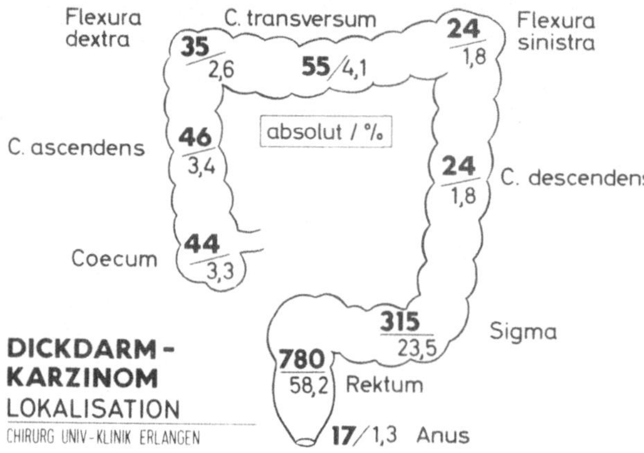

Abb. 2

Nach gelungener Operation fragen Patient, Angehörige und der Chirurg nach der Prognose des Einzelnen. Hierzu sind bestimmte Unterlagen, die nur der Pathologe liefern kann, unentbehrlich (Tabelle 1).

Welche Befunde müssen wir von unseren Kollegen in der Pathologie erbitten?

Unzureichend ist die Diagnose „Karzinom", diese ist auch ohne Histologie meist sicher.

Aussagen über die Tumorgröße sind von geringer prognostischer Bedeutung.

Notwendig sind Angaben über die Penetrationstiefe in der Darmwand, über den Lymphknotenbefall sowie die histologische Klassifizierung, den Differenzierungsgrad und die Feststellung über Karzinombefall der Resektionslinien.

Zusammen mit diesen Unterlagen kann in kurative oder nicht kurative Tumorresektion unterschieden werden.

Es ist eine präzise Angabe über das Schicksal des Einzelnen möglich, und der Wert einer bestimmten Therapiemethode beim Kolon- und Rektumkarzinom ist epikritisch beurteilbar.

Wir haben die Überlebenswahrscheinlichkeit bei verschiedenen Dukes-Stadien bei einer Vertrauensgrenze von 95% nach statistischen Mitteln über 5 und 10 Jahre festgelegt (Abb. 3).

Tabelle 1. Pathologisch-anatomische Untersuchung der Operationspräparate bei kolorektalem Karzinom

Unzureichend	Notwendig	Wünschenswert
Globalfeststellung „Karzinom", „Adeno-Karzinom"	Tiefenpenetration in Darmwand	Wachstumstyp (polyploid, ulzerös, szirrhös)
Größenbeschreibung des Tumors	Lymphogene Metastasierung (Dukes C 1 oder C 2)	Abschätzen des Zirkumferenzbefalls
	(Adeno-, Siegelring- oder anaplastisches Karzinom?)	Zahl der untersuchten und der karzinomatischen Lymphknoten
	Bei Adenokarzinom Differenzierungsgrad	Veneninvasion?
	Resektionslinien karzinomfrei?	Nerveninvasion?

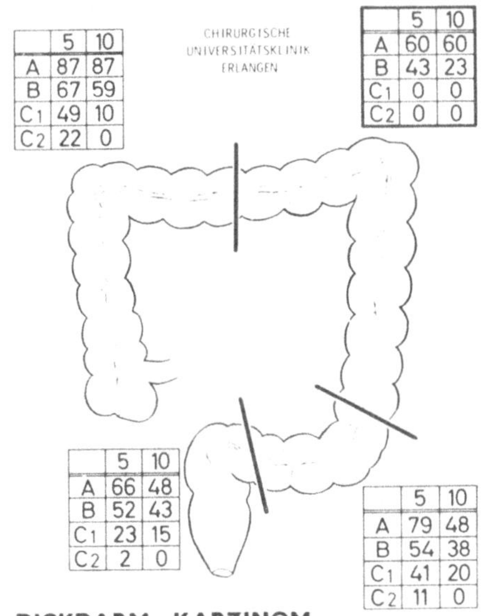

	5	10
A	87	87
B	67	59
C 1	49	10
C 2	22	0

	5	10
A	60	60
B	43	23
C 1	0	0
C 2	0	0

	5	10
A	66	48
B	52	43
C 1	23	15
C 2	2	0

	5	10
A	79	48
B	54	38
C 1	41	20
C 2	11	0

DICKDARM - KARZINOM
5 + 10 Jahres - Überlebenszeit in Abhängigkeit von DUKES - Stadien   **Abb. 3**

Damit liegen die 5-Jahresüberlebenszeiten des operativ behandelten Kolon- und Rektumkrebses höher als bei jedem anderen Eingeweidekrebs. Gleichzeitig werden die großen Unterschiede der durchschnittlichen tatsächlichen Überlebenszeit bei verschiedenen Dukes-Stadien deutlich. Setzt man die mittlere Überlebenszeit der operierten Karzinome des rechten Kolons zu einer Gruppe der Normalpopulation mit gleichem Lebensalter in Beziehung, dann liegt die sich so ergebende 5-Jahresüberlebensrate der Patienten von

Dukes A bei   100%,
Dukes B bei   82%,
Dukes C 1 bei   59%,
Dukes C 1 bei   27%.

Wir fanden in unserem Krankengut am rechten und linken Kolon eine sehr ähnliche Verteilung der Dukes-Stadien. Aber die 5- und 10-Jahresüberlebenszeiten sind links wesentlich schlechter als rechts. Deswegen sollte man bei Tumoren des linken Kolons häufiger eine Zoekorektostomie machen, um die Ergebnisse zu verbessern.

Beim Rektumkarzinom ist die Erhaltung des natürlichen Ausgangs immer angezeigt, wenn dies unter Wahrung der Radikalität technisch machbar ist. Der Dogmatismus der Exstirpation des Rektums bei der Krebsgeschwulst ist überholt. Bei uns hat sich in den letzten 10 Jahren ein Wandel hin zu sphinkter-, aber auch rektumerhaltenden Eingriffen vollzogen (Abb. 4). Es liegen gute Beweise dafür vor, daß die tiefe Resektion bei Tumoren oberhalb 6 cm eine genauso gute Krebsoperation ist wie die Exstirpation. Dies gilt unabhängig von der Tumorgröße für die Operationsletalität und die 5-Jahresüberlebenszeit, zumindest für alle Dukes A und B Patienten. Nach unserer Beobachtung ist die 5-Jahresüberlebenszeit von Dukes C Patienten nach Resektion schlechter als nach Exstirpation. Deswegen fällt bei uns erst intraoperativ nach Vorliegen der Schnellschnittuntersuchung die Entscheidung, ob eine technisch noch mögliche Resektion durchgeführt wird, oder ob beim Dukes C Patienten der Eingriff zur Exstirpation erweitert wird.

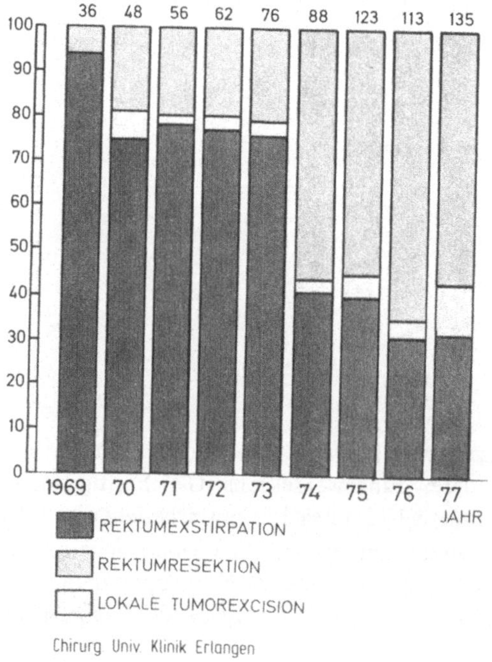

Abb. 4

Noch ein paar Worte zur Dukes-Klassifikation, der bekanntesten Stadieneinteilung der kolorektalen Karzinome: Hierbei wird die Infiltrationstiefe in der Darmwand und die regionale Metastasierung berücksichtigt. Daher ist eine Einteilung in Dukes-Stadien nach lokalen Tumorexzisionen oder Polypektomien nicht möglich, sondern nur nach chirurgischer Radikaloperation, weil erst dann eine histologische Untersuchung des regionalen Lymphabflußgebietes geschehen kann. Die Klassifikation nach Dukes kann jederzeit in die seit Januar 1979 geltenden Stadien der UICC bzw. des AJC übertragen werden. Diese Stadien unterscheiden sich von den Dukes-Stadien jedoch in einem ganz wesentlichen Punkt:

Bei der UICC wird nicht zwischen tumornahem und tumorfernem Lymphknotenbefall unterschieden.

Gerade diese Unterscheidung ist aber von ganz beträchtlicher prognostischer Bedeutung (Abb. 5). Daher ist die nach Dukes mögliche Unterscheidung zwischen C 1 und C 2 Fällen unbedingt anzustreben. Man könnte das Stadium III der UICC analog unterteilen in ein Stadium III a und III b.

	Dukes C 1	Dukes C 2
London	41%	14%
Erlangen	28%	9%

Abb. 5. Vergleich der alterskorrigierten 5-Jahresüberlebenszeiten des Krankengutes zweier Kliniken

Ganz besonders wichtig ist, daß in die Krebsstatistik ausschließlich Neoplasmen mit infiltrativem Wachstum in die Submukosa aufgenommen werden und nicht das, was früher zum Teil als fokales Karzinom, als maligner Polyp oder ähnliches bezeichnet wurde und heute nach den Vorschlägen der WHO als Adenom mit schweren Zellatypien klassifiziert wird.

Diese Veränderungen, bei denen eine adenomatöse Proliferation mit histologischen und zytologischen Kriterien der Malignität vorliegt, diese aber die Muscularis mucosae nicht durchbrochen hat, metastasieren niemals und haben nach lokaler Entfernung eine 100%ige Überlebenswahrscheinlichkeit.

Wer also derartige Fälle in die Krebsstatistik einbringt, kommt zu wesentlich günstigeren Ergebnissen als derjenige, der ausschließlich Karzinome im Sinne der WHO erfaßt.

Probleme der TNM-Klassifizierung bei Tumoren des Kolon und Rektum

D. BOKELMANN

Bei der Behandlung von bösartigen Tumoren fällt dem Kliniker die Aufgabe zu, die Prognose zu beurteilen und eine Entscheidung für die wirkungsvollste Behandlung zu treffen.

Diese Entscheidung hängt neben der Beurteilung des Alters und des Allgemeinzustandes des Patienten von der histomorphologischen und biologischen Beschaffenheit des Tumors, seiner Lokalisation sowie von der lokalen Infiltration und der Ausbreitung in andere Körperregionen ab (2, 3, 4).

Die beiden letzteren Faktoren sollen hier untersucht werden. Wichtig ist vor allem, eine allgemein gültige Definition der verschiedenen Tumorstadien zu finden. Bei dem TNM-System der UICC wird der Infiltrationsgrad des Primärtumors (T), die Tumorausbreitung in die regionalen Lymphknoten (N) und die Fernmetastasierung (M) getrennt erfaßt, wobei die einzelnen T-, N- und M-Kategorien variabel miteinander kombiniert werden können (6). Entsprechend den Methoden zur Bestimmung der Evidenz verschiedener Ausbreitungsgrade werden zwei Hauptordnungen der Klassifizierung unterschieden:

1. Die prätherapeutische Klassifikation,
2. die histomorphologische oder postchirurgische Klassifikation.

Soweit erforderlich, kann dazu noch der chirurgisch-evaluative Befund gesondert aufgeführt werden, wie es vom American Joint Committee vorgeschlagen wurde (1). Dieser gibt den Tumorbefund an, wie er intraoperativ vom Chirurgen gefunden wird, also getrennt von der prätherapeutischen Klassifikation und ohne Berücksichtigung histologischer Befunde. Die klinische Klassifikation wird vor Beginn der eigentlichen Therapie festgelegt. Bei solchen Tumoren, die der klinischen und palpatorischen Inspektion primär nicht zugängig sind — wie bei den Tumoren des Kolon und Rektum — ist die chirurgische Exploration vor der Entscheidung zur definitiven Behandlung von der UICC zugelassen worden, so daß auf eine getrennte Dokumentation des chirurgisch-evaluativen Befundes verzichtet werden kann. Die postchirurgische Beurteilung dagegen schließt die histopathologische Untersuchung ein und besitzt damit den höheren Genauigkeitsgrad.

Die UICC hat 1979 (9) einen neuen Vorschlag zur Klassifizierung der Dickdarmkarzinome vorgelegt, der für das Kolon und das Rektum identisch ist (Tabelle 1). Neuartig daran ist, daß er mit den gleichen Definitionskriterien für die prätherapeutische und histologische Klassifizierung gilt. Leider bietet dieser Vorschlag wieder einige Probleme, und er ist z.T. nicht identisch mit der neuen WHO-Klassifizierung der malignen Adenome.

Klinikum der Universität Heidelberg, Chirurgische Klinik

Tabelle 1. TNM-Klassifizierung der bösartigen Tumoren des Kolon und Rektum (UICC, 1979)

Symbol	Krankheitsbild
T	*Primärtumor*
TIS	Präinvasives Karzinom (Carninoma in situ)
T_0	Keine Evidenz für einen Primärtumor
T_1	Tumor beschränkt auf Mukosa oder auf Mukosa und Submukosa
T_2	Tumor mit Ausdehnung auf Muscularis oder auf Muscularis und Serosa
T_3	Tumor mit Ausdehnung auf unmittelbar benachbarte Strukturen
T_{3a}	Ohne Fistelbildung
T_{3b}	Mit Fistelbildung
T_4	Tumor mit Ausdehnung über die unmittelbar angrenzenden Organe und Gewebe hinaus
T_x	Die Minimalerfordernisse zur Bestimmung des Primärtumors liegen nicht vor
N	*regionale und juxtaregionale Lymphknoten*
N_0	Keine Evidenz für einen Befall der regionären Lymphknoten
N_1	Befall der regionären Lymphknoten
Anmerkung: Die Kategorien N_2 und N_3 sind nicht anwendbar (UICC)	
N_4	Befall der juxtaregionären Lymphknoten
N_x	Die Minimalerfordernisse zur Beurteilung der regionären und/oder juxtaregionären Lymphknoten liegen nicht vor
M	*Fernmetastasen*
M_0	Keine Evidenz für Fernmetastasen
M_1	Fernmetastasen vorhanden
M_x	Die Minimalerfordernisse zur Feststellung von Fernmetastasen liegen nicht vor

So werden unter T_1 solche Tumoren verstanden, die auf Mukosa oder auf Mukosa und Submukosa beschränkt sind. Es ist zwar nicht möglich, prätherapeutisch nur den Mukosabefall festzustellen, aber da sich die gleichen Definitionskriterien auch auf die histologische Untersuchung beziehen, gelingt es nicht, diese prognostisch sehr unterschiedlichen Tumoren getrennt zu führen. Die TIS-Gruppe führt dabei eher zu einer Definitionsverwirrung als zu einer Abgrenzung bestimmter Befunde. Das gleiche gilt für T_2, denn auch hier werden zwei prognostisch unterschiedliche Tumoren in einer Gruppe zusammengefaßt. Auch die Feststellung von Fistelbildung bei T_3-Tumoren hat wenig Bedeutung für die Klassifizierung.

Die WHO unterscheidet Adenome mit schweren Zellatypien von solchen mit invasivem Karzinom, wenn die Lamina muscularis mucosae durchbrochen ist. Beide Veränderungen werden von der UICC als Tumoren und mit T_1 bezeichnet, obwohl wesentliche Prognoseunterschiede vorliegen.

Bei unseren Untersuchungen (Heidelberger TNM-Vorschlag), die keine präinvasiven Karzinome umfaßten, wurden solche Tumoren mit T_1 bezeichnet, wenn sie die Lamina muscularis propria noch nicht erreicht hatten. T_2-Tumoren sind solche, die alle

Wandschichten mit Ausnahme der Serosa durchwachsen haben, und T_3-Tumoren zeigen einen Befall der Serosa und der unmittelbar angrenzenden Strukturen (z.B. Mesokolon). Erst T_4 beschreibt Tumoren, die breit in umliegende Gewebe oder Organe eingebrochen sind (2).

Diese Unterscheidung ist zwar für die prätherapeutische Klassifizierung von Frühstadien sehr schwierig einzuhalten, aber es lassen sich nach der histologischen Untersuchung des Operationspräparates prognostisch gleiche Gruppen bilden. Die 5-Jahresüberlebenszeiten zwischen 73 und 44% zwischen T_1 und T_4 beim Kolon sowie 66 und 17% beim Rektum sind der sichtbare Ausdruck dafür (Abb. 1).

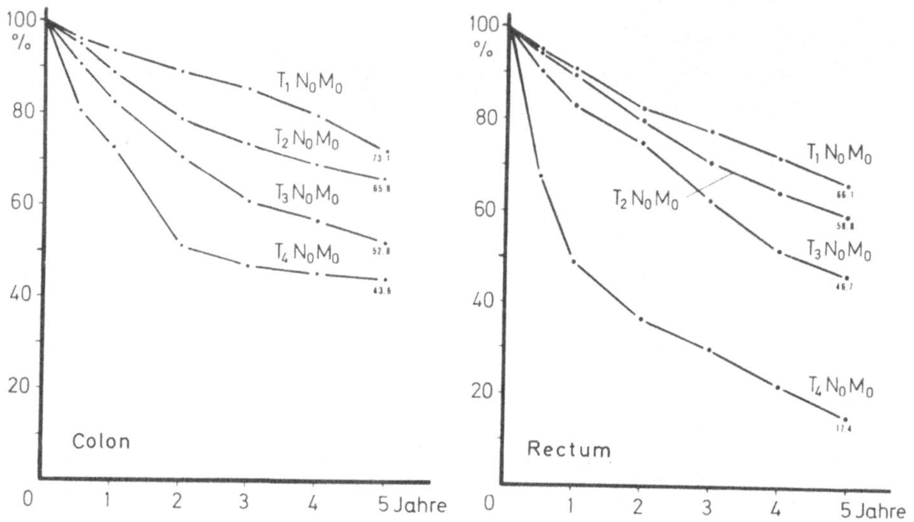

Abb. 1. Überlebenszeiten bei differenzierten Primärtumoren *ohne* Metastasen (Heidelberger TNM-Vorschlag) (Kolon: n = 309; Rektum: n = 644)

Mit der neuen UICC-Klassifizierung gelingt es nicht, die prognoserelevanten Grenzschichten, d.h. die Muscularis mucosae, die Muscularis propria und die Serosa getrennt zu erfassen.

Ähnlich problematisch ist der Vorschlag für die Beschreibung der Lymphknoten. Von der UICC wird lediglich zwischen dem Befall der regionalen Lymphknoten (N_1) und dem Befall der juxtaregionalen Lymphknoten (N_4) unterschieden. Zusätzlich wird die Bezeichnung N_x eingeführt, wenn die Minimalerfordernisse für die Beurteilung der Lymphknoten nicht vorliegen.

Warum die Kategorien N_2 und N_3 nicht anwendbar sind, ist nur schwer zu begründen. Bei der chirurgischen Exploration, aber insbesondere durch die histomorphologische Untersuchung, ist die Differenzierung des Lymphknotenbefalles durchaus festlegbar. Die Lymphknoten der 1. Abflußstation des Kolonkarzinoms sind die perikolischen, die der 2. Station liegen im Abflußbereich der Arteria ileo-colica, der colica dextra, der colica media und der Arteria mesenterica inferior — je nach Lokalisation des Primärtumors. Beim Rektumkarzinom liegen diese perirektal und entlang der Arteria rectalis superior, seltener an den Iliakalgefäßen. Die juxtaregionalen Lymphknoten sind die paraaortalen und andere subdiaphragmatische intraabdominale oder inguinale Lymphknoten.

Natürlich steigt die Zahl der regionalen Metastasen mit steigendem Tumorinfiltrationsgrad an, und es ergibt sich dann ein zusätzlicher negativer Einfluß auf die Prognose. Dieses zeigt sich bei der Prüfung der 5-Jahresüberlebenszeiten bei Patienten mit pericolischen Lymphknotenmetastasen (N_1), wobei sich beim Kolonkarzinom Prognoseunterschiede zwischen 67 und 14% und beim Rektumkarzinom zwischen 60 und 13% zwischen T_1- und T_4-Tumoren ergeben (Abb. 2). Es zeigt sich, daß Frühkarzinome nur selten Metastasen in die regionalen Lymphknoten absiedeln. Bei Befall der 2. Lymphknotenstation (N_2) verschlechtert sich die Prognose, insbesondere bei den T_3-Tumoren signifikant, während bei T_4-Tumoren kein Unterschied gegenüber N_1 feststellbar ist (Abb. 3). Auch bei diesen Tumoren hat der Infiltrationsgrad des Primärtumors noch einen Einfluß auf die Überlebenszeit. Erst bei eingetretener paraaortaler Metastasierung (N_3) lebte kein Patient länger als 3 Jahre. Nach unseren Untersuchungen ist es daher durchaus gerechtfertigt, den Befall der regionalen Lymphknotenstationen für die Klassifizierung zu differenzieren.

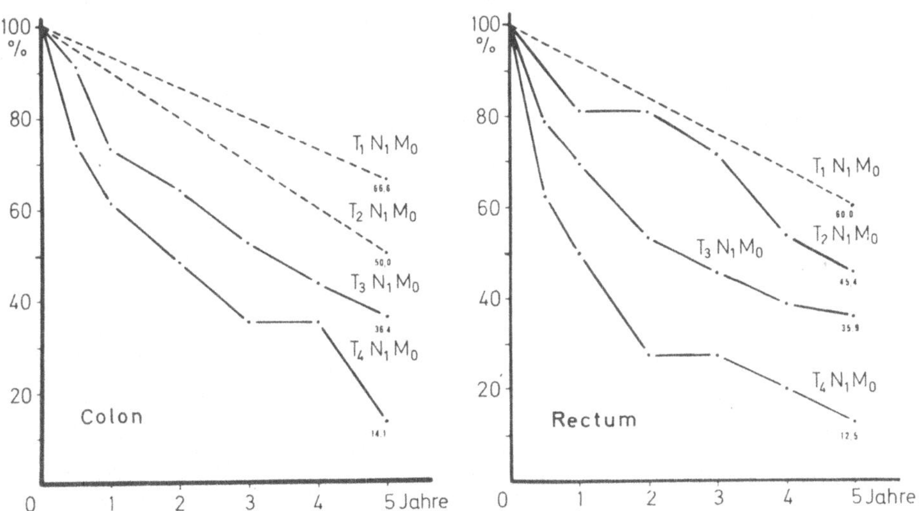

Abb. 2. Überlebenszeiten bei differenzierten Primärtumoren *mit* Metastasen N_1 (Kolon: n = 34; Rektum: n = 88)

Obwohl die jetzt von der UICC vorgelegte Klassifizierung gegenüber dem früheren Vorschlag einige wesentliche Neuerungen gebracht hat, ist die Anwendung, insbesondere bei der histologischen Befunderhebung, mit erheblichen Problemen belastet, so daß nach unserer Auffassung nur eine bedingte klinische Anwendbarkeit gegeben ist.

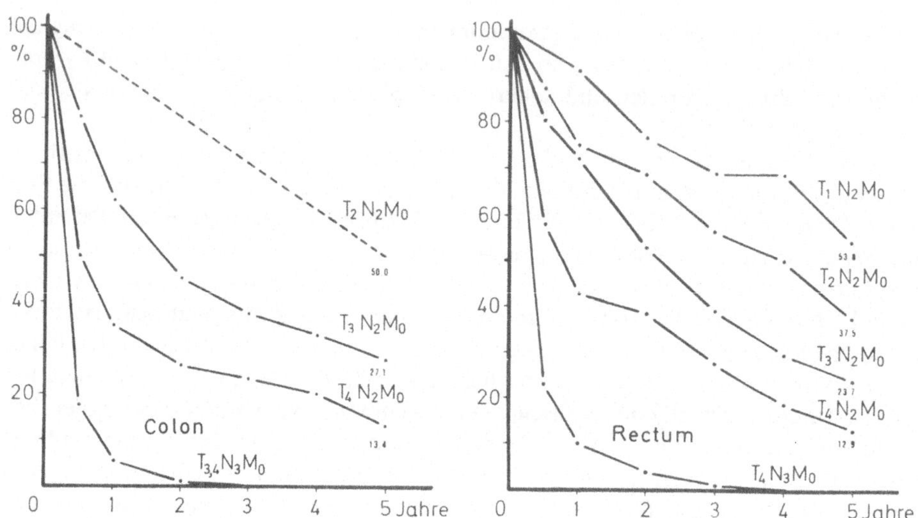

Abb. 3. Überlebenszeiten bei differenzierten Primärtumoren *mit* Metastasen N_2 (Kolon: n = 135; Rektum: n = 399) und mit Metastasen N_3 (Kolon: n = 15; Rektum: n = 27)

Zwischen der prätherapeutischen und histologischen Diagnose bestehen erhebliche Unterschiede in Bezug auf den Härtegrad der Befunderhebung (Abb. 4). Es zeigt sich beim Rektumkarzinom — und das gilt auch für das Kolonkarzinom —, daß bei der prätherapeutischen Diagnose und histologischer Nachprüfung niedrige Tumorstadien zu hoch und hohe Tumorstadien zu niedrig eingeschätzt werden. Daraus ergibt sich ein erhebliches Dunkelfeld.

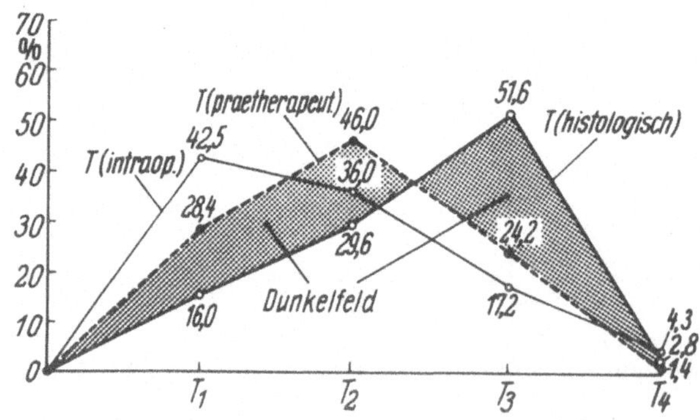

Abb. 4. Dunkelziffer falsch klassifizierter prätherapeutischer und histomorphologischer Befunde beim Rektumkarzinom (n = 487)

Für die statistische Auswertung ist es daher unbedingt erforderlich, daß die Art der Diagnosesicherung angegeben wird. Die UICC hat daher auf Vorschlag des deutschsprachigen TNM-Komitees den sogenannten „C-Faktor" eingeführt (5, 7, 8), der den Präzisionsgrad der Einzelkategorie TNM in Bezug auf die Genauigkeit der angewandten diagnostischen Verfahren näher bestimmt (Tabelle 2).

Tabelle 2. Diagnosesicherungsschlüssel (C-Schlüssel) des deutschsprachigen TNM-Komitees der UICC (DSK)

C^a-Faktor-Kategorien:

C_1	Evidenz aufgrund klinischer Untersuchung allein
C_2	Evidenz unter Zuhilfenahme spezieller diagnostischer Hilfsmittel
C_3	Evidenz allein aufgrund chirurgischer Exploration
C_4	Evidenz der Krankheitsausdehnung nach erfolgter definitiver chirurgischer Behandlung, einschließlich der vollständigen Untersuchung des therapeutisch gewonnenen Resektionspräparates
C_5	Evidenz aufgrund der Autopsie

a   C = Abkürzung von Certainty.

C_1, C_2 und C_3 spiegeln die Möglichkeiten der prätherapeutischen Klassifizierung wieder, während C_4 die histologische Untersuchung des gewonnenen Resektionspräparates und C_5 die Autopsie bezeichnet. Mit steigender C-Kategorie nimmt auch der Härtegrad der Diagnosesicherung zu.

Ensprechend der Definition können die einzelnen TNM-Kategorien durch einen unterschiedlichen Diagnosesicherungsgrad gestützt werden, so daß aus der Tumorformel $T_c N_c M_c$ der gesamte Verlauf der Krebskrankheit chronologisch, übersichtlich und datengerecht dokumentiert werden kann (Abb. 5). Durch die Anwendung des

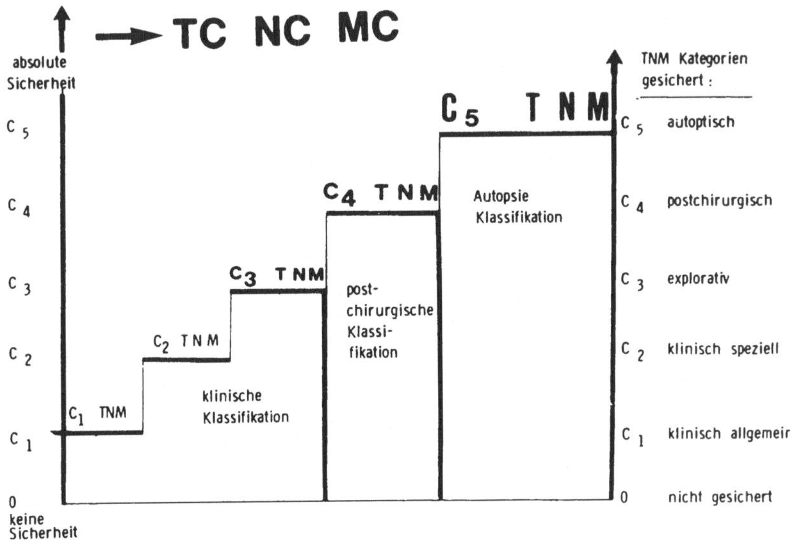

Abb. 5. Synoptische Darstellung der Anwendungsmöglichkeiten des C-Schlüssels (modifiziert nach Spiessl)

C-Schlüssels ist es möglich, auf eine besondere histologische Klassifikation zu verzichten, so daß nicht wie bisher verschiedene Schlüsselsysteme geführt werden müssen. Dies bedeutet eine wesentliche Vereinfachung, setzt aber voraus, daß die Klassifizierungskriterien so definiert sind, daß neben der prätherapeutischen auch eine exakte histologische Befundsicherung gegeben ist.

Die von der UICC jetzt vorgelegte Definition der Tumorstadien entspricht diesen Vorstellungen noch nicht. Es wird daher notwendig sein, gerade für die Tumoren des Kolon und Rektum verschiedene Feldstudien durchzuführen, um die exakten Definitionskriterien für die einzelnen TNM-Kategorien herauszuarbeiten.

Zusammenfassung

Der von der UICC 1979 vorgelegte Vorschlag zur TNM-Klassifikation der Kolon- und Rektumkarzinome genügt den klinischen Anforderungen noch nicht. Insbesondere gelingt es nicht, die von der WHO festgelegte Klassifizierung der malignen Adenome mit diesem Klassifizierungsvorschlag zu beschreiben. Darüberhinaus ist es nicht möglich, die prognoserelevanten Grenzschichten, d.h. die Muscularis mucosae, die Muscularis propria und die Serosa getrennt zu erfassen. Auch die Definition der regionalen Lymphknoten ist unbefriedigen, da lediglich zwischen dem Befall der regionären und juxtaregionären Lymphknoten unterschieden wird.

Es wird daher vorgeschlagen, Feldstudien zur Definition der einzelnen TNM-Kategorien durchzuführen.

Literatur

1   American Joint Committee for Cancer Staging and End Results Reporting (AJC) (1976) Classification and staging by site. Chicago
2   Bokelmann D (1977) Möglichkeiten der operativen Krebsbehandlung: Dickdarmkarzinome. Münch Med Wochenschr 119: 623
3   Bokelmann D (im Druck) Surgery of colo-rectal cancer. Pergamon Press, Oxford
4   Linder F (1973) Carcinoma of the rectum. Jap J Surg 3: 9
5   Ott G, Beranek P, Susemihl D (1972) Die Diagnosesicherung (C-Schlüssel). Z Krebsforsch 77: 262
6   Scheibe O (1977) Das TNM-System zur Klassifizierung maligner Tumoren. Dtsch Ärztebl 45: 2683
7   Spiessl B (1978) Die Prinzipien des TNM-Systems. Monatsschr Schweiz Zahnheilk 88: 217
8   Spiessl B, Dold U, Ott G (1971) Proposal to add a factor of evidence to TNM-System. Int J Cancer 7: 372
9   UICC (1979) TNM-Klassifizierung der malignen Tumoren. Springer, Berlin Heidelberg New York

Erfahrungen mit dem TNM-System in der Kolonchirurgie

A. ANDERS

Das TNM-System der UICC sollte nach anfänglichen Vorstellungen nur aufgrund des klinischen Befundes Anwendung finden. Dies erwies sich für Karzinome des Kolon und Rektum schlechthin als undurchführbar. 1972 begannen wir darum retrospektive Auswertungen unseres Krankengutes Kolonoperierter mit dem Ziel, das TNM-System auf seine Anwendbarkeit zu prüfen. Die Hinzunahme des Operationsbefundes und des histopathologischen Befundes erbrachte die beabsichtigten vergleichbaren Wertungen operativer Resultate. Dies entspricht übrigens der Kategorie S 6 des Diagnosesicherungsschlüssels nach Arnal u. Mitarb. (Tabelle 1).

Tabelle 1. Sicherungsschlüssel nach Arnal u. Mitarb. (S: Security)

S_0	Verdachtsdiagnose
S_1	Diagnose ohne ärztliche Hilfsmittel, Anamnese und Untersuchung
S_2	Diagnose auf Grund spezieller Untersuchungsverfahren (z.B. Röntgen)
S_3	Operationsdiagnose ohne histologische Untersuchung
S_4	Wie S_3 mit histologischem bzw. zytologischem Befund aus Exkreten oder Punktionsmaterial
S_5	Diagnose durch Probeeingriff und histologischen Befund bestätigt
S_6	Operationsbefund mit histologischem und pathologischem und anatomischem Befund
S_7	Sektionsbefund
S_8	Keine Angaben

Gestatten Sie mir, kurz auf die Klassifizierung einzugehen, bevor ich Ihnen unsere Ergebnisse mitteile. Das TNM-System besteht aus 3 Gliedern: T steht für Tumor, N für Noduli (Lymphknotenmetastasen) und M für Fernmetastasen (Abb. 1). Je nach dem Penetrationsgrad kann histologisch exakter als makroskopisch unterschieden werden, ob der Tumor nur auf die Mukosa beschränkt ist, dies entspricht T_1, oder die Muscularis propria infiltriert hat, dies entspricht T_2. Sind alle Wandschichten tumordurchsetzt, handelt es sich um einen Tumor der Kategorie T_3. Wenn die Umgebung infiltriert wurde und regionäre Lymphknoten befallen sind, ist es ein Gewächs T_4. Sie sehen rechts im Bild, daß eine Deutung nach dem Dukes-System aufgrund der TNM-Klassifizierung möglich ist. Dies ist insofern erfreulich, als wir bei der Verbundstudie zur adjuvanten Strahlentherapie des Rektumkarzinoms mit dem

Chirurgische Klinik und Poliklinik im Klinikum Steglitz der Freien Universität Berlin, Abteilung für Allgemein-, Gefäß- und Thoraxchirurgie.

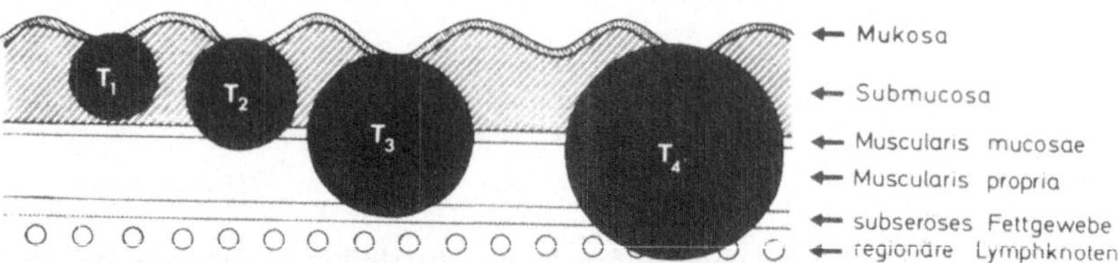

Abb. 1. Schematische Darstellung des TNM-Systems. T_1 Tumor auf Mucosa und Submucosa beschränkt = Dukes A; T_2 Tumor mit Muscularis propria-Infiltration; T_3 Tumor durchsetzt alle Wandschichten = Dukes B; T_4 Tumor ist in die Umgebung infiltriert = Dukes C_1: regionäre Lymphknoten befallen, C_2: Metastasen unmittelbar an der Ligatur oder darüber

Tumorzentrum Hamburg nach dem Dukes-System klassifizieren, ohne auf die eingeführte TNM-Einteilung verzichten zu müssen.

Hierbei verfahren wir nach einem „Umrechnungsschlüssel" (Tabelle 2). Die N-Bezeichnung (Tabelle 3) orientiert sich an tumorfreien oder tumorbefallenen Lymphknoten, wobei N_0 ein günstiges Tumorstadium darstellt, während multiple, z.B. paraaortale Lymphknotenmetastasen prognostisch ungünstiger sind. Bei der Beschreibung der Kategorie M bedeutet M_0, daß keine Fernmetastasen vorliegen, während M_1 Fernmetastasen bezeichnet.

Tabelle 2. Relation zwischen TNM- und Dukes-System

TNM	Dukes
$T_1\ N_0\ M_0$	Dukes A
$T_2\ N_0\ M_0$	Dukes B_1 oder B = $T_{2-4}\ N_0\ M_0$
$T_{3-4}\ N_0\ M_0$	Dukes B_2
$T_X\ N_1\ M_0$	Dukes C_1 oder C = $T_X\ N_X\ M_0$
$T_X\ N_2\ M_0$	Dukes C_2
$T_X = T_{1-4}$	
$N_X = N_{1-3}$	

Tabelle 3. TNM-System, Gliederung von Lymphknoten (N) und Fernmetastasen (M_1)

N	(Noduli)
N_0	Lymphknoten metastasenfrei
N_1	einzelne Lymphknotenmetastsaen (z.B. supraanal, perirektal pararektal, parakolisch)
N_2	mehrere Lymphknotenmetastasen (z.B. Mesorektum, Mesosigma, Mesokolon)
N_3	inguinale, iliacale, mesenteriale oder paravertebrale Lymphknotenmetastasen
M	(Metastasen)
M_0	keine Fernmetastasen
M_1	Nachweis von Fernmetastasen

Anhand dieses Systems werteten wir das Krankengut der letzten 15 Jahre aus (Tabelle 4). Bei 467 Patienten wurden radikale Koloneingriffe vorgenommen, bei 292 Patienten palliative Maßnahmen ergriffen, wie 94 Resektionen oder nur stuhlableitende Eingriffe. Hauptlokalisation war das Rektosigmoid mit über 40%, gefolgt vom Zökum mit 13% der Karzinome. Hier unsere Resultate: In Anlehnung an Schinz haben wir die TNM-Klassifizierung der Tumoren statt in 5 in 4 Gruppen zusammengefaßt (Tabelle 5). Dies erhöht die Übersicht, allerdings unter Einbuße detaillierter Aussagen, da 40 Kombinationen möglich sind. 722 Patienten konnten inzwischen exakt ausgewertet werden (Abb. 2). Sie ersehen aus dieser Abbildung, daß der Anteil auf

Tabelle 4. Ergebnisse der chirurgischen Behandlung des Kolonkarzinoms, FU Berlin 1962–1977

	Pat.	%
Radikale Resektionen	467	62,3
Palliative Resektionen	94	12,6
Umgehungsanastomosen 73		
	188	25,1
Anus praeter-Anlage 115		

Tabelle 5. Die Einteilung nach der TNM-Formel in Stadien nach Schinz

Stadien			
I	T_{1-2}	N_0	M_0
II	T_{1-2}	N_{1-2}	M_0
III	T_{1-3}	N_{0-3}	M_0
IV	T_4	N_{0-3}	M_0
V	T_{1-4}	N_{0-3}	M_1

| | | (Patienten) | |
		total	Kolonkarzinom-rezidiv
I	$T_{1-2}N_0M_0$	202	6
II	$T_{1-2}N_{0-2}M_0$	122	12
III	$T_{1-3}N_{0-3}M_0$	114	15
IV	$T_4N_{0-3}M_0$ $T_{1-4}N_{0-3}M_1$	254	34

Abb. 2. Die Stadieneinteilung von Kolonkarzinompatienten nach dem TNM-System, FU Berlin 1978

den Dickdarm begrenzter Tumoren mit 202 gering ist, hier werden auch die wenigsten Rezidive beobachtet. Anders in den Gruppen II, III und IV nach Schinz. Die 490 TNM-klassifizierten Kolontumoren wiesen eine ungünstige Prognose auf, wie Sie es auf der Abbildung 3 ersehen können. Jeder Punkt entspricht einem Verstorbenen, unter Ausschluß der postoperativ Verstorbenen. Es ergibt sich folgende Aussage:

Stadium I ist nicht automatisch gleichzusetzen mit Heilung. So beschrieb auch Kunath in 10—18% dieser Patienten Organmetastasen. Der Verlauf erst zeigt, ob alle tumorbefallenen Lymphknoten entfernt wurden.

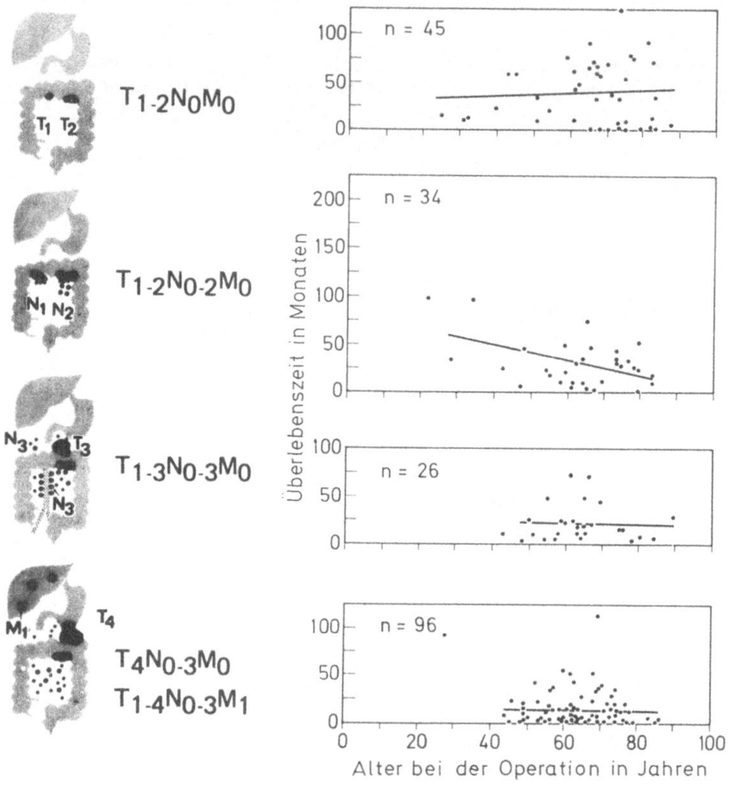

Abb. 3. Überlebenszeiten Kolonoperierter in Anlehnung an das TNM-System (Ausschluß der postoperativ Verstorbenen)

Jüngere Patienten zwischen 20 und 40 Jahren des Stadium I und II hatten keine günstigere Überlebensquote und wurden im Stadium III und IV nicht angetroffen.

In den fortgeschrittenen Tumorstadien, entsprechend der Gruppe IV nach Schinz, erfolgten in hohem Maße palliative Maßnahmen. Entsprechend ist die Rezidivquote, nämlich 34 von 254 Patienten. Traten Fernmetastasen auf (Abb. 4), so betrug die Überlebenszeit nur rund 30 Monate. Das durchschnittliche Zeitintervall bis zum Auftreten der Metastasen und Rezidive fällt in die ersten 24 Monate (Abb. 5). Dies ist der Zeitraum für engmaschige Nachuntersuchungen.

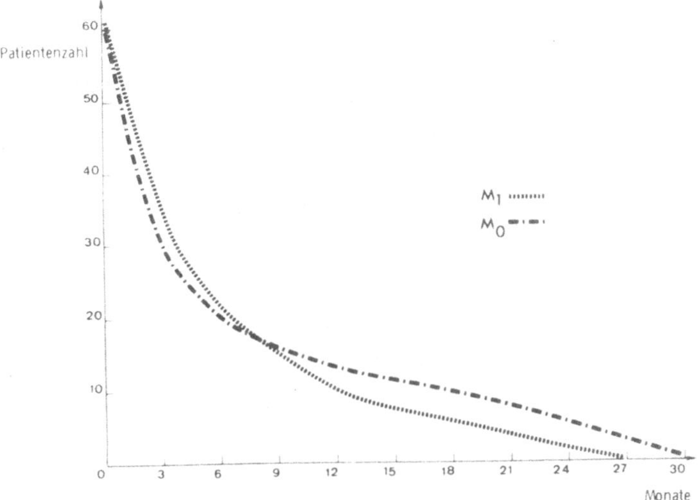

Abb. 4. Überlebenszeiten mit bzw. ohne Fernmetastasen (Stadium IV)

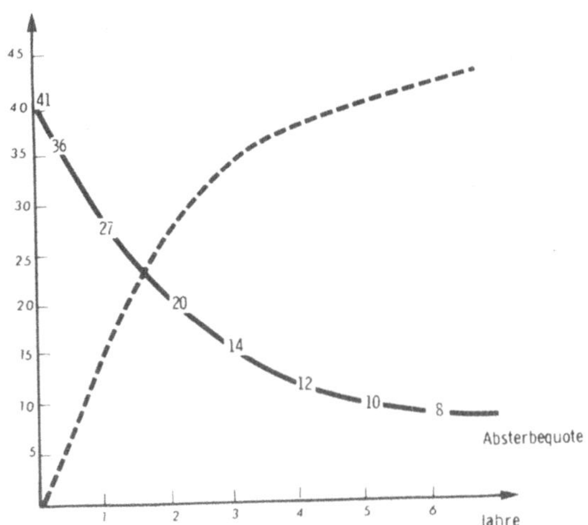

Abb. 5. Die Zeitdauer bis zum Auftreten von Metastasen und Rezidiven in Abhängigkeit von der Überlebensdauer

Die Überlebenszeit der kolonoperierten Patienten unseres Krankengutes kann ich Ihnen anhand einiger früherer Zusammenstellungen demonstrieren (Abb. 6): Es ergibt sich, daß 50% der Patienten mit größeren Tumoren, d.h. T_3 und T_4 und Metastasen innerhalb eines Jahres versterben. Von den Patienten mit der prognostisch günstigen Tumorformel T_{1-2}, N_0, M_0 überlebten das dritte Jahr 75% aller Operierten, abzüglich der postoperativ Verstorbenen sogar 89%. Patienten mit entfernbaren regionären

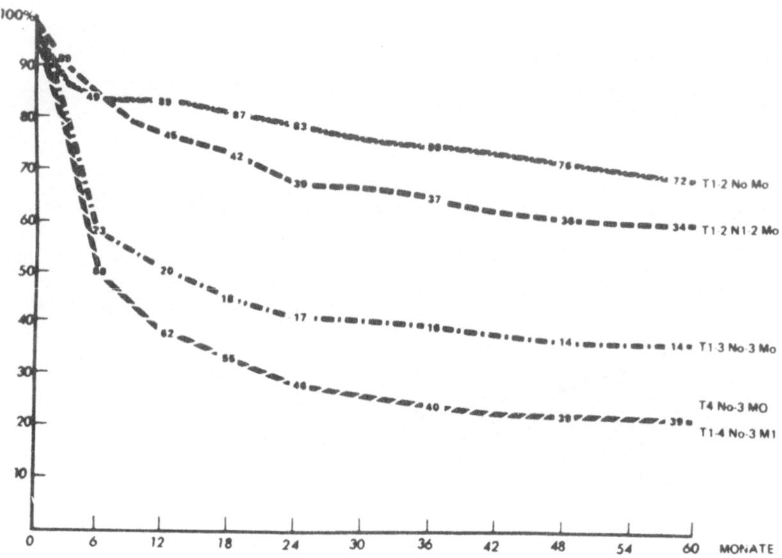

Abb. 6. Überlebenszeit Kolonoperierter in Abhängigkeit vom TNM-System

Lymphknotenmetastasen hatten bei Operation eine dreijährige Überlebenszeit in 65%, abzüglich der postoperativ Verstorbenen sogar in 74% aller Fälle. Das 5. Jahr überlebten 36,9% aller radikal und palliativ operierten Patienten.

Die TNM-Klassifizierung konnte sich auf breiter Basis bislang nicht durchsetzen. Grund hierfür ist der Eindruck der Kompliziertheit, den man beim ersten Hinsehen gewinnt — dies ist ein Irrtum. Doch ist für eine reproduzierbare TNM-Klassifizierung der histopathologische Befund miteinzuschließen, da der Differenzierungsgrad des Tumors wesentlich die Prognose mitbeeinflußt (Tabelle 6). Von unseren Pathologen

Tabelle 6. Die Prognose des Kolonkarzinoms aufgrund zytomorphologischer Kriterien

	5-Jahresüberlebensrate
Glanduläre Adenokarzinome	
● hochdifferenziert 20%	80%
● mittlere Differenzierung 60%	60%
● niedrige Differenzierung 20%	bis 25%
Schleimbildende Adenokarzinome	20–25%
Intrazellulär verschleimende Karzinome (Siegelringkarzinome)	unter 5%
Sonstige seltene Formen: anaplastisches Karzinom Plattenepitelkarzinom	gering

Tabelle 7. Pathologisch-anatomische Tumorbeschreibung für Kolonkarzinome

Größenausdehnung des Karzinoms	Länge Umfang
Wuchsform	exophytisch polypös ulzerierend szirrhös infiltrierend
Resektionsabstand (cm)	
Tumordifferenzierung	z.B. hochdifferenziert mittlere Differenzierung niedrige Differenzierung
Typendiagnostik	Adenokarzinome undifferenzierte Karzinome Gallertkarzinome Adeno-Akanthome Plattenepithelkarzinome

erhalten wir eine histopathologische Beurteilung (Tabelle 7), die jederzeit auch retrospektiv eine TNM-Klassifizierung erlaubt. Nur wenn wir uns daran gewöhnen, unser
Krankengut sauber zu klassifizieren, werden wir vergleichbare Leistungsdaten gewinnen.

Literatur

Arnal ML (1968) Das TNM-System zur Beschreibung maligner Tumoren. Dtsch med Wschr 93:
   694
Broders A (1952) The grading of cancer. Minn Med 8: 726
Broders A (1952) Neoplasma of the large bowel. Surg Clin N Amer 32: 1511
Dukes C (1932) The classification of cancer on the rectum. J Path Bact 35: 323
Dukes C (1958) The spread of rectal cancer and its effect on prognosis. Brit J Cancer 12: 309
Scheibe O (1966) Der TNM-Schlüssel in der Chirurgie des Krebses. Krebs Dok Stat Stuttg
Schinz HR (1959) Das TNM-System bei den wichtigsten Krebslokalisationen. Röfo 91:89
Spiessl B (1976) Einheitliche Klassifikation maligner Tumoren nach dem TNM-System. Z Allge-
   meinmed 52: 1133
Turnbull RB (1967) Cancer of the colon. Ann Surg 166: 420
UICC (1968) TNM-Classification of malignant tumors. Genf
UICC (1970) Das TNM-System. Springer, Berlin Heidelberg New York
UICC (1970) TNM-Klassifizierung der malignen Tumoren und allgemeine Regeln zur Anwendung
   des TNM-Systems. Springer, Berlin Heidelberg New York
UICC (1979) TNM-Klassifikation der malignen Tumoren. Springer, Berlin Heidelberg New York

Vergleich der Klassifizierung des Kolonkarzinoms nach dem Dukes- und TNM-System

W. STOCK, I. THIELEMANN-JONEN, H. STÖWE, J. MÜLLER, R. THEISS

Für die zeitgemäße Behandlung des Kolonkarzinoms wird eine allgemein verbindliche Klassifizierung dringend benötigt. Es werden hierdurch genauere Hinweise auf die Prognose des operierten Patienten erwartet. Bei der Auswertung von Behandlungsergebnissen ist es nicht sehr aufschlußreich, pauschal vom Kolonkarzinom zu sprechen. Bessere Aussagen ermöglichen die Spätergebnisse einzelner Stadien des Tumors. Nach allgemeiner Meinung hat die chirurgische Therapie des Kolonkarzinoms seit 20 Jahren keine Fortschritte mehr erbracht. Durch prospektive Therapiestudien beispielsweise mit Chemotherapie sollte deshalb überprüft werden, ob auf diesem Wege Verbesserungen in der Behandlung zu erzielen sind. Voraussetzung für eine solche Studie ist eine zuverlässige Tumorklassifizierung. Nur streng definierte Kollektive können randomisiert und damit verglichen werden. Letztlich lassen sich nur mit Hilfe einer gemeinsamen Sprache in Form einer allgemein akzeptierten und praktizierten Klassifizierung Therapievergleiche einzelner Behandlungszentren anstellen.

Kolontumoren können nach verschiedenen Schlüsseln klassifiziert werden. Diese Tatsache weist gleichzeitig darauf hin, daß es noch keine befriedigende Lösung gibt. Welche Forderungen sollten an eine Klassifizierung beim kolorektalen Karzinom gestellt werden?

1. Zunächst muß die Klassifizierung praktikabel sein. Ein Mitarbeiter der Klinik muß ohne allzugroßen Aufwand neben der täglichen Routine die Tumoren datenmäßig erfassen und aufarbeiten können.
2. Die Überlebensraten der Gruppen, die durch die Klassifizierung gebildet werden, müssen deutlich voneinander zu unterscheiden sein.
3. Die Stadien sollen homogen sein, d.h. sie dürfen nicht Untergruppen mit ganz unterschiedlichen Überlebensraten enthalten.

Seit rund 40 Jahren werden Kolontumoren nach dem Dukes-System klassifiziert (3). Im Jahre 1977 wurde von der Deutschen Gesellschaft für Chirurgie der Heidelberger Vorschlag zur TNM-Klassifizierung zum allgemeinen Gebrauch empfohlen (6, 7). In einer retrospektiven Studie wurde unser Krankengut nach dem TNM-System sowie dem Dukes-System verschlüsselt. Die Ergebnisse sollen dargelegt werden unter der Frage, welches Klassifizierungsschema für die Praxis geeignet ist.

Chirurgische Universitätsklinik Köln-Lindenthal

Definition des TNM-Systems

Das Tumor-Noduli lymphatici-Metastasensystem (TNM-System) beschreibt in gesonderten Kategorien:

Die örtliche Ausdehnung des Primärtumors   (T),
den Zustand der regionalen Lymphknoten   (N),
das Fehlen oder Vorhandensein von Fernmetastasen   (M).

Durch Hinzufügen von Zahlen zu den drei Symbolbuchstaben entsteht die Tumorformel, die das Ausmaß der malignen Erkrankung angibt. In Tabelle 1 ist die Empfehlung der Deutschen Gesellschaft zur TNM-Klassifizierung dargestellt. Diese Einteilung entspricht dem sog. Heidelberger Vorschlag von Bokelmann (2). Es sind damit insgesamt 32 verschiedene TNM-Formeln möglich bei Gruppierungen von T_1, N_0 M_0 bis T_4, N_3, M_1. Mehrere TNM-Gruppen können zu Stadien zusammengefaßt werden. Ein Vorschlag für eine verbindliche Stadieneinteilung liegt bisher nicht vor.

Tabelle 1. Empfehlung zur TNM-Klassifizierung des Kolonkarzinoms von der Deutschen Gesellschaft für Chirurgie (1977)

T	(Primärtumor)
T_0	kein nachweisbarer Tumor
T_1	polypoider, papillärer oder exulzerierter Tumor auf Mukosa/Submukosa beschränkt
T_2	Tumor mit Muscularis-propria-Infiltration
T_3	Tumor hat alle Wandschichten durchsetzt
T_4	Tumor ist in die Umgebung infiltriert oder greift auf Nachbarorgane über
N	(regionale Metastasen)
N_0	keine nachweisbaren Lymphknotenmetastasen
N_1	einzelne Lymphknoten supraanal, periproktitisch, pararektal und parakolisch
N_2	mehrere Lymphknoten supraanal, periproktitisch, pararektal, im Mesorektum oder Mesokolon/Mesosigma
N_3	inguinale, parailiakale, mesenteriale oder paravertebrale Lymphknoten
M	(Fernmetastasen)
M_0	keine nachweisbaren Metastasen
M_1	nachweisbare Fernmetastasen

Definition des Dukes-Systems

Das Einteilungsschema der kolorektalen Karzinome wurde von Dukes (3) folgendermaßen angegeben:

A-Fälle: Tumorwachstum begrenzt auf die Darmwand.
B-Fälle: Tumorwachstum per continuitatem auf umgebendes Gewebe ausgedehnt, aber weiterhin keine Metastasen in regionären Lymphknoten.
C-Fälle: Tumoren mit (regionären) Lymphknotenmetastasen.
D-Fälle: Tumoren mit Fernmetastasen.

Die Beschreibung der Patienten mit Fernmetastasen als D-Fälle wurde im Jahre 1950 der Originaleinteilung hinzugefügt.

Analyse des eigenen Krankengutes

Von 462 Patienten, die wegen eines Kolonkarzinoms im Zeitraum 1963–1976 operativ behandelt worden waren, wurden alle Daten retrospektiv erfaßt. Die Tumoren wurden nach Histologiebefund und Operationsbericht sowie nach dem TNM-System als auch nach dem Dukes-System verschlüsselt. Alle überlebenden Patienten wurden nachuntersucht. Bei den verstorbenen Patienten wurde das exakte Sterbedatum ermittelt. Bis auf drei Patienten, die als Ausländer verschollen waren, konnte von jedem Patienten das Schicksal erhellt werden.

Alle Daten wurden über Lochkarten in die auf dem Kliniksgelände installierte CYBER 76-Computeranlage eingegeben und zum Zweck der Geheimhaltung codiert abgespeichert. Neben einem visuellen Vergleich ausgedruckter Listen mit den Original-Daten wurden von speziellen Programmen eine Reihe von Plausibilitätskontrollen durchgeführt. Sie weisen z.B. auf inkonsistente Tagesangaben, nicht vorhandene Operationsschlüssel oder seltene und extreme Werte von Variablen hin. Anschließend wurde der Datensatz für die statistische Auswertung aufbereitet.

Berechnung von Überlebensraten

Die Überlebensstatistik wurde nach der kumulativen Methode von Kaplan und Meier (4) durchgeführt. Die Patienten wurden nach den verschiedenen Vorschlägen zur Tumorklassifizierung in Gruppen eingeteilt. In jeder Gruppe ordnete man die Patienten nach ihrer Beobachtungsdauer, d.h. der Zeit zwischen dem Behandlungsbeginn und der letzten Information. Dann wurden die Überlebensraten für die Gruppen sukzessive für fortschreitende Beobachtungsdauer errechnet. Ausgehend von 1 (100%) zur Zeit 0 verringert sich die Überlebensrate bei jedem Sterbefall um den Faktor $1 - 1/n$, wobei n die Zahl der vor dem Todeszeitpunkt beobachteten Patienten ist. Unter den Verfahren, die keine analytischen Eigenschaften der Überlebensrate voraussetzen, nutzt das angegebene die Information optimal aus. Es läßt auch Schätzungen von Standardabweichungen und Vertrauensintervallen zu. Bei nicht zu kleinen Fallzahlen gibt es keine wesentlichen Unterschiede zu anderen kumulativen Verfahren. Die Werte der berechneten Überlebensraten zu bestimmten vorgegebenen Zeitpunkten — anfangs 1/4jährlich, später mit größerem Zeitabstand — wurden gesammelt und die entsprechenden Punkte von einem CALCOMP-Plotter mit geraden Linien verbunden.

Unsere am Kolonkarzinom operierten Patienten teilten wir in Abhängigkeit von der Tumorgröße nach dem Vorschlag der Deutschen Gesellschaft für Chirurgie ein. Die Überlebenskurven zeigt Abbildung 1. Bei T_1-Tumoren beträgt die 5-Jahresüberlebensrate 76,6%, bei T_2-Tumoren 58,7% und bei T_3-Tumoren 54,7%, also wesentlich weniger. Die überwiegende Mehrzahl der Patienten, nämlich 301 von 456 Fällen, hatten Tumoren im Stadium T_4, welches eine 5-Jahresüberlebensrate von 24,0% hat. Eine genauere Analyse zeigt, daß die Gruppen sehr inhomogen sind.

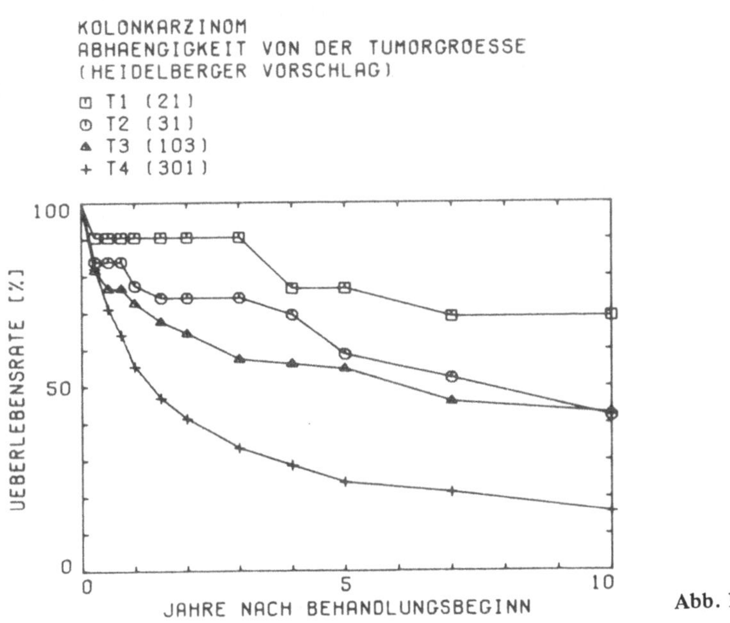

Abb. 1

Die Abhängigkeit der Überlebensrate vom Lymphknotenbefall ist in der Abbildung 2 dargestellt. Zwischen den Gruppen N_0 und N_1 besteht kaum ein Unterschied. Dagegen unterscheiden sich die Gruppen N_1, N_2 und N_3 sehr voneinander.

Die Betrachtung der Überlebenskurve in Abhängigkeit von der Fernmetastasierung (Abb. 3) zeigt das rasche Versterben der Patienten mit Fernmetastasen zum Zeitpunkt der Operation. Nach einem Jahr sind diese Patienten bis auf 21,7% verstorben. 366 Patienten hatten zum Zeitpunkt der Operation keine Fernmetastasen. Diese große Gruppe hat eine Überlebensrate nach 5 Jahren von 45,2%.

Die bisher zitierten Daten können nun nach den verschiedenen Gesichtspunkten zu Tumorstadien zusammengefaßt werden. Von der Deutschen Gesellschaft für Chirurgie wurde jedoch ein solcher Vorschlag bisher nicht vorgelegt. Es bleibt daher offen, auf welche Weise die 32 Möglichkeiten der Tumorformel zu Gruppen zusammengefaßt werden sollen. In der Abbildung 4 ist der Vorschlag von Bokelmann von 1975 (2) aufgegriffen worden. Das Vorgehen zur Tumorstadieneinteilung geht aus

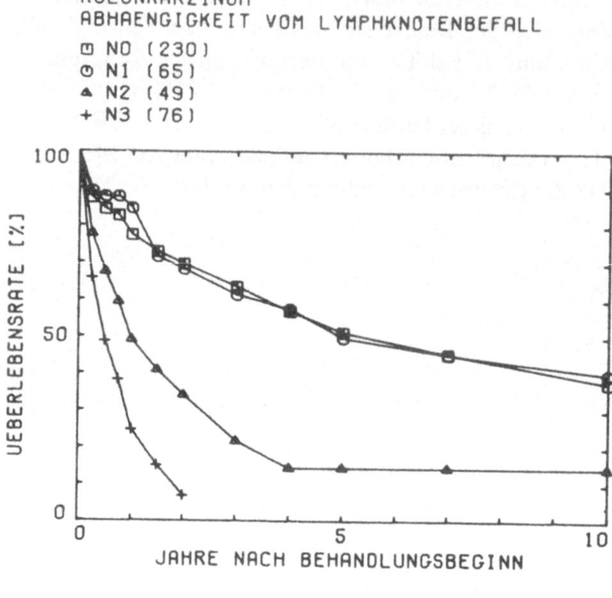

Abb. 2

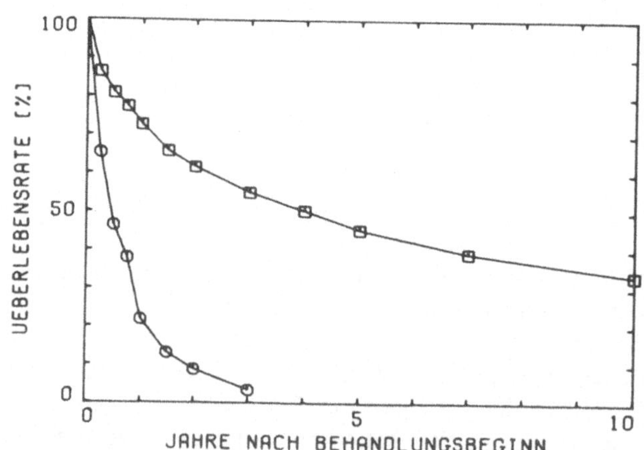

Abb. 3

der Graphik innerhalb der Abbildungen rechts oben hervor. Hierbei fällt zunächst auf, daß die überwiegende Mehrzahl, und zwar 333 Patienten, in das Stadium IV fallen. Nur 48 Patienten entsprechen dem Stadium I, 69 Patienten dem Stadium II und nur 10 Patienten dem Stadium III.

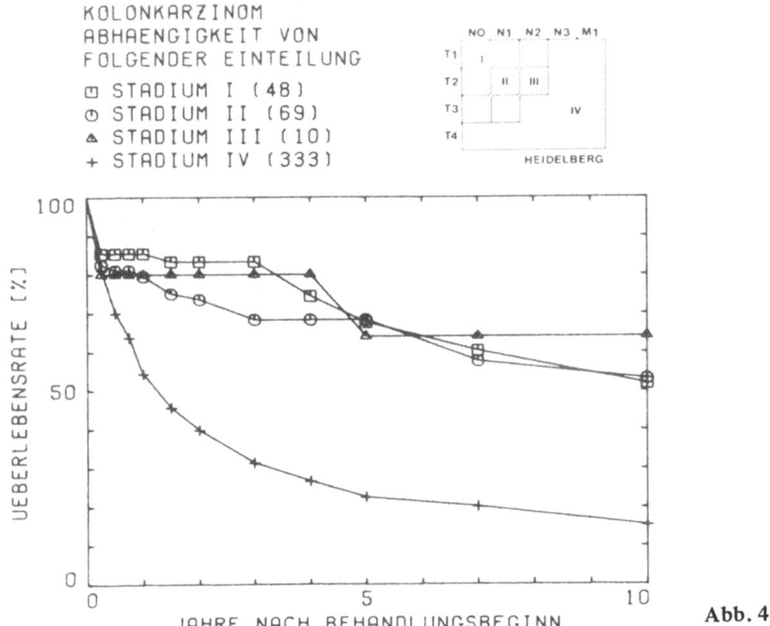

Abb. 4

Die Überlebenskurven der Stadien I, II und III fallen nahezu zusammen. Auf das Tumorstadium IV mit einer 5-Jahresüberlebensrate von 28% entfallen 2/3 des gesamten Krankengutes. Damit muß festgestellt werden, daß dieser Vorschlag zur Stadieneinteilung in keinem Punkt unseren Forderungen entspricht.

Das gleiche Krankengut wurde nach der Dukes-Einteilung klassifiziert. Die Ergebnisse sind in der Abbildung 5 dargestellt. Auf den ersten Blick fällt auf, daß gleich große Kollektive bestehen. Die 5-Jahresüberlebensrate ist in allen 4 Gruppen unterschiedlich. Die Beurteilung der Kurve zeigt, daß mit dieser Tumorstadieneinteilung, welche 1932 von Dukes erarbeitet wurde und im gesamten anglo-amerikanischen Schrifttum verwendet wird, eine kliniksnahe, praktikable Klassifizierung besteht. Für eine differenziertere Tumorbeschreibung ist das Dukes-System jedoch zu grob.

Verschiedene Punkte, insbesondere das Bestreben nach einer exakteren Klassifizierung, sprechen dafür, doch eine Form des TNM-Systems in der Praxis zu verwenden. Wir haben daraufhin in Anlehnung an frühe Arbeiten von Schinz (1, 5, 8) eine eigene Einteilung der Tumoren vorgenommen. Diese TNM-Klassifizierung ist aus der Tabelle 2 zu ersehen. Gegenüber dem Heidelberger Vorschlag bestehen folgende Vorteile:

1. Die histologische Staffelung ist nicht so fein differenziert, so daß die T-Klassifizierung auch makroskopisch bei einer Probelaparotomie weitgehend zuverlässig erfolgen kann.

2. Die Prognose kann sicherer beurteilt werden, da zwischen Tumorinfiltration von Nachbargewebe (z.B. Mesokolon) und Nachbarorganen (z.B. Harnblase) unterschieden wird.

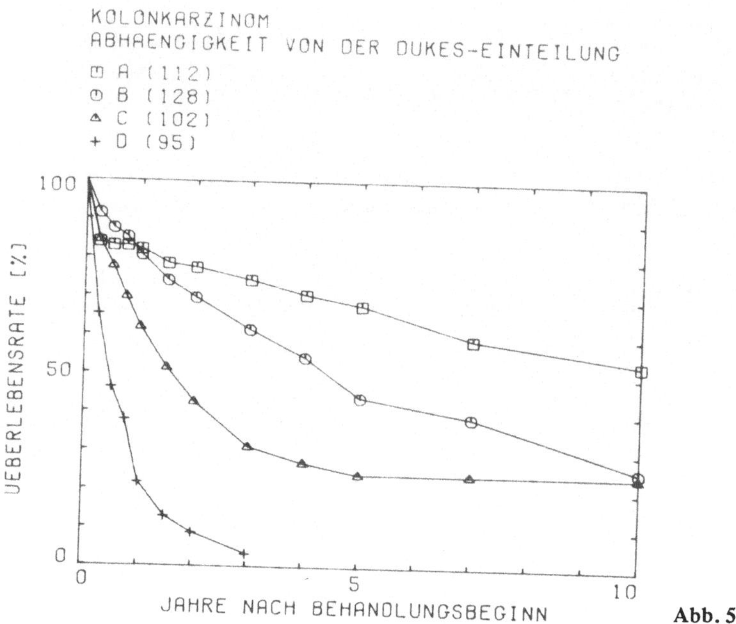

Abb. 5

Tabelle 2. Eigener Vorschlag zur TNM-Klassifizierung der Kolonkarzinoms

T	(Primärtumor)
T 1	Tumor auf Mukosa/Submukosa beschränkt
T 2	Tumor hat alle Darmwandschichten durchsetzt
T 3	Tumor hat Nachbargewebe infiltriert
T 4	Tumor hat Nachbarorgane infiltriert
N	(Regionäre Metastasen)
N 0	keine Lymphknotenmetastasen nachweisbar
N 1	einzelne Lymphknotenmetastasen parakolisch oder/und Lymphangiosis carcinomatosa
N 2	mehrere Lymphknotenmetastasen im Mesokolon/Mesosigma
N 3	mesenteriale, parailiakale, paraaortale Lymphknotenmetastasen
M	(Fernmetastasen)
M 0	keine Fernmetastasen nachweisbar
M 1	Fernmetastasen nachweisbar

Die Tumorstadieneinteilung geht aus der Abbildung 6 hervor. Es wurde damit ein Vorschlag zur Stadienteinteilung erarbeitet, der im Gegensatz zum Dukes-System auch die Forderung nach Homogenität erfüllt. Die numerische Verteilung des Krankengutes ergibt hier ähnlich wie beim Dukes-System gleich große Gruppen. Die Überlebens-

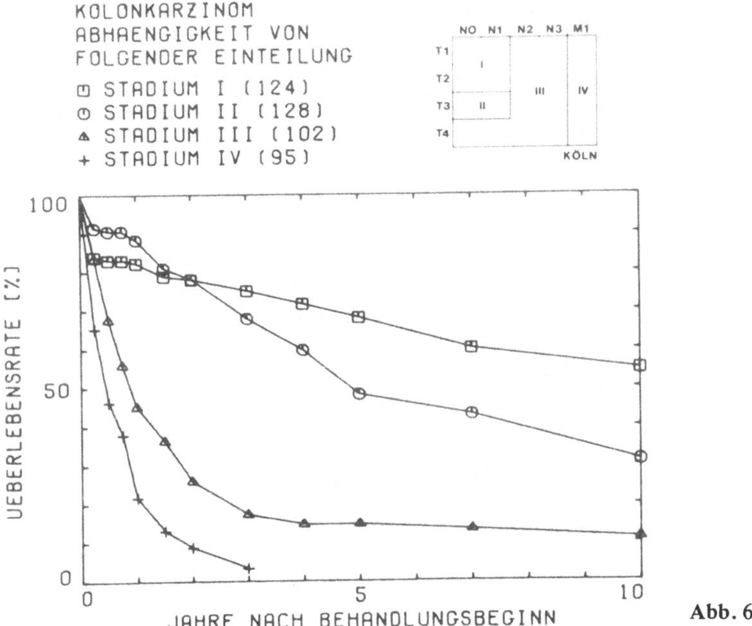

Abb. 6

kurven sind im Verlauf deutlich voneinander getrennt. Es wäre wünschenswert, wenn unser Vorschlag auch an Kollektiven anderer Kliniken überprüft werden könnte.

Wie die Ergebnisse zeigen, kann die Diskussion um eine allgemein zu empfehlende Tumorklassifizierung beim Kolonkarzinom noch nicht als abgeschlossen betrachtet werden. Insbesondere, da mit dieser Klassifizierung keine Aussage über die Malignität der einzelnen Tumoren getroffen werden kann. Zum Vergleich mit internationalen Arbeitsgruppen sind wir weiterhin auf das Dukes-System angewiesen. Der Nachteil ist hier, daß bereits mehrere Modifikationen der Originalklassifizierung vorliegen. Die Entwicklung eines TNM-Systems ist grundsätzlich zu befürworten. Die Diskussion um eine endgültige Form der Klassifizierung muß weitergeführt werden.

Zusammenfassung

Zur Beschreibung und Erforschung der kolorektalen Tumoren ist eine allgemeine Einführung einer Einteilung nach dem TNM-System dringend erforderlich. Zusätzlich benötigt man zur Prognosestellung eine praktibakle Zusammenfassung von TNM-Klassen zu Tumorstadien.

Anhand der Daten von 462 am Kolonkarzinom operierten Patienten wurden Überlebensdaten bestimmt, um mehrere Einteilungvorschläge auf ihre Zweckmäßigkeit zu untersuchen. Es zeigte sich, daß der TNM-Vorschlag der Deutschen Gesellschaft für Chirurgie nicht optimal ist. Die international benutzte Stadieneinteilung nach Dukes ergibt deutlich getrennte Kurven von Überlebensraten, führt aber bei unseren Daten nicht zu homogenen Gruppen. Es werden Vorschläge zur Änderung des TNM-Systems und der Stadieneinteilung diskutiert. Da sie alle aufgeführten Forderungen an eine Einteilung bei den Daten unserer Patienten erfüllen, ist ein Test an anderen Kollektiven wünschenswert.

Literatur

1 Anders A, Dressler S., Kourias E, Knauf P (1972) Die TNM-Klassifizierung in der Colon-Chirurgie. Langenbecks Arch Chir 331: 158
2 Bokelmann D (1975) Das klinische Krebsregister. Möglichkeiten und Grenzen der zentralisierten interdisziplinären Krebstherapie, dargestellt am Beispiel des Colon- und Rectum-Carcinoms. Habilitationsschrift, Universität Heidelberg
3 Dukes CE (1932) The classification of cancer of the rectum. J Pathol Bacteriol 35: 323
4 Kaplan EL, Meier P (1958) Nonparametric estimation from incomplete observations. J Am Stat Assoc 53: 457
5 Schinz HR, Zuppinger A (1937) Zürcher Erfahrungen beim Zungenkrebs. Acta Int Verein Krebsbekämpf II: 283
6 TNM-Vorschlag (1977) Empfehlung der Deutschen Gesellschaft für Chirurgie. Das Kolonkarzinom, Praxis der Krebsbehandlung. Mitt Dtsch Ges Chir, Heft 2
7 UICC Deutschsprachiger TNM-Ausschuß (1976) TNM-Klassifizierung der malignen Tumoren und allgemeine Regeln zur Anwendung des TNM-Systems, 2. Aufl. Springer, Berlin Heidelberg New York
8 Wood DA (1971) Clinical staging and end results. Classification: TNM System of clinical classification as applicable to carcinoma of the colon and rectum. Cancer 28: 109

Nachsorge – eine interdisziplinäre Aufgabe

G.H. OTT

Jede verbesserte Krebsbehandlung und -nachsorge erfordert zumindest:

1. Eine zentralisierte Organisation zur Steuerung unserer Patienten.
2. Eine bessere interdisziplinäre Zusammenarbeit, welche diese Zentralisation zur Voraussetzung hat.

Zum Thema Zentralisation existieren bereits zahlreiche Ansätze, die teilweise schon erprobt wurden. Am besten bewährt haben sich „Klinische Krebsregister" (Tabelle 1). Das sind keine Karteikarten-Archive oder EDV-Datensammlungen. Das sind vorrangig in ärztlicher Verantwortung stehende Koordinierungszentralen für die Diagnostik, Behandlung und Nachsorge. Die Datensammlung ist nur eine von vielen Aufgaben. Mein Mitarbeiter, Herr Dr. Schunck, wird Ihnen einiges ergänzend dazu vortragen.

Tabelle 1. Aufgaben der klinischen Krebsregister

1. Interdisziplinäre Patientenführung („ärztliche Leitstelle")
2. Organisation der Nachsorge
3. Lückenlose Dokumentation der prognoserelevanten Faktoren (Erstellung der „Pathogramme")
4. Statistische Auswertungen
5. Programmentwicklung (Rationalisierung, Wirtschaftlichkeit etc.)
6. Überregionale Zusammenarbeit (Verbundstudien)
7. Epidemiologische Mitarbeit

Heute gibt es, anders als vor 10 oder 15 Jahren, beim Krebs kaum eine Behandlung oder Nachsorge ohne interdisziplinäre ärztliche Zusammenarbeit. Wir dürfen bei den organisatorischen Problemen nicht einfach Amerikaner, Schweizer oder andere nachahmen. Wir müssen, bedingt durch unser eigenes freies Gesundheitswesen, die Erfahrungen der anderen nutzend, eigene Funktionskreise entwickeln. Die Aufgaben der Krebsnachsorge sind vielfältig. Wie sind sie sinnvoll zu bewältigen?

Dies vorweg: wir sollten nicht nur große Krebszentren errichten wie in Köln, Essen, Hamburg, wie derzeit an rund 20 deutschen Klinikkomplexen, allesamt gigantisch, mit der Zielsetzung Cancer Comprehensive Center. Gleichrangig, aber kaum bedacht, sind die überschaubaren Substrukturen, die peripher zugehörigen Organisationen in ländlichen Gebieten, 50 oder gar 100 km vom Zentrum, die notwendige Basisausrüstung und Anforderungen in den einzelnen Fachdisziplinen u.a. mehr. Vor allem muß man hierbei dem Arzt-Patienten-Verhältnis gerecht werden. Wenn Sie aber dieses bedenken, dann müssen Sie feststellen, daß diese Nachsorge bei uns nicht ohne niedergelassene Ärzte und Fachärzte zu machen ist, sicher aber auch nicht gut ohne uns Krankenhausärzte mit unserem Fachwissen und unseren kostenaufwendigen Instrumentarien und Laboratorien.

Diesen ganzen Komplex von Problemen haben wir 1963 an der chirurgischen Universitätsklinik Heidelberg aufgegriffen. Zunächst wurde ein „Klinisches Krebsregister" eingerichtet, welches organbezogene Nachsorge-Sprechstunden mitbetreute. Zugleich wurde eine EDV-gerechte Dokumentation erprobt, all dies seit nunmehr 15 Jahren. 1966 haben wir einen ersten, alle Fachdisziplinen, die Grundlagenforschung sowie den Hausarzt und Studenten miterfassenden „Onkologischen Arbeitskreis" gegründet. 1970 wurden in Heidelberg diese Aufgaben von Herrn Bokelmann übernommen. Die hier gesammelten Erfahrungen haben wir seit 1970 in Bad Godesberg für uns Chirurgen weiterentwickelt und den Bedürfnissen eines mittleren Krankenhauses angepaßt. Die schließlich erarbeiteten Programme sind so konzipiert, daß sie auch ohne EDV-Fachkräfte bearbeitet werden können. Sie stehen vor allem im Dienste unserer Patienten; Wissenschaft und epidemiologische Daten ergeben sich nebenbei.

Bei Entlassung aus der stationären Behandlung werden die Krebspatienten durch Chirurgen im Klinischen Krebsregister erfaßt. Von hier aus werden ab jetzt die ärztlich vereinbarten Zusatzbehandlungen, die Termine für die Kontrolluntersuchungen der verschiedensten Fachärzte, einschließlich dem Hausarzt, kurz der weitere Schicksalsablauf des Kranken nach einem bewährten Organisationsplan koordiniert und kontrolliert. Hier werden die wichtigsten Befunde auch weiterhin dokumentationsgerecht registriert, natürlich unter Einschluß der 3fachen TNM-Klassifizierung: präoperativ, intraoperativ und postoperativ.

Für die interdisziplinäre Zusammenarbeit in größeren Kliniken bzw. Klinikkomplexen sind „Onkologische Arbeitskreise" notwendig (Tabelle 2). Auch an kleineren und mittleren Krankenhäusern empfiehlt sich ein solcher Arbeitskreis, hier aber wesentlich überschaubarer, nicht durch Jungärzte, sondern durch Oberärzte und ältere Assistenten besetzt. Während der stationären Behandlung ist die Beratung durch Konsiliarbesuche möglich. In der Nachsorge empfiehlt sich eine Gemeinschaftssprechstunde. Wer organisierte Nachsorge betreibt, weiß, was sie dem Patienten bedeutet. Lassen Sie mich zudem feststellen: Ohne dokumentationsgerechte, standardisierte Nachsorge gibt es keine zuverlässigen Langzeit-Therapiestudien.

Tabelle 2. Aufgaben des „Onkologischen Arbeitskreises"

1. Erstellung und Weiterentwicklung von Therapierichtlinien (Standardisierung)
2. Interdisziplinäre Patientenversorgung
    bei stationären Patienten
    bei ambulanten Patienten
    Konsiliartätigkeit
    (Betreuung einer interdisziplinären Bettenstation)
3. Kontrolle der regelmäßig durchgeführten Therapie
4. Planung wissenschaftlicher Studien
5. Fortbildung
    im „Onkologischen Arbeitskreis"
    für Ärzte und paramedizinisches Personal
    für Studenten
6. Öffentliche Aufklärung

Die Analyse des Schicksals unterer Patienten hat heute bei jedem Patienten mit vielen prognoserelevanten Faktoren zu rechnen. Wir müssen diese Faktoren während der Nachsorge erfassen und bei der Analyse einkalkulieren, sonst haben die scheinbar signifikanten Ergebnisse unzulässig große Fehlerquellen. Daher fordern wir heute für wissenschaftliche Therapiestudien die lückenlosen „Pathogramme der Krebspatienten". Wir verstehen darunter die dokumentationsgerechte Erfassung aller für die Prognose relevanten Faktoren im Schicksalsablauf dieser Patienten (Abb. 1).

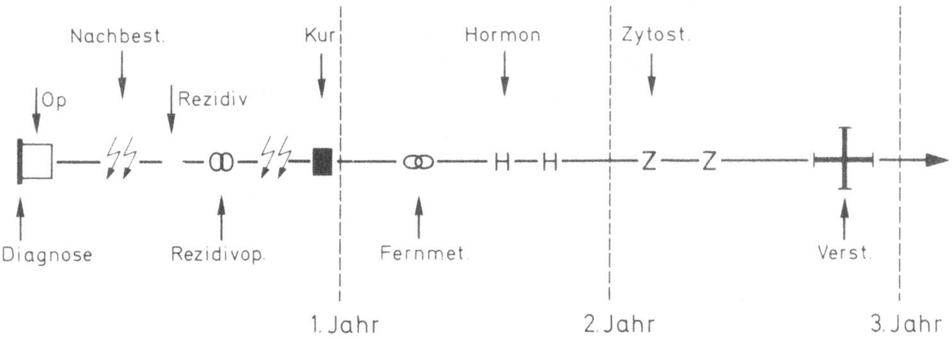

Abb. 1. Pathogramm eines Krebspatienten, 47 Jahre, ♀, Ablatio mammae bei T_2 N_1 M_0

Rezidive sehen wir in den ersten zwei Jahren gehäuft. Unsere Routineuntersuchungen finden deshalb im ersten Jahr alle 3 Monate, im zweiten Jahr alle 6 Monate und im dritten, vierten und fünften Jahr ein- bis zweimal statt. Angemessene, sparsame Kontrollprogramme wurden für die verschiedenen Organtumoren für uns aufgrund der erhobenen Befunde erhoben (Tabelle 3).

Wichtig dürfte sein, daß die Patienten nicht ins Krankenhaus einbestellt werden, wie es sonst die Regel ist. Wir bestellen die Patienten zu ihren Hausärzten ein. Dadurch ist zum einen gewährleistet, daß auch der Hausarzt alle Informationen erhält.

Tabelle 3. Nachsorgeuntersuchungsprogramm „Rektumkrebs"

Nach 3 Mon.	Lokalbefund, Labor (APP, γ-GT, GOT GPT, Blutbild, BSG, Rö. Lunge)
Nach 6 Mon.	Lokalbefund, Labor
Nach 9 Mon.	Lokalbefund, Labor, Rö. Lunge
Nach 12 Mon.	Lokalbefund, Labor, Rö. Lunge, Leberszintigramm
Nach 18 u. 24 Mon.	Lokalbefund, Labor, Rö. Lunge
Nach 3 u. 4 Jahren	Lokalbefund, Labor, Rö. Lunge
Nach 5 Jahren	Lokalbefund, Labor, Rö. Lunge, Leberszintigramm
Nach 10 Jahren	Abschließende Spätschicksalserhebung

Damit kann er seine Patienten beraten und behält ein Mitspracherecht. Zum anderen wird so die Individualisierung in der ärztlichen Betreuung sichergestellt.

Der Hausarzt kann nun alle Untersuchungen, zu denen er in der Lage ist, selber durchführen, oder sich der Hilfe niedergelassener Fachärzte bedienen. Er muß aber die Ergebnisse dem Klinischen Krebsregister mitteilen. Die Meldung ist notwendig, um die lückenlose Datenerfassung zu gewährleisten. Daß dies den Hausärzten zugemutet werden kann, zeigt die Praxis. Vom Krankenhausarzt werden die restlichen Untersuchungen, vor allem die endoskopischen, durchgeführt. Eine nochmalige Kontrolle des Lokalbefundes durch den Chirurgen ist aber zu empfehlen. Gelegentlich sind Angiographien, Schichtaufnahmen, szintigraphische Befunde, Ultraschalluntersuchungen, heute gelegentlich eine Computer-Tomographie, notwendig.

Unsere Erfahrungen: jeder zweite Krebspatient überlebt nach seiner Krebsoperation die 5-Jahresgrenze, alle Stadien und alle Lokalisationen zusammengenommen. Viel bedeutsamer sind die vielen, erst durch die organisierte Nachsorge möglich gewordenen Leidensminderungen und Lebenshilfen.

Unser „Bad Godesberger-Modell" einer organisierten und standardisierten interdisziplinären Krebsnachsorge als Gemeinschaftsaufgabe von Krankenhausärzten, niedergelassenen Ärzten und Fachärzten bietet nichts Revolutionäres. Wir sind aber überzeugt, daß uns durch die gut organisierte und dokumentierte interdisziplinäre Krebsbehandlung und -nachsorge, welche die Krebsrisikopatienten miterfaßt, ein großer Schritt zur verbesserten Krebsbekämpfung gelungen ist.

Organisation der systematischen Kontrolluntersuchungs-klinik bei Erkrankungen des Dickdarms und Analbereichs

H. TROIDL, H. HAMELMANN, U. MAUL, A. THIEDE, L. JOSTARNDT

Über die Organisationsform der systematischen Kontrolle von Kranken vor und nach Anwendung verschiedener therapeutischer Konzepte, wie wir sie in Marburg seit 1974 und in Kiel seit 1978 aufgebaut haben und durchführen, haben wir an anderer Stelle im Allgemeinen und im Speziellen berichtet (15, 9, 10, 16).

Unsere Organisationsform „systematische Follow up-Klinik" unterscheidet sich nicht nur von derartigen Institutionen in England (Leeds, Manchester), Schottland (Edingurgh) und Skandinavien (Aarhus), wie wir an anderer Stelle bereits festgestellt haben (10, 15, 14, 17), sondern auch von der üblichen deutschen Nachuntersuchung (14) und von sog. Nachsorgekliniken (13), wie sie in Deutschland üblich waren bzw. in neuerer Zeit eingerichtet wurden.

Die in manchen Aspekten grundsätzlichen Unterschiede möchten wir an vier wesentlichen Punkten, nämlich dem Patienten, dem Untersucher, der Organisation und dem Ziel darstellen.

Unterschied zwischen systematischer Kontrolluntersuchungsklinik, Nachsorgeklinik und Nachuntersuchung

Unterschied, dargestellt am Beispiel des Kranken

In diesem Zusammenhang ergibt sich für den Kranken des Dickdarms und des Analbereichs der Unterschied zwischen einer systematischen Kontrolluntersuchungsklinik und der Nachsorge bzw. Nachuntersuchung wie folgt (Tabelle 1).

In der systematischen Kontrolluntersuchungsklinik nach dem „Marburger Experiment" (9) werden alle Kranken eines Organbereiches, also hier Karzinomkranke sowie etwa auch Kranke mit einer Kolitis, mit Polypen, Fisteln oder Hämorrhoiden in die Klinik aufgenommen. Dies ist vor allem die Intention unserer Klinik, da wir überzeugt sind, daß diese Art der Einbeziehung verschiedener, aber ähnlicher Erkrankungen in die gleiche systematische Kontrolluntersuchungsklinik einen enorm hohen klinischen Erfahrungswert bringt (14). In die Nachsorgeklinik werden dagegen nur alle Kranken mit einem Karzinom des jeweiligen Organs aufgenommen. In der in Deutschland immer noch üblichen sog. Nachuntersuchung kommen schließlich die Karzinomkranken oder die Kranken der Sphinkterotomie, falls man über die eine oder andere Erkrankung eine Publikation oder eine Doktorarbeit anfertigt, zur Nachuntersuchung.

Abteilung für Allgemeinchirurgie im Zentrum operative Medizin I der Christian-Albrecht-Universität Kiel

Tabelle 1. Unterschiede zwischen der systematischen Follow up, der Nachsorge und der sog. Nachuntersuchung am Beispiel der Krankheiten des Kolons, Rektums und Analbereichs

Kriterium	Systematische Follow up	Nachsorge	Nachuntersuchung
A. Patient			
Wer?	Alle Kranken mit Krankheiten z.B. des Anus, Rektums, Kolons bzw. *alle* einer repräsentativen Stichprobe (110 u.d.) [a]	Alle Krebskranken eines Organs, z.B. des Kolons	Nur Kranke mit Rektum-Karzinom oder Hämorrhoiden
Wieviele?	Alle (wenigstens 90%)	Alle	Einige (in der Regel 50–60%)
Wie oft?	*Vor* und *nach* Anwendung eines therapeutischen Konzeptes nach einem genau festgelegten Zeitplan	*Nach* Anwendung eines therapeutischen Konzeptes nach einem genau festgelegten Zeitplan	*Nach* Anwendung eines therapeutischen Konzeptes ohne genau festgelegten Zeitplan
Wie lange?	Keine zeitliche Limitierung	Keine zeitliche Limitierung	Meist nur einmal
B. Untersucher			
Wer?	Expertengruppe (Panel, Pat. selbst, Internist; Psychologe)	Arzt evtl. Hausarzt oder Internist, „Sozialarbeiterin"	Nicht definiert, oft nur Doktorand
Objektiv?	Weitgehend ja	Möglicherweise ja	Möglicherweise nicht
Wann?	Jede Woche, fester Termin, fester Ort	Jede Woche? Fester Termin. Fester Ort?	Sporadisch. Kein fester Termin, kein fester Ort
Wie?	Systematischer Fragebogen mit vorher fixierten Definitionen, vorformulierten Fragen in bestimmter Reihenfolge; ein für die jeweilige Erkrankung spezieller Untersuchungsgang *vor* und *nach* OP	Fragebogen? Genau festgelegter speziell abgestufter Untersuchungsgang nach OP	Kein Fragebogen, kein fixierter Definitions- und Untersuchungsgang
C. Organisation			
Wer?	Eigenes Sekretariat, Leitung: Follow up-Sekretärin	Eigenes Sekretariat, Leitung: Arzt oder Sekretärin	Überlasteter Kliniker als Nebentätigkeit
Wo?	Spezielle Räume mit speziell eingerichtetem Funktions- und Dokumentationsraum	Spezielle Räume mit speziell eingerichtetem Funktions- und Dokumentationsraum	Nicht vorhanden, nicht definiert
Ziel?	Optimierung der Krankenversorgung; Überprüfung therapeutischer Konzepte; Realisierung klinischer und theoretischer Forschung	Optimierung der Krankenversorgung; Überprüfung therapeutischer Konzepte	Publikationen, Erfolgsberichte

a Troidl u. Mitarb. 1979

Ein direkter Vergleich eines therapeutischen Konzeptes bei der gleichen Grundkrankheit (z.B. dem Rektumkarzinom) zwischen tiefer Resektion und Amputation bzw. Segmentresektion ist nur im Rahmen der systematischen Kontrolluntersuchungsklinik nach dem Marburger Experiment möglich, in weit eingeschränkterem Maße in der Nachsorgeklinik und kaum in der sog. Nachuntersuchung.

In der systematischen Kontrolluntersuchungsklinik werden von den Kranken, die in einer klinischen Studie sind, mindestens 90% erfaßt. Dies gilt auch für die Organisationsform Nachsorgeklinik. Der Unterschied zwischen diesen beiden Organisationsformen liegt aber darin, daß zum Beispiel in der ersten zu bestimmten Zeiten, und zu bestimmten Fragestellungen, nur repräsentative Stichproben in die Klinik aufgenommen werden. Diese sind notwendig, da sonst die Organisationsform wegen der Zahl der Kranken, die anfallen würden, nicht mehr durchführbar wäre. In der Nachuntersuchung sind es hier in der Regel 50—60% (11) der behandelten Patienten. Die geringe Follow up-Rate ist nach Small u. Krause (12) ein Faktor der sog. inadäquaten Follow up. Es ist wohl leicht einzusehen, daß von 460 Rektumkarzinom-Kranken, die sich einer ärztlichen Behandlung unterzogen, die Daten von 25 kaum eine wissenschaftliche Aussage ermöglichen (11), im Gegensatz zu Whittaker u. Mitarb. (21) (n = 550; Follow up 100%), Troidl u. Mitarb. (16) (98%, 100% bzw. 94%).

Im Unterschied zu den anglo-amerikanischen Kontrolluntersuchungskliniken (Leeds, Edinburgh und Belfast) werden in unserer Organisationsform die Kranken auch *vor* der Anwendung eines chirurgisch-therapeutischen Konzeptes bei den jeweiligen Erkrankungen der Lunge, der Speiseröhre, des Magens, des Rektums und des Analbereichs untersucht. Dabei wird anhand der vorliegenden Befunde die Indikation zur Anwendung eines therapeutischen Konzeptes gestellt oder überprüft, Nebenerkrankungen, die das spätere Gesamtresultat sicher mit beeinflussen können, registiert und speziell für das anzuwendende therapeutische Verfahren wichtige Merkmale und Parameter auch schon *vor der Operation* anhand eines systematischen Fragebogens registriert. In diesem Zusammenhang ist wichtig, daß z.B. präoperative Blasenentleerungsstörungen, Störungen der Genitalfunktion oder eine eventuell bereits bestehende Inkontinenz schon *vor der Operation* durch spezielle diagnostische Verfahren festgestellt und möglichst präoperativ, wenn nötig therapeutisch angegangen werden. Dies ist sicher bei den meisten Nachsorgekliniken nicht der Fall und fehlt bei der sog. Nachuntersuchung überhaupt. Ob also die Blasenentleerungsstörung Folge des therapeutischen Konzeptes oder auch schon teilweise vor der Operation bei dem Kranken vorhanden waren, ist bei der Nachsorge nur eingeschränkt und bei der Nachuntersuchung praktisch nicht festzustellen. Eine Prostatahypertrophie, die bei einem älteren Kranken mit einem Rektumkarzinom bis zu einer bestimmten Wahrscheinlichkeit eine postoperative Blasenentleerungsstörung verschlimmert oder erst verursacht, kann im Rahmen der systematischen Kontrolluntersuchungsklinik z.B. schon präoperativ angegangen werden, während man in der Nachsorgeklinik und in der sog. Nachuntersuchung kaum eine derartige „Prophylaxe" betreiben kann. Ein Nicht-Festhalten derartiger Störungen vor der Anwendung eines therapeutischen Konzeptes kann sich aber auch auf die Beurteilungen eines Operationsverfahrens auswirken. Wir denken hier an eine mögliche Inkontinenz des Rektums vor der Operation, die dann zu Lasten des Operationsverfahrens, z.B. der tiefen Resektion, geht.

Nach der Anwendung des therapeutischen Konzeptes erfolgt die Untersuchung in der systematischen Follow up und in der Nachsorge nach genau festgelegten Zeitintervallen. Hiervon unterscheidet sich nur die sog. Nachuntersuchung, die gewöhnlich in unterschiedlichen Abständen nach der durchgeführten Therapie das Resultat festhält. Daraus wird klar, daß in der sog. Nachuntersuchung Merkmale oder Parameter, die zu einem früheren Zeitpunkt nach der Operation auftreten, wie auch sog. Spätfolgen nicht erkannt werden. Bei der Analyse der so erhaltenen Populationen in der sog. Nachuntersuchung, die hinsichtlich des zeitlichen Abstandes von dem angewandten therapeutischen Verfahren völlig inhomogen sind, können sich Signifikanzen von Merkmalen verwischen oder aufheben.

Was die zeitliche Limitierung der Untersuchung mit den Kranken betrifft, so besteht zwischen der sog. systematischen Follow up und den Nachsorgekliniken kaum ein Unterschied. Die sog. Nachuntersuchung, die den Kranken meistens nur einmal nach Anwendung eines therapeutischen Konzeptes erfaßt, ist kaum in der Lage, Spätschäden oder Aussagen über den natürlichen Verlauf einer Erkrankung zu erfassen. Eine Überlastung der systematischen Kontrolluntersuchungsklinik durch die zunehmende Anzahl von Kranken, die bei einer Nicht-Limitierung der Untersuchung auftreten könnte (z.B. bei einer gutartigen Erkrankung wie dem Ulcus duodeni oder anorektalen Fisteln bzw. Hämorrhoiden), läßt sich durch Restriktion im Untersuchungsgang, in der Zeit der Untersuchung, in der Frequenz und in der Anzahl verhindern (12).

Unterschied, dargestellt am Beispiel des Untersuchers (Tabelle 1)

In der systematischen Kontrolluntersuchungsklinik wird der Kranke von einer Expertengruppe untersucht. In der Nachsorgeklinik ist dies sowohl ein Arzt der Klinik oder ein Hausarzt, der in die Nachsorgeklinik mit einbezogen ist (13). In der sog. Nachuntersuchung ist der Nachuntersuchende kaum definiert (14). Durch die Untersuchung seitens einer Expertengruppe, die sich in der Form eines Panels einer Selbstkontrolle unterzieht (14), wobei die Selbstbeurteilung des Kranken und die unabhängige Beurteilung eines Internisten bzw. Psychologen mit berücksichtigt wird, wird eine relativ hohe Objektivität erreicht, sowohl für die Indikation als auch, was die Beurteilung des klinischen Gesamtresultates nach Anwendung des jeweiligen therapeutischen Konzeptes angeht (16, 17). Wenn man weiß, daß selbst bei Experten die Beurteilung eines klinischen Gesamtresultates ohne Training nur in 2/3, mit Training in 80% eine Übereinstimmung erfährt (7), dann lassen sich die Schwierigkeiten ahnen, die diesbezüglich bei der Nachsorge unter Einbeziehung der Hausärzte entstehen. Dies wird dann aber von eminenter Bedeutung, wenn zu wissenschaftlichen Aussagen über verschiedene therapeutische Konzepte so entstandene Resultate verwendet werden. In noch höherem Maße als in der Nachsorge trifft dies sicher für die sog. Nachuntersuchung zu (14).

Die Objektivität in der Beurteilung des klinischen Gesamtresultates im Rahmen der systematischen Kontrolluntersuchungsklinik wird noch erhöht durch die Anwendung eines systematischen Fragebogens, durch den sich das Panel eine umfassende und fundierte Meinung über das klinische Gesamtresultat bildet (12, 14). Gerade durch die Anwendung eines systematischen Fragebogens, dem genau festgelegte Definitionen zugrunde liegen, der spezielle Fragen enthält, die die Aussagen des Kranken auf ihren Wahrheitsgehalt soweit möglich kontrollieren, der dazu die Zwischenräume zwischen den Follow up-Zeiten mit speziellen Fragen abdeckt, ergibt sich eine Beurteilung des klinischen Gesamtresultates von relativ hoher Objektivität. Der mögliche systematische Fehler des Beurteilers (14), der entweder ein gutes Resultat erwartet oder andererseits zu kritisch ist, wird auf dem Hintergrund dieses Fragebogens, der dann auch für die Beurteilung des therapeutischen Konzeptes gewissermaßen Fakten anstatt Eindrücke liefert, auf ein Mindestmaß gedrückt. Das Merkmal Lebensqualität, das gerade bei Krebskranken sicher die größte Rolle spielt (17), läßt sich durch den systematischen Fragebogen mit vorformulierten Fragen in genau festgelegter Reihenfolge unter Berücksichtigung der spontanen Äußerungen des Kranken mit einem hohen Maß an Richtigkeit erfassen.

Wir sind aber der Meinung, daß das sicher schwer zu erfassende Merkmal Lebensqualität einen höheren Stellenwert beim Vergleich therapeutischer Konzepte hat als zum Beispiel die Diarrhoe oder eine vermehrte Fettausscheidung, selbst wenn letztere recht genau mit höchst spezifischen und komplizierten Verfahren bestimmt werden kann. *Insgesamt stellt der Fragebogen mit genau festgelegter Reihenfolge, vorformulierten Fragen und exakten Definitionen das Kernstück einer systematischen Kontrolluntersuchungsklinik dar.* Unsere Fragebögen sind auf diesem Hintergrund speziell für Krankheiten der Lunge, der Speiseröhre, des Magens und des Kolons abgefaßt, wobei derselbe Fragebogen mit nur leichten Veränderungen vor der Operation und nach der Operation zur Erfassung des klinischen Allgemeinzustandes angewandt wird.

Über die geringe wissenschaftliche Aussagekraft auf dem Postweg übermittelter Fragebögen haben wir an anderer Stelle im Detail hingewiesen (14). Das persönliche Interview erbringt eine unvergleichlich höhere Richtigkeit (14). In diesem Punkt sind also essentielle Unterschiede zwischen der systematischen Follow up-Klinik, der Nachsorgeklinik und der sog. Nachuntersuchung zu erkennen (Tabelle 1).

Die systematische Kontrolluntersuchungsklinik wie auch die Nachsorgeklinik findet zu einem bestimmten festgelegten Zeitpunkt wöchentlich in einer genau festgelegten, für den Kranken leicht zu erreichenden Klinik statt. Die sog. Nachuntersuchung dagegen ist sporadisch, in den meisten Fällen unregelmäßig zu verschiedenen Zeiten, eben dann, wenn der Untersucher gerade Zeit hat.

Die systematische Kontrolluntersuchungsklinik und die Nachsorgeklinik unterscheiden sich, was den Untersuchungsgang nach der Anwendung eines therapeutischen Konzeptes angeht, nicht. Ein wesentlicher Unterschied zwischen diesen beiden Organisationsformen liegt aber bei dem ebenfalls genau festgelegten Untersuchungsgang in der systematischen Kontrolluntersuchungsklinik *vor Anwendung* eines therapeutischen Konzeptes (Tabelle 1). So werden z.B. Kranke, die wegen eines kolorektalen Karzinoms zur Operation anstehen, bei uns präoperativ einem genau festgelegten Untersuchungsplan unterzogen, der z.B. Blasenentleerungsstörungen, Störungen der Genitalfunktion oder eine eventuell schon vorhandene Sphinkterinkontinenz schon vor der Operation erkennen läßt (Tabelle 1 und Tabelle 4).

Unterschied, dargestellt am Beispiel der Organisation

Bei der Organisation gibt es zwischen der systematischen Kontrolluntersuchungsklinik und der Nachsorgeklinik kaum schwerwiegende Unterschiede. Unsere systematische Kontrolluntersuchungsklinik wird in der Hauptsache von einer sog. Follow up-Sekretärin organisiert, wie wir es an anderer Stelle im Detail beschrieben haben (16). Die Nachsorgeklinik nach dem Modell der Kölner Universitätsklinik (13) steht unter der Leitung einer hierfür angestellten Ärztin. Bei der sog. Nachuntersuchung dagegen wird die aufwendige Arbeit von einem meist überlasteten Kliniker als Nebentätigkeit geleistet, der, falls er Glück hat, Unterstützung durch einen Doktoranden oder durch seine Sekretärin erfährt.

Sowohl die systematische Kontrolluntersuchungsklinik wie die Nachsorgeklinik werden in speziell hierfür bereitgestellten Räumen durchgeführt, die möglichst gut zugänglich sind und in der Nähe eines klinischen Labors bzw. spezieller Funktionsräume liegen.

Auch in diesem Punkt fällt die sog. Nachuntersuchung ab, da die Räumlichkeiten kaum festgelegt sind. Die Reihe der Möglichkeiten reicht hier vom Arztzimmer über das Stationszimmer bis zum Gang auf der Station bzw. einer Ecke im Labor.

Schon Small u. Krause (12) haben 1972 in ihrem ausgezeichneten Buch zu dieser Problematik folgende Beobachtung festgehalten: Es sei auffallend, daß in modernen, großen Kliniken in England weitläufige und gut ausgestattete tierexperimentelle Abteilungen gefunden werden. Es sei ihnen aber oft recht schwer gefallen, in diesen Kliniken auch nur einen einzigen Raum für klinische, wissenschaftliche Fragestellungen, nämlich der systematischen Follow up zu finden. Diese Beobachtung der beiden Forscher trifft sicher noch in weit bedeutenderem Maße auf die Kliniken in unserem Lande zu. Bei neu zu planenden Kliniken sollte diese Tatsache auch bauliche Berücksichtigung finden.

Bei der Etablierung der systematischen Kontrolluntersuchungsklinik und der Nachsorgeklinik ist der Unterschied gering. Beide Organisationsformen sehen es sicher als ihre Hauptaufgabe an, die Krankenversorgung zu optimieren, und erst in zweiter Linie dienen diese Organisationsformen der Überprüfung therapeutischer Konzepte. Doch ist durch die systematische Kontrolluntersuchungsklinik, wie wir meinen, eine wirkliche Realisierung der klinischen und theoretischen Forschung möglich, wie wir es anhand unserer Ergebnisse überzeugend zeigen konnten (15, 9, 3, 16).

Definition der systematischen Kontrolluntersuchungsklinik „Marburger Experiment"

Auf Grund der aufgezeigten Unterschiede zwischen einer systematischen Kontrolluntersuchungsklinik, einer Nachsorgeklinik und der sonst üblichen Nachuntersuchung kommen wir zu folgender Definition: Die systematische Kontrolluntersuchungsklinik ist eine geplante, am Problem orientierte Serie von Untersuchungen am Kranken, bei der definierte Merkmale und Parameter vor und in bestimmten, konstanten zeitlichen Intervallen nach der Operation mit hinsichtlich ihrer Zuverlässigkeit geprüften Methoden erhoben werden. Sie dient einer möglichst vorurteilsfreien Prüfung der Therapie-konzepte und liefert eine logische Grundlage für die Behandlung. Sie ist somit unab-dingbare Voraussetzung für jede klinische Forschung und ist eine hervorragende Krankenversorgung (14). Nach Small u. Krause (12) ist die Follow up-Klinik das Labor des klinischen Forschers, in welcher wir die Kranken studieren und deren Reaktionen auf die durchgeführte Therapie untersuchen.

Notwendigkeit einer systematischen Kontrolluntersuchungsklinik

Über die Notwendigkeit einer systematischen Kontrolluntersuchungsklinik für das klinische Wissen, für den behandelnden Chirurgen, für Untergruppen von speziellen Kranken sowie für klinisch-wissenschaftliche Fragestellungen, haben wir an anderer Stelle im Detail berichtet (10, 16). Die treffendste Begründung der Notwendigkeit einer derartigen Organisationsform hat Visick (20) schon 1948 formuliert, der mit Pulvertaft in York (12) 1942 die erste Follow up-Klinik etabliert hat:

„Der Tag ist vorbei, wo Ergebnisse durch Eindrücke vermittelt werden. Nur durch sorgfältige Untersuchungen aller Kranken einer Studie ohne Ausnahme und Beurtei-lung ihrer gesundheitlichen Gesamtsituation durch ein unabhängiges Tribunal können wir ein wahres Bild von der Wirksamkeit eines therapeutischen Verfahrens gewinnen" (20).

Durchführung einer systematischen Kontrolluntersuchungsklinik (Marburger Experiment) bei Erkrankungen des Kolons, Rektums und des Analbereichs

Organisation

Die Tabelle 2 zeigt die organisatorische Durchführung unserer Kontrolluntersuchungs-klinik bei dem hier zur Debatte stehenden Krankengut. In Abständen von 3 bzw. 6 Monaten werden die Kranken von jeweils 4 zur Verfügung stehenden Ärzten unter-sucht. Die Organisation wird von der Follow up-Sekretärin (16) durchgeführt. Eine Krankenschwester und ein Endoskopiepfleger assistieren bei den speziellen Untersu-chungen.

Die Untersuchung findet in einem speziellen Raum statt, der gleichzeitig als Doku-metnationsraum dient. In der Nähe liegen zwei Untersuchungszimmer, in denen sowohl endoskopische wie auch proktologische Untersuchungen durchgeführt werden können.

Die Untersuchungen selber werden jeden Dienstag von 14.00–16.00 Uhr durchge-führt. Zur Untersuchung kommen zunächst alle Kranken mit krankhaften Verände-rungen des Kolons, des Rektums und des Analbereichs. Pro Tag werden mindestens 5, höchstens 10 Patienten untersucht. Die Untersuchungen selber werden durch zwei Ärzte durchgeführt, die Kosten tragen die Krankenkassen.

Tabelle 2. Systematische Kontrolluntersuchungsklinik: Krankheiten des Kolons, Rektums und Analbereichs

Organisation in der Durchführung:	
Frequenz:	3/6 Monate
	4 Ärzte, 1 Sekretärin, 1 Krankenschwester, 1 Endoskopiepfleger
Räume:	1 Raum für klinische Untersuchung und Dokumentation (Follow up)
	1 Raum für spezielle Untersuchungen (Rektoskopie)
Zeitpunkt:	Dienstag von 14.00–16.00 Uhr
Häufigkeit:	1mal wöchentlich
Patientengruppe:	Alle Kranken des Kolons, Rektums und Analbereichs
Anzahl pro Tag:	5 Patienten
Untersucher:	2 Chirurgen
Finanzierung:	Krankenkassen

Untersuchungsgang

Den Ablauf der systematischen Kontrolluntersuchungsklinik bei Anorektalen- und Kolonkranken zeigt Tabelle 3. Im Mittelpunkt der klinischen Untersuchung steht das persönliche Interview zwischen dem Kranken und zwei Chirurgen anhand eines systematischen Fragebogens. Der Fragebogen enthält 46 Fragen und hat seine Schwerpunkte in der psychischen Einstellung des Patienten zu seiner Erkrankung, Probleme des künstlichen Darmausgangs, Blasenentleerungsstörungen und der Genitalfunktion. Das endoskopische Untersuchungsergebnis des Dickdarms und die Röntgenuntersuchungen in der Doppelkontrast-Methode werden in der Woche vorher durchgeführt und liegen als Ergebnis den untersuchungen Ärzten vor.

Tabelle 3

Ablauf der Untersuchungen	
Dienstag:	klinische Untersuchung mit Fragebogen (Follow up)
	1. Psychische Einstellung zur Erkrankung
	2. Problem des künstlichen Darmausgangs
	3. Blasenentleerungsstörungen
	4. Genitalfunktion
In der Woche vorher:	1. Donnerstag: Endoskopie
	2. mindestens 4 Tage vor Endoskopie: Röntgenuntersuchung

Art der Untersuchungen

Die Tabelle 4 zeigt die obligaten Untersuchungen, die wir bei Kranken des Kolons, des Rektums und des Analbereiches durchführen. Hervorzuheben ist hier, daß wir die rektale Untersuchung im Gegensatz zu Goligher (6) in Steinschnittlage durchführen, was sich eventuell bei der Lagebestimmung von Tumoren im Rektum auswirken kann.

Tabelle 4

Obligate Untersuchungen

1. Klinische Untersuchung mit Fragebogen und Laboruntersuchung
2. Rektale Untersuchung (Steinschnittlage, Lokalisation des Tumors)
3. Funktionsprüfung des Anus praeter
4. Röntgen: a) Pyelogramm
                              b) Kolon-Doppelkontrast (Prüfung der Anastomosenverhältnisse)
                              c) Lunge in zwei Ebenen
5. Endoskopie: Koloskopie
6. Urologische Untersuchung: a) klinische Untersuchung (Prostata)
                              b) Restharnbestimmung
                              c) i.V. Pyelogramm
                              d) Zystoskopie
                              e) Zystomanometrie
7. CEA-Bestimmung

Zu den obligaten Untersuchungen gehören neben dem Röntgen des Kolons und der ableitenden Harnwege, der Endoskopie des Kolons vor allem spezielle urologische Untersuchungsverfahren: Die Restharnbestimmung, Zystoskopie und Zystomanometrie. Sie sollen schon vor der Anwendung therapeutischer Maßnahmen Blasenentleerungsstörungen diagnostizieren helfen.

Dokumentation der Befunde

Aus der Tabelle 5 wird deutlich, daß wir unsere Dokumentation in drei Schwerpunkte aufgeteilt haben. Zur Basisdokumentation gehört der Hausarzt, die nächsten Angehörigen, die ethnische Gruppe, die Diagnose, Nebenerkrankungen und die Einweisungsdiagnose.

Tabelle 5

Dokumentation der Befunde

1. Basisdokumentation
   z.B. Hausarzt, ethnische Gruppe, Diagnose, Nebenerkrankungen
   a) präoperativ: röntgenologisch, Endoskopie, klinische Untersuchung
   b) in situ-Befund: (Staging)
3. Staging (post Surgical) TNM und Duke
   Histologie und Grading

Unter Therapiedokumentation verstehen wir das Festhalten präoperativer röntgenologischer und endoskopischer sowie klinischer Untersuchungsbefunde. Dazu gehört eine genaue Beschreibung mit Zeichnung des In situ-Befundes und das sog. chirurgische Staging (2). Das endgültige Staging erfolgt nach Vorliegen der histologischen Aufarbeitung des bei der Operation entnommenen Präparates, wobei wir in Anlehnung an Hermanek den histologischen Untersuchungsgang der Darmanteile und der Lymphknoten in systematischer, definierter Form durchführen (8). Unter Einbeziehung des so gewonnenen histologischen Befundes, des Knochenszintigramms, der Röntgenuntersuchungen des Kolons und der Lunge in zwei Ebenen, führen wir ein Staging nach TNM und Dukes (4, 19) durch. Dabei legen wir größten Wert darauf, daß die Pathologen die Histologie möglichst genau beschreiben, um später jederzeit eine Nachklassifizierung zu ermöglichen.

Eine computergerechte Dokumentation, wie sie an anderen Zentren durchgeführt wird (13), ist bei uns leider noch nicht möglich. *Vor der wünschenswerten und sicher zukunftsgerechten, hilfreichen Computer-Dokumentation gehört aber die sorgfältige, mit äußerster Präzision durchgeführte Befunderhebung.*

Durchführbarkeit einer systematischen Kontrolluntersuchungsklinik nach dem Marburger Experiment innerhalb eines klinischen Betriebes

Als Beispiel möchten wir unsere Ergebnisse zum Thema Operationsverfahren in der chirurgischen Therapie am chronischen Ulcus duodeni anführen (16, 17).

In der Tabelle 6 sind links die Merkmale und Parameter aufgeführt, die wir bei der Beurteilung des therapeutischen Konzepts dieses Leidens für essentiell erachten. Aus dieser Tabelle wird u.E. deutlich, daß für die endgültige Beurteilung eines Therapieerfolges nicht nur die klinische Untersuchung anhand des systematischen Fragebogens vonseiten des Patienten, des Internisten und des Panels heranzuziehen ist, sondern daß dazu auch die Endoskopie, die Röntgenuntersuchung und spezielle Sekretionsanalysen erforderlich sind. Man kann nur dann von einer aussagekräftigen Nachuntersuchungsquote (Follow up-Rate in %) sprechen, wenn die für die jeweilige Erkrankung speziell notwendigen Merkmale und Parameter bis zu einem bestimmten Prozentsatz (von über 90%) erfüllt sind.

Tabelle 6. Durchführbarkeit einer systematischen Kontrolluntersuchungsklinik am Beispiel des Ulcus duodeni: vor und ein Jahr nach Operation (Troidl u. Mitarb. 1978)

Befunde erhalten durch	Untersuchungsquote (%) der überlebenden Patienten					
	Konzept I 100% = 58		Konzept II 100% = 62		Konzept III 100% = 65	
	präop.	postop.	präop.	postop.	präop.	postop.
Krankengeschichte	96	96	98	98	100	100
Fragebogen zur klinischen Beurteilung (Patient, Internist, Panel)	4	90	89	94	100	92
Endoskopie	8	18	98	89	98	90
Röntgen (MDP)	100	86	100	92	100	86
Sekretionstest – Pentagastrin	84	86	100	100	100	100
Sekretionstest – Insulin	–	100	–	100	–	100
Klinisch-chemische Tests	94	76	100	95	100	89
Operationsbericht	–	96	–	92	–	100
Beurteilung des Operationserfolges	–	98	–	100	–	94

Hierdurch wird auch der Unterschied zwischen der Follow up-Klinik im anglo-sächsischen Sprachraum (6, 1) und der systematischen Follow up-Klinik (= systematische Kontrolluntersuchungsklinik) nach dem Marburger Experiment klar.

Diese letzte Tabelle macht aber auch deutlich, daß eine derartige systematische Kontrolluntersuchungsklinik im klinischen Alltagsbetrieb einer deutschen Universitätsklinik realisierbar ist.

Zusammenfassung

Anhand von Beispielen wurde der Unterschied zwischen der meist üblichen Nachuntersuchung, den Nachsorgekliniken und unserer Form der Patientenkontrolle, nämlich der sog. systematischen Follow up-Klinik dargestellt. Nach der Definition der systematischen Kontrolluntersuchungsklinik wurde ihre Notwendigkeit für das klinische Wissen, den behandelnden Chirurgen, für spezielle Untergruppen von Kranken und vor allem für klinisch-wissenschaftliche Fragestellungen begründet.

Die praktische Durchführung wurde für Kranke des Kolons, des Rektums und des Analbereichs für die Organisation, den Ablauf der Untersuchungen und der Art der Dokumentation dargestellt. Schließlich wurde anhand eines Beispiels zum Thema der Operationsversager in der chirurgischen Therapie des chronischen Ulcus duodeni ihre Durchführbarkeit bewiesen und zur Definition der sog. Follow up-Quote Stellung genommen.

Literatur

1 Amdrup E, Andersen D, Hostrup H (1978) The Aarhus Country vagotomy trial I. An interim report on primary results and incidence of sequelae following parietal cell vagotomy and selective gastric vagotomy in 748 patients. World J Surg 2: 85–90
2 AJC (American Joint Committee for Cancer Staging and End-Results Reporting) (1972) Manual for staging of cancer. AJC, Chicago
3 Barth H, Troidl H, Lorenz W, Rohde H, Glass R (1977) Histamine and peptic ulcer disease: Histamine methyltransferase activity in gastric mucosa of control subjects and duodenal ulcer patients before and after surgical treatment. Agents Actions 7/1: 75–79
4 Dukes CE (1960) The pathology of rectal cancer. In: Dukes CE (ed) Cancer of the rectum. Livingstone, Edingurgh London
5 Goligher JC, Duthie HL, Nixon HH (1975) Surgery of the anus, rectum and colon. Baillière Tindall, London
6 Goligher JC, Hill GL, Kenny TE (1978) Proximal gastric vagotomy without drainage for duodenal ulcer: results after 5–8 years. Br J Surg 65: 145–151
7 Hall R, Horicks JC, Clamp SE, De Dombal FT (1976) Observer variation in assessment of results of surgery for peptic ulceration. Br Med J 1: 814–816
8 Hermanek P (1978) „Grading" und „Staging". Bedeutung für die klinische Onkologie. Sonderdruck Fortschr Med 96: 520–524
9 Lorenz W, Hamelmann H, Troidl H (1976) Marburg experiment on surgical research: A five-years' experience on the cooperation between clinical and theoretical surgeons. Klin Wochenschr 54: 927–936

10 Rohde H, Troidl H, Lorenz W (1977) Systematic follow-up: A concept for evaluation of operative results in duodenal ulcer patients. Klin Wochenschr 55: 925–932

11 Schmiedt E (1968) Die Entleerungsstörungen der Harnblase nach Rektumaputation. Münch Med Wochenschr 15: 905–910

12 Small WP, Krause U (1972) An introduction to clinical research. Churchill Livingstone, Edinburgh London, pp 1–25

13 Stock W, Thielemann-Jonen I, Stöwe H, Pichlmaier H (1979) Praxis der Nachsorge beim operierten Krebspatienten. Dtsch Ärztebl 7: 429–436

14 Troidl H (1978) Einrichtung einer systematischen Kontrolluntersuchungsklinik. Langenbecks Arch Chir 347: 467–480

15 Troidl H, Lorenz W, Rohde H, Häfner G, Ronzheimer M (1976) Histamine and peptic ulcer: a prospective study of mucosal histamine concentration in duodenal ulcer patients and in control subjects suffering from various gastrointestinal diseases. Klin Wochenschr 54: 947–956

16 Troidl H, Rohde H, Lorenz W, Häfner G, Hamelmann H (1978) Effect of selective gastric vagotomy on histamine concentration in gastric mucosa of patients with duodenal ulcer. Br J Surg 65: 10–16

17 Troidl H, Rohde H, Lorenz W, Fischer M, Vestweber K-H, Hamelmann H (im Druck) Eine modifizierte Technik der selektiv proximalen Vagotomie: Kritische Beurteilung von Operationserfolg, Reproduzierbarkeit und Praktikabilität. Chirurg

18 Troidl H, Menge K-H, Lorenz W, Vestweber K-H, Barth H, Hamelmann H (im Druck) Quality of life and stomach replacement. Own experience and problematic on the basis of controlled studies a year after total gastrectomy. Springer, Berlin Heidelberg New York

19 UICC (International Union Against Cancer) (1976) TNM-Klassifizierung der malignen Tumoren und Allgemeine Regeln zur Anwendung des TNM-Systems. Springer, Berlin Heidelberg New York

20 Visick AH (1948) Measured radical gastrectomy. Lancet 505–555

21 Whittacker M, Goligher JC (1976) The prognosis after surgical treatment for carcinoma of the rectum. Br J Surg 63: 384–388

Nachsorge beim Kolon- und Rektumkarzinom

P. SCHLAG, A. QUENTMEIER

Unter Nachsorge verstehen wir die regelmäßige Überwachung des potentiell kurativ operierten Tumorpatienten. Neben der Kontrolle spezieller postoperativer Folgen steht die Früherkennung eines Rezidivs oder eines Zweitkarzinoms im Mittelpunkt der Bemühungen (17, 27).

Operationsabhängige Nachsorgeprobleme

Folgeerkrankungen nach ausgedehnter Resektion des Kolons sind im allgemeinen nicht zu erwarten. Vereinzelt auftretende postoperative Diarrhöen lassen sich durch diätetische Führung meist leicht beherrschen.

Dagegen ist die Betreuung des Kolostomieträgers nicht nur ein sozio-psychologisches Problem. Neben der Beratung des Patienten in Grundfragen der Pflege und Versorgung eines Kolostomas ist das rechtzeitige Erkennen lokaler Anus praeter-Komplikationen, wie z.B. Stenose oder Prolaps, eine unerläßliche Forderung an den Operateur (13, 14). Eine hier frühzeitig ansetzende Therapie ist technisch einfacher und wird den Patienten weniger belasten.

Kolorektale Zweitkarzinome

Multiple Malignome sind bei 10—15% aller kolorektalen Karzinome zu erwarten (8, 18). Zu einem Drittel handelt es sich hierbei um Doppelkarzinome. Die Wahrscheinlichkeit eines späteren Zweittumors ist zweimal so groß wie das Risiko der Normalbevölkerung, an einem Kolonkarzinom zu erkranken. Da sich die Mehrzahl der Karzinome aus Adenomen des Dick- und Mastdarms entwickeln können, ist deren frühzeitige Diagnose durch regelmäßige Überwachung erforderlich.

Tumorrezidiv

Abhängig von Tumorstadium, Lokalisation, histologischem Tumortyp und gewählten Operationsverfahren wird in der Literatur eine Rezidivhäufigkeit von 2—50% angegeben (4, 6, 11, 22, 24). Folgende Rezidivformen sind möglich und müssen gegeneinander abgegrenzt werden:

Abteilung für Allgemeine Chirurgie des Departments für Chirurgie der Universität Ulm

1. Das *Nahtlinienrezidiv* im Bereich einer Darmanastomose,
2. das *regionale Rezidiv* im perikolischen oder periproktalen Gewebe in der Umgebung des früher entfernten Primärtumors,
3. das *Lymphknotenrezidiv* im nicht-operativ entfernten befallenen Lymphknoten,
4. das *metastatische Rezidiv* in anderen Organen.

Anastomosenrezidive und loko-regionäre Rezidive treten in über 3/4 der Fälle innerhalb der ersten 2 Jahre nach der Operation auf; über die Hälfte bereits innerhalb des ersten postoperativen Jahres (17, 26). Dagegen gilt diese zeitliche Kumulierung nicht für das metastatische Rezidiv, das sich auch häufig erst nach dem zweiten postoperativen Jahr manifestieren kann.

Möglichkeit der Diagnostik und Therapie von Rezidiven

Da Frühdiagnostik, Lokalisation und Therapie eines Rezidivs von der vorausgegangenen operativen Verfahrenswahl abhängt, soll dies für die Standardtechniken der kolorektalen Karzinomchirurgie getrennt besprochen werden.

Hemikolektomie (Tabelle 1)

Ein *Anastomosenrezidiv* nach typischer Hemikolektomie ist selten. Endoskopisch-bioptisch ist dieses im allgemeinen frühzeitig zu erkennen. Die Beurteilung der Anastomosenregion mit Hilfe eines Kolon-Kontrasteinlaufes ist schwierig und für die Rezidivdiagnostik wenig geeignet (1, 10). Ein Anastomosenrezidiv ist durch ausgiebige Nachresektion erneut potentiell kurativ angehbar.

Tabelle 1. Möglichkeiten der Frühdiagnostik und kurativen Therapie eines Tumorrezidivs nach Hemikolektomie

Lokalisation (Häufigkeit)	Möglichkeiten der Frühdiagnostik		Möglichkeit eines kurativen Zweiteingriffes
	relativ sicher	fraglich	
Anastomosenrezidiv (unter 5%)	Kolonoskopie	Kolon-Kontrast-untersuchung Hämoccult, CEA	mit Nachresektion gegeben
Regionales Rezidiv (20–30%)		Sonographie, CEA, indirekt: Kolonkon-trast- bzw. endosko-pische Untersuchung	äußerst fraglich

Perikolische Rezidive werden meist erst bei Verdrängung oder Einengung des Darmlumens bzw. des Urogenitalsystems manifest. Gleiches gilt für Lymphknotenmetastasen. Röntgenologische und sonographische Untersuchungsmethoden erlauben nur in sehr beschränktem Maße eine Frühdiagnose (16). Eine radikale operative

Therapie ist daher meist weitgehend unmöglich. Inwieweit regionale Rezidive generell durch postoperative CEA-Verlaufskontrollen frühzeitiger entdeckt werden können, soll später noch besprochen werden.

Anteriore Rektumresektion (Tabelle 2)

Diagnostisch relativ einfach ist das *Anastomosenrezidiv* nach anteriorer Resektion mittels Rektosigmoidoskopie auffindbar. Dieses ist auch durch eine Nachresektion — meist abdomino-perineale Rektumexstirpation — durchaus kurativ angehbar. Für *regionale Rezidive* nach anteriorer Resektion gilt, daß auch diese derzeit diagnostisch kaum frühzeitig zu erfassen und praktisch kurativ nicht mehr operabel sind.

Tabelle 2. Möglichkeiten der Frühdiagnostik und kurativen Therapie eines Tumorrezidivs nach anteriorer Resektion

Lokalisation (Häufigkeit)	Möglichkeiten der Frühdiagnostik		Möglichkeit eines kurativen Zweiteingriffes
	relativ sicher	fraglich	
Anastomosenrezidiv (20–30%)	Rektosigmoidoskopie	CEA	mit abdomino-perinealer Rektumexstirpation möglich
Regionales Rezidiv		urolog. oder gynäkolog. Untersuchungsmethoden Sonographie, CEA	äußerst fraglich

Abdomino-perineale Rektumexstirpation (Tabelle 3)

Das äußerst seltene *Anus praeter-Rezidiv,* das durch Inspektion und digitale Untersuchung leicht zugänglich ist, wird mit einer ausgiebigen Nachresektion behandelt. Dammrezidive, ebenfalls visuell und digital zu erfassen, signalisieren meist eine fortgeschrittene Beckenbodenaussaat, die nicht mehr kurabel ist (24).

Tabelle 3. Möglichkeiten der Frühdiagnostik und kurativen Therapie eines Tumorrezidivs nach Rektumexstirpation

Lokalisation (Häufigkeit)	Möglichkeiten der Frühdiagnostik		Möglichkeit eines kurativen Zweiteingriffes
	relativ sicher	fraglich	
Anus praeter-Rezidiv (Rarität)	Inspektion, digitale Untersuchung	CEA	mit Nachresektion gegeben
Beckenboden- oder Dammrezidiv (bis 50%)	Inspektion und Untersuchung	urologische Untersuchungsmethoden Nadelpunktion, CEA gynäkolog. Untersuchg.	nur in Ausnahmefällen (isoliertes Dammrezidiv)

Das *metastatische Rezidiv* ist weitgehend unabhängig von der vorausgegangenen Operation. Am häufigsten kommt es zu Tumorabsiedlungen in Leber, Lunge und Knochen. Der Metastasennachweis ab einer Mindestgröße von 1–2 cm Tumordurchmesser ist durch sonographische und röntgenologische Untersuchungsmethoden möglich. Serumenzymveränderungen sind für die Diagnostik allein nicht ausreichend (2, 7). Größten Informationswert der laborchemischen Untersuchungen hat die postoperative CEA-Verlaufskontrolle, worauf im folgenden noch eingegangen wird. Eine isolierte Metastase, besonders in der Leber, sollte einer operativen Therapie zugeführt werden, da nur hierduch Radikalität zu erreichen ist. Von einer Chemotherapie kann derzeit nur ein palliativer Effekt erwartet werden (21). Dagegen kann durch eine operative Behandlung, besonders bei einem größeren zeitlichen Intervall zwischen Erstoperation und Metastasierung, die Prognose der Erkrankung teilweise deutlich verbessert werden (12, 23, 32).

Bedeutung der CEA-Bestimmung für die Nachsorge beim kolorektalen Karzinom

Durch präoperative und regelmäßige postoperative CEA-Bestimmungen können sich Hinweise auf ein Tumorrezidiv ergeben (3, 19, 30). Für die Rezidivdiagnostik ist ein Wiederansteigen der CEA-Konzentration nach postoperativem Abfall auf Normalwerte richtungweisend. Ein langsamer Anstieg der CEA-Werte soll dabei eher für ein loko-regionäres Rezidiv, ein schneller Anstieg mehr für Fernmetastasen sprechen (15, 29). Dabei kann der CEA-Anstieg der klinischen Manifestation des Rezidivs um Monate vorausgehen. In der chirurgischen Praxis ergibt sich hierbei jedoch die Schwierigkeit, daß das Rezidiv bei fehlendem Nachweis durch andere Untersuchungsmethoden bei einer second look-Operation, die ausschließlich aufgrund ansteigender CEA-Werte vorgenommen wird, teilweise nicht auffindbar ist (5, 20, 25). Zum anderen gehen nicht alle Rezidive mit einer genügenden Ausschwemmung von CEA in die Blutbahn einher und können hierdurch nicht entdeckt werden. Dies steht in Analogie zu den größtenteils noch erniedrigten CEA-Werten bei einem frühen Tumorstadium (Abb. 1). Bei 15% der Kolonkarzinompatienten kommt es auch bei ausgedehnter Metastasierung zu keinem Anstieg der CEA-Serumkonzentration. Weiterhin muß berücksichtigt werden, daß ein postoperativer CEA-Anstieg auch durch andere Begleiterkrankungen hervorgerufen werden kann (3). Somit ist CEA bei einem Teil der Patienten als Verlaufsparameter in der Tumornachsorge zweifelhaft. Es ist daher nicht gerechtfertigt, die Nachsorge von Patienten mit kolorektalem Karzinom *allein* auf CEA-Verlaufsbestimmungen aufzubauen. Der Vorteil einer postoperativen CEA-Bestimmung liegt derzeit jedoch darin, daß die Diagnostik teilweise gezielter und frühzeitiger eingesetzt und dadurch die Indikation zur Operation unter Umständen zeitiger gestellt werden kann (31).

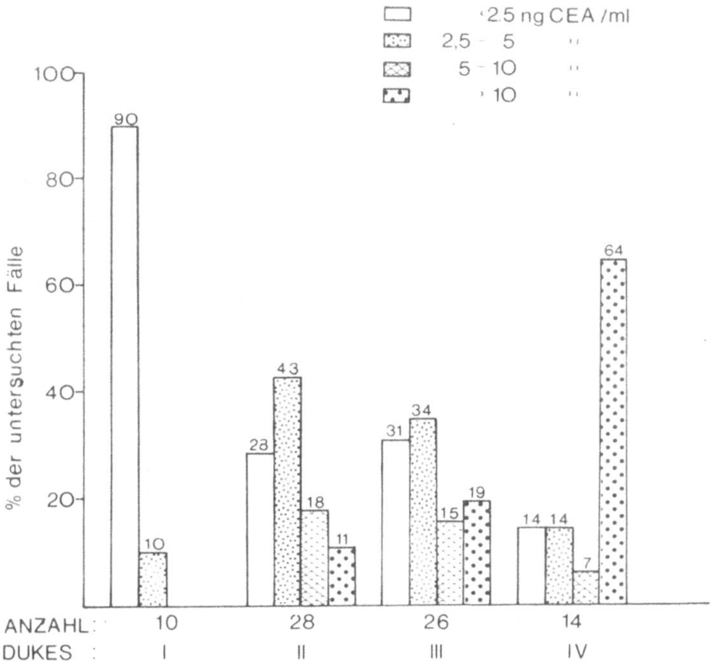

Abb. 1. CEA-Plasmakonzentrationen bei Patienten mit Kolonkarzinom in Abhängigkeit vom Dukes-Stadium

Richtlinien zur Planung der Nachsorge

Eine regelmäßige postoperative Überwachung eines Tumorpatienten ist nur dann sinnvoll, wenn durch Frühdiagnose eines Rezidivs eine unmittelbare Behandlung möglich und hierdurch ein therapeutischer Gewinn zu erwarten ist. Anderenfalls resultiert aus einem frühzeitigen Metastasennachweis nur eine Beunruhigung und Verunsicherung von Patient und Arzt. Für das Kolonkarzinom bedeutet dies, daß der frühe Nachweis eines Rezidivs oder einer Metastasierung nur von Bedeutung ist, wenn gleichzeitig prinzipiell die Möglichkeit einer operativen Therapie gegeben ist. Eine Chemo-, Immuno- oder Strahlentherapie mit ihrer derzeitig äußerst geringen Wirksamkeit (21) kommt erst bei Vorliegen entsprechender Symptome als palliative Maßnahme in Frage.

Welche praktischen Konsequenzen ergeben sich nunmehr aus unseren theoretischen Überlegungen für die Nachsorge der operierten Patienten? Grundlage ist die Untersuchung der lokalen Verhältnisse sowie die Bestimmung weniger laborchemischer Parameter, vor allem des CEA-Titers. Zusätzliche Untersuchungen sind einmal abhängig von der durchgeführten Erstoperation, zum anderen aber bei Verdachtsmomenten aufgrund von Symptomen oder erhaltenen Befunden. Ein nach diesen Gesichtspunkten aufgebautes Nachuntersuchungsprogramm wird in unserer Klinik seit einem Jahr durchgeführt und hat sich als praktikabel erwiesen (Abb. 2).

P. Schlag, A. Quentmeier

NACHSORGEPROGRAMM COLON - RECTUM - CARCINOM
— Chirurgische Universitätsklinik Ulm —

		postop. Monat nach radikaler Erstoperation													
		2	4	6	8	10	12	15	18	21	24	30	36	42	48
Basisprogramm	körperl. Untersuchung CEA BSG, HB, GPT, AP, γGT	●	●	●	●	●	●	●	●	●	●	●	●	●	●
Spezialprogramm															
1. Anteriore Resektion	Rectosigmoidoskopie	●		●		●		●		●		●			●
2. Hemicolectomie	Colonoskopie			●			●								
3. Rectumexstirpation	—														
Zusatzprogramm	Oberbauchsonographie		●				●		●		●		●		●
	Thorax - Röntgen						●				●		●		●
	Colonkontrastdarstellg.		○				○				●		●		●

Abb. 2. Richtlinien für die Nachuntersuchung von potentiell kurativ operierten Patienten mit einem kolorektalen Karzinom (Chirurgische Universitätsklinik Ulm)

Im Hinblick auf die Häufung von loko-regionären Rezidiven innerhalb der ersten beiden postoperativen Jahre erfolgen während dieser Zeit sehr kurzfristige Nachuntersuchungen. Dies gilt besonders für die CEA-Verlaufskontrolle, da es hier ja darauf ankommt, frühzeitige Konzentrationsschwankungen rechtzeitig zu bemerken. Unter den Zusatzuntersuchungen messen wir der Rektosigmoidoskopie, die auch für den Patienten wenig belastend ist, eine entscheidende Bedeutung bei der Nachkontrolle anteriorer Resektionen zu. Aufgrund der Seltenheit eines Anastomosenrezidivs nach Hemikolektomie konnten wir uns nicht zu einer engmaschigen koloskopischen Untersuchung dieser Patienten entschließen. Zusätzlich wird bei allen Patienten in regelmäßigen Abständen eine Oberbauchsonographie, vor allem unter der Fragestellung einer solitären Lebermetastasierung, durchgeführt. Erforderlich ist weiter die regelmäßige röntgenologische, besser noch die endoskopische Untersuchung des verbliebenen Dickdarms zur Erkennung von Zweitkarzinomen (18, 28). Ist aufgrund eines stark stenosierend wachsenden Karzinoms präoperativ eine exakte Beurteilung des gesamten Kolons unmöglich, so sollte eine weitere Abklärung spätestens 3 Monate postoperativ nachgeholt werden. Wie für jede Schematisierung gilt, daß die Untersuchungen im Einzelfall durchaus modifiziert werden müssen.

Eigene Ergebnisse

Seit einem Jahr wurden nunmehr 64 Patienten von uns nach *potentiell kurativer*
Kolon- oder Rektumoperation regelmäßig mehrmals nachuntersucht. Bei 36 Patien-
ten übersehen wir jetzt einen mittleren Beobachtungszeitraum von einem halben Jahr
(Abb. 3). Hierunter befinden sich 5 Patienten mit einem Dukes I-Stadium, bei denen

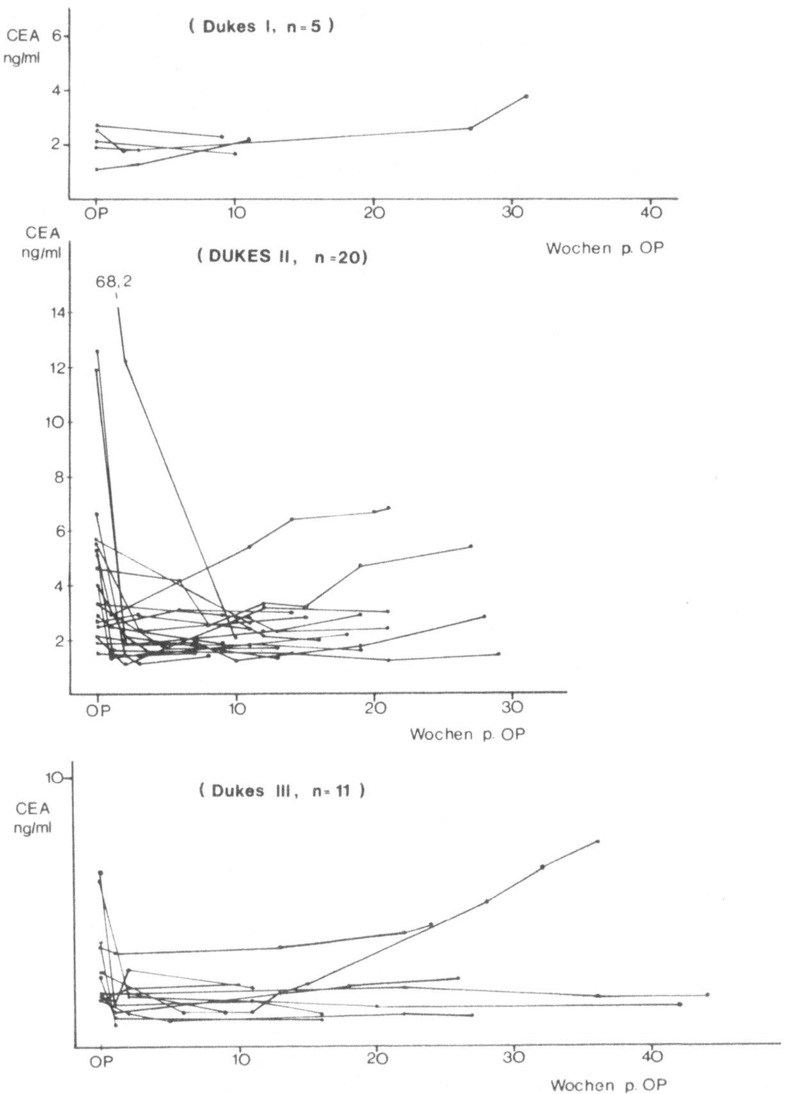

Abb. 3. Prä- und postoperative Verlaufsbestimmungen der CEA-Plasmakonzentration bei Patienten mit kolorektalem Karzinom in Abhängigkeit vom Dukes-Stadium

sich aufgrund des CEA-Verlaufes und der übrigen Untersuchungen bisher kein Hinweis für ein Rezidiv ergab. Lediglich bei einem Patienten in dieser Gruppe war eine geringfügige CEA-Titerschwankung zu verzeichnen. Dagegen beobachteten wir bei 2 von 20 Patienten im Dukes II-Stadium mittlerweile einen auffälligen CEA-Anstieg. Bei keinem der Patienten konnten wir jedoch bisher mit anderen Untersuchungsmethoden ein erneutes Tumorwachstum feststellen; dies gelang uns auch nicht bei einem second look-Eingriff. Bei einer Patientin der Dukes II-Gruppe wurde endoskopisch ein Anastomosenrezidiv nach anteriorer Resektion festgestellt, das lokal erneut kurativ operabel war. Bei derselben Patientin traten jedoch kurze Zeit später Lungen- und Knochenmetastasen auf. Die CEA-Werte waren hierbei wegen nur geringfügiger Erhöhung für die Diagnose nicht hilfreich. In der Gruppe von 11 Patienten im Dukes III-Stadium fiel ebenfalls ein Patient bisher durch steigende CEA-Werte auf. Auch hier konnte durch die anderen Untersuchungsmethoden bisher kein Rezidiv verifiziert werden.

Wenngleich Patientenzahl und Nachbeobachtungszeit noch äußerst gering sind, so zeigen die Beispiele doch die Problematik der Tumornachsorge bei kolorektalem Karzinom (9, 17). Unsere Kenntnisse über die postoperativen Eigengesetzmäßigkeiten des Tumorwachstums und deren Diagnose sind noch so gering, daß all unsere Schlußfolgerungen nur vorläufigen Charakter haben können. Dies soll uns aber nicht davon abhalten, unter nüchterner Einschätzung der zur Verfügung stehenden diagnostischen und therapeutischen Möglichkeiten weiter nach Wegen zu suchen, die Prognose bei einem Teil unserer Tumorpatienten durch regelmäßige postoperative Nachsorge zu verbessern (9, 28).

Literatur

1   Agnew HC, Cooley RN (1962) Barium-enema study of postoperative recurrences of carcinoma of the colon. JAMA 179: 331
2   Almersjö O, Bengmark S, Hafström L (1976) Liver metastases found by follow-up of patients operated on for colorectal cancer. Cancer 37: 1454
3   Auer IO (1977) Das carcinoembryonale Antigen bei Carcinomen des Verdauungstraktes. Dtsch Med Wochenschr 102: 1101
4   Bokelmann D (1977) Möglichkeiten der operativen Krebsbehandlung: Dickdarmcarcinome. Münch Med Wochenschr 119: 623
5   Bünte H, Sasse W (1978) Indications for second look surgery on colon carcinoma. In: Grundmann E (ed) Colon Cancer. Fischer, New York
6   Cass AW, Million RR, Pfaff WW (1976) Patterns of recurrence following surgery alone for adenocarcinoma of the colon and rectum. Cancer 37: 2861
7   Cooper EH, Turner, R, Steele L, Neville AM, MacKay AM (1975) The contribution of serum-enzymes and CEA to the early diagnosis of metastatic colorectal cancer. Br J Cancer 31: 111
8   Deyhle P (1976) Zur Vorsorgeuntersuchung beim Dickdarmcarcinom. Dtsch Med Wochenschr 101: 1226
9   Ekman CA, Gustavson J, Henning A (1977) Value of a follow up of recurrent carcinoma of the colon and rectum. Surg Gynecol Obstet 145: 895
10 Fischer E (1973) Das Röntgenbild der Colonanastomosen und der Nahtlinienrezidive nach Resektion von Coloncarcinomen. Fortschr Röntgenstr 118: 519
11 Floyd EC, Corley RG, Cohn J (1965) Local recurrence of carcinoma of the colon and rectum. Am J Surg 109: 153

12 Fortner JH (1970) Survival after liver resection for cancer. Cancer 26: 493

13 Geile D, Lange J (1977) Anus praeter naturalis. Dtsch Ärztebl 16: 1061

14 Gill NN (1977) International stomal care. In: Kremer K, Kivelitz H (eds) Colitis ulcerosa. Thieme, Stuttgart

15 Hasler E, Spengler A, Berchthold R, Brunner KW, Weck A de (1977) CEA-Test und andere immunologische Untersuchungen als Verlaufskontrollen bei Adenokarzinomen des Gastrointestinaltraktes. Schweiz Med Wochenschr 107: 1683

16 Heckmann R (1978) Ultraschallschnittbildverfahren − Einsatzmöglichkeiten in der Onkologie. Diagn Intensivther 18: 163

17 Kummer D, Bertsch G, Breucha G, Domers B, Müller GE, Sommer F (1977) Die Bedeutung der Krebsnachsorge beim Magen-, Dick- und Mastdarmoperierten. Med Welt 28: 1920

18 Lockhart-Mummery HE, Heald RJ (1972) Metachronous cancer of the large intestine. Dis Colon Rectum 15: 261

19 Martin EW, James KJ, Hurtubise PE, Catalano P, Minton JP (1977) The use of CEA as an early indicator for gastrointestinal tumor recurrence and second look procedures. Cancer 39: 440

20 Minton JP, James KK, Hurtubise PE, Rinker L, Joyce S, Martin EW (1978) The use of serial CEA-determinations to predict recurrence of carcinoma of the colon and the time for a second look operation. Surg Gynecol Obstet 147: 208

21 Moertel CG (1978) Chemotherapy of gastrointestinal cancer. N Engl J Med 299: 1049

22 Mossa AR, Ree PC, Marks JE, Levin B, Platz CE, Skinner DB (1975) Factors influencing local recurrence after abdominoperineal resection for cancer of the rectum and rectosigmoid. Br J Surg 62: 727

23 Ramming PK, Sparks FC, Eilber FR, Morton DL (1977) Management of hepatic metastases. Semin Oncol 4: 71

24 Reifferscheid M (1975) Der Mastdarmkrebs. Dtsch Ärztebl 48: 3305

25 Rittgers RA, Steele G, Zamcheck N, Loewenstein MS, Sugarbaker PH, Mayer RJ, Lokich JJ, Maltz J, Wilson RE (1978) Transient CEA elevations following resection of colo-rectal cancer: A limitation in the use of serial CEA levels as an indicator for second look surgery. J Natl Cancer Inst 61: 315

26 Polk HC, Spratt JS (1971) Recurrent colorectal carcinoma: Detection, treatment and other considerations. Surgery 69: 9

27 Schlag P (1979) Ziel und Organisation einer Nachsorge nach Kolonkarzinomoperation. In: Herfarth C (ed) Kolonkarzinom. Huber, Bern Stuttgart Wien

28 Scudamore HH, Corr WP, Judd ES (1960) Value of periodic medical examinations following operation for carcinoma of the colon or rectum. Mayo Clin Proc 35: 258

29 Staab HJ, Anderer A, Stumpf E, Fischer R (1977) Carcinoembryonales Antigen. Dtsch Med Wochenschr 102: 1082

30 Sugarbaker PH, Zamcheck N, Moore FD (1976) Assessment of serial CEA in postoperative detection of recurrent colorectal cancer. Cancer 38: 2310

31 Wanebo HJ, Stearns M, Schwartz MK (1978) Use of CEA as an indicator of early recurrence and as a guide to a selected second look procedure in patients with colorectal cancer. Ann Surg 188: 481

32 Wilson SM, Adson MA (1976) Surgical treatment of hepatic metastases from colorectal cancer. Arch Surg 111: 330

Nachsorge beim Kolon- und Rektumkarzinom – ein offenes Verbundsystem zwischen Praxis und Krankenhaus

H.H. GRUENAGEL, J. KLANN, M. MAINZ

Eine vernünftige Nachsorge bei operierten Karzinompatienten ist selbstverständlich und wünschenswert. Darüber besteht allgemeines Einvernehmen. Davon ausgehend ergeben sich aber beim Versuch der praktischen Durchführung dieses Gedankens Vorbehalte allgemeiner und spezieller Art. Das Verbundsystem zwischen ärztlicher Tätigkeit im niedergelassenen Bereich und dem Krankenhaus einer Großstadt mit breit gefächertem Angebot klinischer Versorgungsmöglichkeiten ist dabei wesentlich anders zu beurteilen als die relativ robuste Situation eines Großklinikums und einer zentralen Versorgung ohne Ausweichangebot. Die Nachsorgeeinrichtung eines Krankenhauses hat derartige Überlegungen zu berücksichtigen und einem wechselnden Angebot medizinischer Leistungen aus dem niedergelassenen Bereich gegenüber offen zu sein. Andererseits ist auch die Überlastung des auf stationäre Tätigkeit ausgelegten Stellenplans eines Krankenhauses mit ambulanten Leistungen zu vermeiden. Trotzdem ist eine systematische ambulante Nachsorgekontrolle operierter Patienten konsequent und lückenlos sicherzustellen.

Wir haben die vorgestellten Nachsorgediagnostikprogramme von Ott (10) und von Stock (siehe dieser Band) übernommen, leicht modifiziert und um das Programm für operierte Risikopatienten erweitert. Den ersten Untersuchungsgang „B" nach Radikaloperation haben wir zeitlich etwas versetzt, um dem Patienten nach dem Eingriff zunächst eine Ruhepause zu lassen. Wir führen diesen Untersuchungsgang allerdings bei einer temporären Kolostomie unmittelbar vor der Rückverlagerung des Anus durch, weil bei liegender Kolostomie die koloskopische Kontrolle von den beiden Schenkeln aus wesentlich leichter ist (Tabelle 1, 2)

Tabelle 1. Zeitplan für standardisierte Nachsorge bei operierten Patienten mit kolorektalen Erkrankungen (Karzinom- und Risikopatienten mit Adenomen, November 1978)

Zeit nach Operation		Diagnostik-Mindestprogramm		
Jahr	Monat	Radikale Op.	Palliative Op.	Risiko-Patient
1	3	A	A	E
	6	B	(A)	
	9	A	(A)	
	12	B	B (eingeschränkt)	E
2	18	A	A	
	24	B	B (eingeschränkt)	E
3, 4, 5		B		E
7, 9, 11		B		(E) jährl. 1mal Hämoccult

Chirurgische Abteilung des Evangelischen Krankenhauses Düsseldorf

Tabelle 2. Nachsorgediagnostikprogramme für operierte Kolonkarzinom-Patienten (November 1978)

Programm A		1. Anamnese (Beschwerden, Anusprobleme)
		2. Klinische Untersuchung (Gewicht, Allgemeinzustand, klin. Untersu-- chungsbefund, Narben, Anus, Perineum)
		3. Hämoccult, ganzes Blutbild, BKS, CEA
Programm B	A +	
		4. Alkalische Phosphatase, GOT, GPT, Gamma GT
		5. Rektoskopie, Koloskopie
		6. Röntgen-Thorax, KE
		7. Leberszintigraphie, Sonographie
Programm C	B +	
		8. Röntgen erweitert (Skelett, Schichtaufnahmen, i.v. Urographie, Lympho- graphie, Angiographie, Computertomographie)
		9. Szintigraphie Knochen
Programm D	C +	
		10. Nachoperation

Nachsorgediagnostikprogramm für operierte Risikopatienten (z.B. tubuläre, papilläre und villöse Adenome):

Programm E	11. Anamnese, Beschwerden
	12. Klin. Untersuchungsbefund
	13. Hämoccult
	14. Rektoskopie u. Koloskopie

Die Patienten werden in der Nachsorgeeinrichtung nach Ablage des Krankenblattes mit Hilfe der Diagnosekarte erfaßt. Der eigenen Nachsorgekartei sind in einer Akte Kopien vom Operationsbericht, der Histologie und des Entlassungsbriefes (10) sowie die Adressette des Patienten beigegeben. Dieser Akte werden alle weiteren Befunde zugefügt. Die die Daten des Patienten tragende Karteikarte wird in dem Wochenterminplan an dem vorgesehenen Nachuntersuchungstermin eingeordnet (10). Die Patienten werden drei Wochen vor dem vorgesehenen Untersuchungstermin aufgefordert, ihren Hausarzt aufzusuchen. Der Hausarzt wird mit gleicher Post davon verständigt und erhält die mit den Informationsdaten des Patienten versehenen Nachsorgediagnostikbögen der anstehenden Nachsorgeprogramme (Abb. 1, 2). Ein Exemplar verbleibt beim Hausarzt. Wir erhalten die Nachsorgeprogrammbögen mit den erbrachten Untersuchungsergebnissen ausgefüllt zurück und ergänzen die eventuell noch fehlenden Untersuchungsgänge anläßlich des zuvor fixierten Vorstellungstermins. Sodann wird der gesamte Nachuntersuchungsgang mit den Ergebnissen im standardisierten Arztbrief zusammengefaßt (Abb. 3).

Dieses offene Verbundsystem bietet dem praktizierenden Arzt die Möglichkeit, Leistungen nach seiner Entscheidung zu erbringen und auch andere niedergelassene Kollegen beizuziehen. Der Krankenhausarzt erkennt an den offengebliebenen Punkten der Diagnostikbögen die noch zu erbringenden Untersuchungsgänge. In dem in der Klinik geführten Register ist so leicht die Übersicht zu behalten und fehlenden Befunden nachzugehen. Erforderliche weitere diagnostische und therapeutische Schritte können auf dieser Grundlage veranlaßt werden. Diese systematisierte Form

Nachsorge-Diagnostik   A

Die ¹·te Nachuntersuchung am: _____________
durch Herrn Dr. med. (bitte Kassenstempel)

Herrn
Prof. Dr. H. H. Gruenagel
Evangelisches Krankenhaus
Postfach 2940

4000 Düsseldorf 1

Betr.: Patient

Operation: Sigmaresektion 3-zeit.

Datum: 4.9.78 Rückverl.2.11.78

Histologie: Adenocarcinom

Staging (Dukes, Metastasen): Dukes A

```
?15552 1B 170878    03  VH  RK   D 93125
         SOFIA
A000  DUESSELDORF               13051902
       TR. 75        DR. NACHA DR.
ONKL                      RENTNERIN
                   BKK BUNDESPOST-DF.
/65 - STERNSTR.                5101    CH
```

Programm A:

1. **Beschwerden:**

   a) nein,   ja, welche: _____________
   b) Stuhlgang: regelmäßig, Durchfall, obstipiert, Beimengungen
   c) Anusprobleme: keine, Stenose, Prolaps, Reizzustand

2. **Klinische Untersuchung:**

   a) Gewicht: _______ kg, RR ______ / ______ mmHg
   b) Allgemeinzustand: gut, mäßig, deutlich reduziert, schlecht
   c) Narben: o.B., Narbenbruch
   d) Palpationsbefund Abdomen: o.B., pathologisch: ______
   e) Sonstiges: ______
   f) Anuszustand: o.B., pathologisch: ______
   g) Perineum: o.B., Infiltrat (schmerzhaft): ______

3. **Labor:**

   3 x Hämoccult: ______ positiv ______ negativ
   Hb ______ g%
   Ery ______ Mill.
   Leuko ______
   BSG ______ / ______ mm
   CEA: ______ ng/ml

79017/1612   Unterschrift

Abb. 1. Nachsorgediagnostikbogen Programm „A"

Evangelisches Krankenhaus Düsseldorf — Chirurgische Abteilung — Nachsorgeregister — Chefarzt: Professor Dr. H. H. Gruenagel

konsequenter Nachsorge ist zusammen mit den niedergelassenen Kollegen in seminarartigen Veranstaltungen sowie in Einzelunterhaltungen entwickelt und mit den Gremien der KV einvernehmlich abgestimmt worden.

Da alle Patientendiagnosen EDV-gespeichert sind, gewährleistet der die Kolonkarzinome enthaltende Computerausdruck die Vollständigkeit der Erfassung in der Nachsorgekartei. Jährliche Gesamtausdrucke können mühelos zur Aufzeichnung einfacher

Nachsorge-Diagnostik B

Die ____ 1.te Nachuntersuchung am: ____
durch Herrn Dr. med. (bitte Kassenstempel)

Herrn
Prof. Dr. H. H. Gruenagel
Evangelisches Krankenhaus
Postfach 2940

4000 Düsseldorf 1

Betr.: Patient

Evangelisches Krankenhaus Düsseldorf – Chirurgische Abteilung – Chefarzt: Professor Dr. H. H. Gruenagel – Nachsorgeregister –

Programm B:
= ganzes Programm A, 1.–3.,
zusätzlich noch

4. **Labor:**

   alk. Phosphatase ______ U   SGPT: ______ U/l

   SGOT: ______ U/l   Gamma-GT: ______ U/l

5. **Rectoskopie** mit / ohne PE (Histologie, Untersucher, Nr.) Datum: ______

6. **Coloskopie** mit / ohne PE (Histologie, Untersucher, Nr.) Datum: ______

7. **Röntgen Thorax** (evtl. Bilder bitte mitgeben) Datum: ______

8. **Kontrasteinlauf** (evtl. Bilder bitte mitgeben) Datum: ______

9. **Leberszintigraphie** (evtl. Bilder bitte mitgeben) Datum: ______

10. **Sonographie** (evtl. Bilder bitte mitgeben) Datum: ______

Unterschrift

79018/1612

Abb. 2. Nachsorgediagnostikbogen Programm „B"

Pathogramme ergänzt werden. Über Jahre fortgesetzt erhält man so einen guten Überblick über die postoperative Überlebenszeit der eigenen Patienten. Der Aufwand der Dokumentation überschreitet nicht ein vernünftiges Maß, da vorhandene Anlagen eingesetzt werden. Die durch die Nachuntersuchungsgänge entstehenden Kosten sind für den Bereich der niedergelassenen Ärzte wie für das Krankenhaus vertretbar. Durch die Rationalisierung sind die Belange der Wirtschaftlichkeit und Kostendämpfung berücksichtigt.

Evangelisches Krankenhaus Düsseldorf   4000 Düsseldorf 1, den
                                                    Fernruf (02 11) 3 80 01
Chirurgische Abteilung — Nachsorge   Kirchfeldstraße 40
Chefarzt: Professor Dr. H. H. Gruenagel

                              Sehr geehrte

                              Vielen Dank für die freundliche
                              Überweisung Ihres unten genann-
                              ten Patienten.
                              Die   te Nachuntersuchung
                              am   19   hatte folgende
                              Ergebnisse:

Operation:

Datum:

Histologie:

Staging:

Bisheriger Verlauf:

Ergebnisse: (Programm A, B, E)

Weitere Maßnahmen: (Zytostatika-Medikation, Stomatherapeutin,
                    Psychosoziale Dienste etc.)

Nächster Nachuntersuchungstermin:
Bemerkungen:

                              Mit freundlichen Grüßen!

(Dr.   )   (Prof. Dr. H. H. GRUENAGEL)
79072/1611

Abb. 3. Standardisierter Arztbrief — Nachsorge

Die Einrichtung einer standardisierten Nachsorge war neben den grundsätzlichen Überlegungen auch von der Zahl her geboten (Abb. 4). Kolorektale Erkrankungen nehmen im Krankengut einer allgemeinchirurgischen Abteilung zahlenmäßig nur einen untergeordneten Platz ein. Während die Operationen bei uns insgesamt seit 1971 um 18,8% gestiegen sind, hat dieses Arbeitsgebiet um 120% zugenommen. Dabei wurde in letzter Zeit zunehmend einzeitig vorgegangen, es wurden also durch Auslassen von Anlage und Rückverlagerung einer Kolostomie je Patient 1–2 Eingriffe eingespart. Auch sind die transabdominalen Operationen wegen Kolonpolypen sehr selten geworden, seitdem die Koloskopie in geübter Hand ein Routineverfahren ist.

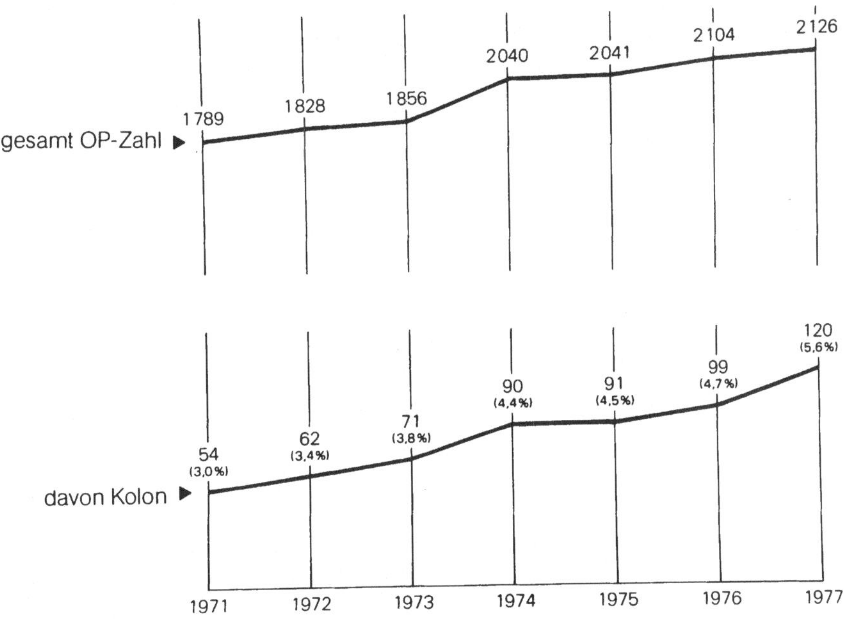

Abb. 4. Anteil und Zunahme kolorektaler Eingriffe in Bezug auf die Gesamtoperationszahlen 1971–1977

Die Nachsorge wurde bei der Aufarbeitung der Behandlungsergebnisse kolorektaler Erkrankungen eingerichtet, dabei wurden unter 85 zur Nachuntersuchung überwiesenen Patienten 2 metachrone Zweittumoren des Kolons und 3 lokale Rezidive festgestellt, in 4 Fällen konnte kurativ behandelt werden (Tabelle 3).

Bei gleichbleibendem Zugang von etwa 50 radikal operierten Patienten und einem 5jährigen Nachsorgeprogramm ist die Maximalzahl ohne Abgänge nach 5 Jahren mit 450 Untersuchungsgängen erreicht. Bei 11jährigem Programm kommt die höchste Betriebsstufe nach 11 Jahren auf 600 Untersuchungsgänge (Abb. 5).

Nachsorge ist nicht neu. Sie wurde schon immer betrieben, aber nicht systematisch, und vor allem erfolgte keine lückenlose Registrierung der Befunde. Nur durch die Führung eines Registers können eine termingerechte Durchführung geplant,

Tabelle 3. Patienten mit metachronen Zweittumoren

Ersttumor	Zweittumor	n
C. descendens	Coecum	1
C. descendens	Nieren-Ca	1
Sigma	C. ascendens	1
Rektum	C. ascendens	1
Magen	C. ascendens	1
		5

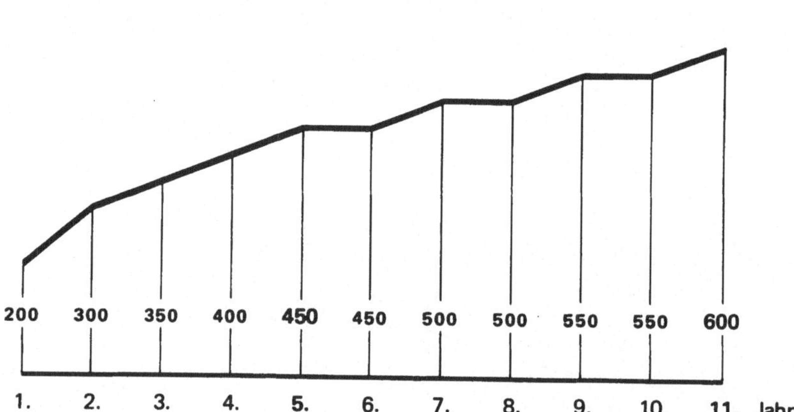

Abb. 5. Maximalentwicklung einer Nachsorgeeinrichtung bei jährlich 50 Neuzugängen an radikal operierten Patienten (5- und 11jähriges Nachuntersuchungsprogramm)

Konsequenzen aus pathologischen Werten leicht gezogen und weitere Maßnahmen in einem Kreis interessierter und kompetenter Kollegen, zu denen auch eine Stomatherapeutin gehört, getroffen werden. Man kann weitere Institute in dieses System mit einbeziehen. Eine Verlagerung dieses Registers oder Übernahme in ein Rechenzentrum ist mühelos möglich. Die Bindung des operierten Patienten an seinen Hausarzt und die Beziehung zu ihm bleiben bestehen und werden durch die Aufforderungen zu Nachuntersuchungsterminen verstärkt. So wird eine optimale interkollegiale Kooperation im Verbundsystem evident.

Literatur

1 Brandstätter G, Kratochvil P (1978) Früherkennung des kolo-rektalen Karzinoms durch Nachweis von okkultem Blut im Stuhl. Wien Med Wochenschr 128: 209
2 Essen A v (1978) Plädoyer für eine bürgernahe Krebsfürsorge. Dtsch Ärztebl 75: 2209
3 Gnauck R (1978) Die Treffsicherheit des Haemoccult-Screening. Dtsch Ärztebl 75: 957
4 Gruenagel HH (1977) Qualitätssicherung und Terminierung für Krankenblattinhalt und -ablage mit Hilfe der Basisdokumentation. Med Welt 28: 1882
5 Gruenagel HH, Klann J, Mainz M (1979) Bösartige Erkrankungen des Colons und Rektums. Mitt Dtsch Ärztek Düsseldorf 8: 8
6 Herzog P, Ewe K, Holtermüller KH (1978) Die Zuverlässigkeit des Haemoccult-Tests. Dtsch Med Wochenschr 103: 48
7 Hotz J, Goebell H (1977) Rektalblutungen. Notfallmedizin 3: 255
8 Mahringer W (1978) Nachsorge. ZFA (Stuttgart) Editorial 54: 29
9 Neumann G (1978) Stuttgarter Nachsorge- und Informationsbögen. ZFA (Stuttgart) 54: 739
10 Ott GH (1978) Krebsnachsorge, eine Gemeinschaftsaufgabe von Klinik und Praxis. GBK Mitteilungsdienst, Heft 21
11 Polk HC, Spratt JS (1971) Recurrent colorectal carcinoma: Detection, treatment, and other considerations. Surgery 69: 9
12 Ramming PK, Sparks FC, Eilber FR, Morton DL (1977) Management of hepatic metastases. Semin Oncol 4: 71
13 Schlag P (1977) Nachsorge nach Kolonkarzinom-Operation. Aktuel Probl Chir Orthop 10: 50
14 Stock W, Thielemann-Jonen I, Müller J, Theiss R (1978) Organisation und Ergebnisse der Nachsorge beim kolorektalen Karzinom (siehe dieser Band)

Organisation und Datenerfassung in der Nachsorge

W. STOCK, I. THIELEMANN-JONEN, H. STÖWE

Wir haben in der Chirurgischen Universitätsklinik Köln-Lindenthal seit dem 1. August 1976 eine Nachsorge für unsere Tumorpatienten eingerichtet. Es soll über unsere Erfahrungen bei der Organisation und Datenerfassung berichtet werden.

Aufgaben der Nachsorge

Der Arbeitsbereich einer Nachsorgeeinrichtung hat sich in der Praxis als sehr vielseitig erwiesen. Zunächst gehört zu den Aufgaben die *Dokumentation:*

Alle Tumorpatienten werden bei der Aufnahme in die Klinik an die Nachsorge weitergemeldet und hier registriert. Nach erfolgter Operation erhält jeder Patient noch vor der Entlassung seinen ersten Nachuntersuchungstermin für 3 Monate später. Etwa 10 Tage vor dem vereinbarten Termin und vor allen späteren Nachuntersuchungen bekommt er ein Erinnerungsschreiben. In diesem wird er aufgefordert, seinen Hausarzt aufzusuchen und mit dessen Einverständnis und einem Überweisungsschein in der Nachsorgesprechstunde zu erscheinen. In nächster Zeit können computergeschriebene Wiedereinbestellungsbriefe verschickt werden.

Zur Datenerfassung haben wir computergerechte, also verschlüsselte Erhebungsbögen erarbeitet. Die Bestandteile unseres Erhebungssystems sind auf den Seiten 63–73 abgebildet.

Unmittelbar nach der stationären Aufnahme werden die wichtigsten Personaldaten (Abb. 1) jedes Patienten erfaßt: z.B. Name, Geburtsdatum, Adresse, einweisender Arzt und Hausarzt. Diese Daten sind in der allgemeinen klinischen Basisdokumentation enthalten. Alle weiteren Erhebungen werden als Spezialdokumentation unabhängig davon durchgeführt.

In einen speziellen Befundbogen (Abb. 2, 3, 4) werden am Operationstag vom Operateur alle intraoperativ makroskopisch erhobenen Tumorbefunde eingetragen, anschließend die Ergebnisse der pathologisch-histologischen Untersuchung des Resektionspräparates. So ist bei der Auswertung eine genaue Tumorklassifizierung möglich.

Der Ersterhebungsbogen (Abb. 5, 6) wird nach Abschluß des Krankenblattes bei Entlassung des Patienten ausgefüllt. Er erfaßt alle wichtigen Informationen über den Tumor, die Therapie und den postoperativen Krankheitsverlauf. Registriert werden z.B.: Datum der ersten Diagnosestellung, Tumorlokalisation, histologischer Befund, Tumorausbreitung, Operationsverfahren, Zusatztherapie, postoperative Komplikationen.

Chirurgische Universitätsklinik Köln-Lindenthal

CHIRURGISCHE UNIVERSITÄTSKLINIK KÖLN
Direktor: Prof. Dr. Dr. H. Pichlmaier
5000 Köln 41, Joseph-Stelzmann-Straße 9

Klinisches
Krebsregister

PERSONALDATEN-ERHEBUNG

Klinik   Kartenart
1-2 [0|2]   3-4 [0|1]

PATIENT

Geburtsdatum:

I-ZAHL   (5-14)
5-10

Geburtsname: ....
Schlüssel des Statistischen Bundesamtes

11-12

Geschlecht/Zusatzziffer   1 = männlich, 2 = weiblich

13' [ ] /14 [ ]

Staatsangehörigkeit: ....
Schlüssel des Arbeitskreises der deutschen Tumorzentren

15-16

Name: ....

Vorname: ....

Adresse: ....

....

EINWEISENDER ARZT: ....
Name, Adresse

....

HAUSARZT: ....
Name, Adresse

....

Unterschrift des Arztes ....

Abb. 1. Personaldaten-Erhebungsbogen

CHIRURGISCHE UNIVERSITÄTSKLINIK KÖLN
Direktor: Prof. Dr. Dr. H. Pichlmaier
5000 Köln 41, Joseph-Stelzmann-Straße 9

Intra- und postoperative Befunderhebung
Kolonkarzinom - Rektumkarzinom - Analkarzinom

PATIENT

Name: ....

Vorname: ....

Geburtsdatum: ....   I - Zahl: ....

                                                                          Krankenblatt-Nr.: ....

Diagnose: ....

Operation: ....

....   Operateur: ....

Datum der Operation: ....

(Bitte Resektionsgrenzen, Tumorausdehnung und Metastasierung einzeichnen)

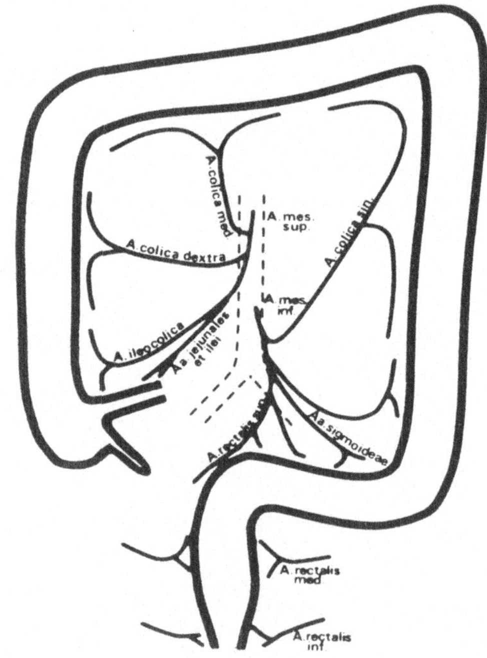

Abb. 2. Intra- und postoperativer Befunderhebungsbogen für Kolon-, Rektum- und Analkarzinome, 1. Seite

Beachte: Nur die mit einer dicken, schwarzen Linie markierten Anteile des Erhebungsbogens werden intraoperativ ausgefüllt.

+ = Tumor-Nachweis oder -Verdacht

I. Lokalisation des Primärtumors

		intraoperativ makroskopisch
153.41	Ileozoekalklappe	
153.4	Zoekum	
153.5	Appendix	
153.6	Colon ascendens	
153.11	Flexura hepatica	
153.13	Colon transversum, Pars media	
153.12	Flexura lienalis	
153.2	Colon descendens	
153.3	Colon sigmoideum	
154.0	Sigma-Rektum-Übergang	
154.13	Rektum: oberes Drittel	
154.12	mittleres Drittel	
154.11	unteres Drittel	
154.9	Anorektum	
154.2	Analkanal	
173.65	Anus (äußere Haut)	

Bei Rektumtumoren:

Höhe des Tumors von der Anokutangrenze: .... cm

Lage an der Zirkumferenz: ....

II. Tumorinfiltration (T)

	intraoperativ makroskopisch	postoperativ path.-histologisch
Mucosa		
Submucosa		
Muscularis propria		
Serosa		
Mesocolon, Nachbargewebe		
Nachbarorgane:		
Tumorgröße:	.... cm / .... cm / .... cm	

Abb. 3. Intra- und postoperativer Befunderhebungsbogen für Kolon-, Rektum- und Analkarzinome, 2. Seite

III. Lymphknotenmetastasierung (N)

```
*       einzelne LK-Metastasen
* *     mehrere LK-Metastasen
* * *   ausgedehnte LK-Metastasen
```

	intraoperativ makroskopisch	postoperativ path.-histologisch
1. keine Lymphknoten		
2. Lymphangiosis carcinomatosa		
3. Lymphknoten parakolisch, pararektal, inguinal		
4. Lymphknoten im Mesokolon		
5. Lymphknoten paraaortal, mesenterial, parailiakal		

IV. Fernmetastasierung (M)

1. keine
2. Leber - solitär (re/li)
        - multipel
3. Peritoneum - vereinzelt
           - diffus
4. sonstige: ....

V. Resektionsränder

Abstand Tumor - proximaler Resektionsrand   (cm)

           - distaler Resektionsrand   (cm)

VI. Weitere intraoperative Befunde:

....

....

....

Unterschrift des Arztes ....

Abb. 4. Intra- und postoperativer Befunderhebungsbogen für Kolon-, Rektum- und Analkarzinome, 3. Seite

CHIRURGISCHE UNIVERSITÄTSKLINIK KÖLN
Direktor: Prof. Dr. Dr. H. Pichlmaier
5000 Köln 41, Joseph-Stelzmann-Straße 9

Klinisches
Krebsregister

ERSTERHEBUNG

Klinik 1-2 | 0 | 2 | Kartenart 3-4 | 1 | 2 |

PATIENT   5-14   I - Z A H L

Krankenblatt-Nr.   15-18

Datum der stationären Aufnahme   19-24

Prätherapeutische Befunde

Tumorlokalisation: 25-29
Tumorlokalisationsschlüssel des deutschsprachigen TNM-Ausschusses

Seite   0 = entfällt, 1 = rechts, 2 = links, 3 = beidseitig   30

Tumorsequenz   (Wievielter metachroner Primärtumor?)   31

Isochrone Mehrfachtumoren   32

0 = keine nachweisbar, 1 = isochroner Doppeltumor am selben Organ.
2 = >2 isochrone Tumoren am selben Organ. 3 = isochroner Zweittumor an anderem Organ
4 = >2 isochrone Tumoren an verschiedenen Organen. 5 = sonstige

Mon   Jahr
Beschwerdebeginn   33-36

Datum der ersten Diagnosestellung   37-42

Tumorvorbehandlung außerhalb der Chirurgischen Universitätsklinik Köln

Operation: 43

0 = keine Op., 1 = probatorisch, 2 = palliativ ohne Tumorresektion.
3 = palliativ mit Tumorresektion, 4 = erweitert palliativ, 5 = radikal.
6 = erweitert radikal, 7 = sonstige

Radiatio: ....   0 = keine   44
Chemotherapie: ....   1 = ja   45
Sonstige Tumortherapie: 46
Datum des Behandlungsbeginns: 47-52

Anlaß zur stationären Aufnahme jetzt   53

1 = Primärtumor. Patient kommt von selbst. 2 = Primärtumor. Diagnose bei Vorsorge. 3 = Primärtumor. Diagnose durch Hausarzt
4 = Resttumor. 5 = Rezidiv. 6 = Metastasen. 7 = Resttumor oder Rezidiv + Metastasen (nach Vorbehandlung auswärts).
8 = sonstiges

T . C N . . C M . C
Prätherapeutische TNM-Klassifizierung mit Sicherungsgrad   54-63

ICD - O - DA   Malignitäts-Grad
Histologischer Befund (aus Probeentnahme):   64-68   69

1 = gering
2 = mittel
3 = hoch
8 = nicht untersucht

Begleiterkrankungen/Risikofaktoren:

0 = nicht nachweisbar	kardial	70	Adipositas	75
1 = ja	pulmonal	71	Diabetes mellitus	76
	hepatisch	72	schwere Arteriosklerose	77
2 = EKG-Veränderungen	renal	73	Anämie	78
3 = Emphysem	Hypertonie	74	sonstige:	79

Allgemeiner Leistungszustand (nur tumorbedingte Einschränkung)   80

Schlüssel TNM-Broschüre
0 = beschwerdefrei, 1 = geringe Beschwerden. 2 = deutliche Beschwerden.
3 = starke Beschwerden, 4 = voll bettlägerig, 5 = nicht geschäftsfähig

Abb. 5. Ersterhebungsbogen, 1. Seite

THERAPIE

Chirurgische Therapie:

Klinik 1-2 [0 2] Kartenart 3-4 [1 3] 5-14 I-ZAHL

Voreingriff: .... VESKA-Schlussel 15-18

Haupteingriff: I 19-22

II 23-26

III 27-30

Datum des Haupteingriffs   31-36

Wertigkeit des operativen Eingriffs   37

0 = keine Op., 1 = probatorisch. 2 = palliativ ohne Tumorresektion
3 = palliativ mit Tumorresektion. 4 = erweitert palliativ 5 = radikal
6 = erweitert radikal. 7 = sonstige

Radiatio: 38

Chemotherapie: 39

Immuntherapie: 40

Sonstige Tumortherapie: 41

Nur symptomatische Therapie   42

0 = keine
1 = ja
2 = nur praop
3 = nur postop
4 = pra- und postop

Intraoperative TNM-Klassifizierung mit Sicherungsgrad (makroskop.)   43-52   T . C N . . C M . C

Histologischer Befund (aus Schnellschnitt): 53-57   ICD · O · DA

Postoperative TNM-Klassifizierung mit Sicherungsgrad
(path.-histologisch, mit Beurteilung des Op.-Präparates)   58-67   T . C N . . C M . C

Dukes-Klassifizierung bei Kolonkarzinomen   1 = Dukes A. 2 = Dukes B. 3 = Dukes C 4 = Dukes D   68

Histologischer Befund
(aus Op.-Präparat, bei probatorischer Op. aus PE): 69-73   ICD · O · DA   74 Malignitats-Grad

Lokalisation bei Fernmetastasen: 75

0 = keine nachweisbar. 1 = Leber. 2 = Lunge.
3 = Knochen. 4 = Gehirn. 5 = Haut.
6 = Peritoneum. 7 = sonstige   Organ (e) 76

.... 77

Klinik 1-2 [0 2] . 3-4 [1 4] 5-14 I-ZAHL

Intra- und postoperative Komplikationen 15-16   17-18   19-20   21-22   23-24   25-26

Besondere postop. Maßnahmen: Beatmung   Kolner Schlussel   27

0 = keine
1 = ja

Dialyse   28

sonstige: 29

....

Chirurgische Therapie der Komplikationen:

Zahl der Eingriffe   30

1. Eingriff: .... VESKA-Schlussel 31-34

2. Eingriff: 35-38

Datum der Entlassung aus stationärer Behandlung   39-44

Art: 0 = verstorben. 1 = Entlassung nach Hause.
2 = Verlegung innerhalb Universitatskliniken
3 = Verlegung in auswartiges Krankenhaus   45

Erster Nachsorge-Termin: 46-51

0 = nein. Grund: ....

Weitere Tumortherapie geplant: 52-53

00 = keine. 77 = Hausarzt. ·· Klinik-Nr.

Unterschrift des Arztes ....

Abb. 6. Ersterhebungsbogen, 2. Seite

CHIRURGISCHE UNIVERSITÄTSKLINIK KÖLN
Direktor: Prof. Dr. Dr. H. Pichlmaier
5000 Köln 41, Joseph-Stelzmann-Straße 9

Klinisches Krebsregister

Klinik 1-2 [0 2] Kartenart 3-4 [1 5] I-ZAHL 5-14 [ ]

FOLGEERHEBUNG S

Stationärer Kliniksaufenthalt Nr. 15-16 [ ]
nach Erstaufnahme wegen des Tumors

Krankenblatt-Nr. 17-20 [ ]

Datum der stationären Aufnahme 21-26 [ ]

Anlaß zur stationären Aufnahme jetzt:

geplanter Folgeeingriff nach Tumor-Operation 27 [ ]

ungeplanter Folgeeingriff nach Tumor-Operation 28 [ ]

Weiteres Tumorwachstum:

Rezidiv 29 [ ]

regionäre Metastasierung 30 [ ]

Fernmetastasierung 31 [ ]

> 0 = nein,
>   nicht nachweisbar
> 1 = ja

Lokalisation bei Fernmetastasen: .... 32 [ ]
Organe (e)

0 - keine nachweisbar, 1 = Leber, 2 = Lunge, 33 [ ]
3 Knochen, 4 = Gehirn, 5 = Haut
6 - Peritoneum, 7 - sonstige 34 [ ]

bei Zustand nach Palliativ-Operation 35 [ ]

Metachroner Primärtumor 36 [ ]

Lokalisation: .... 37-41 [ ]
Tumorlokalisationsschlüssel des deutschsprachigen TNM-Ausschusses

nicht tumorbedingte Erkrankung: .... 42 [ ]

Diagnostik 43 [ ]

sonstiges 44 [ ]

Jetzige Tumorausbreitung:

Prätherapeutische TNM-Klassifizierung mit Sicherungsgrad

T . C N - . C M - C
45-54 [ ]

Histologischer Befund (aus Probeentnahme): ....
ICD . O . DA 55-59 [ ]

Malignitäts-Grad 60 [ ]

Allgemeiner Leistungszustand (nur tumorbedingte Einschränkung)

1 = gering
2 = mittel
3 = hoch
8 = nicht untersucht

Schlussel TNM-Broschure
0 = beschwerdefrei, 1 = geringe Beschwerden, 2 = deutliche Beschwerden,
3 = starke Beschwerden, 4 = voll bettlägerig, 5 = nicht geschäftsfähig

61 [ ]

THERAPIE

Chirurgische Therapie:

Operation: I ....
VESKA-Schlussel 62-65 [ ]

II .... 66-69 [ ]

III............................... 70-73 [ ]

Datum der Operation 74-79 [ ]

Operationswertigkeit 80 [ ]

0 = keine Op, 1 = probatorisch, 2 = palliativ ohne Tumorresektion,
3 = palliativ mit Tumorresektion, 4 = erweitert palliativ, 5 = radikal,
6 = erweitert radikal, 7 = sonstige

Abb. 7. Folgeerhebungsbogen nach jedem weiteren stationären Aufenthalt, 1. Seite

Klinik   Kartenart   I - Z A H L   Nr
1-2 [0|2]   3-4 [1|6]   5-14 [| | | | | | | | |]   15-16 [|]

Radiatio: ....   17 [ ]

Chemotherapie: ....   18 [ ]

Immuntherapie: ....   19 [ ]

Sonstige Tumortherapie ....   20 [ ]

Nur symptomatische Therapie   21 [ ]

```
0 = keine
1 = ja
2 = nur praop
3 = nur postop
4 = pra- und postop
```

Intraoperative TNM-Klassifizierung mit Sicherungsgrad (makroskop.)

            T . C   N . . C   M . C
22-31 [| | | | | | | | |]

Postoperative TNM-Klassifizierung mit Sicherungsgrad
(path.-histologisch, mit Beurteilung des Op.-Präparates)

            T . C   N . . C   M . C
32-41 [| | | | | | | | |]

Histologischer Befund   ICD - O - DA   Malignitats-Grad
(aus Op.-Präparat, bei probatorischer Op. aus PE): ...   42-46 [| | | |]   47 [ ]

Intra- und postoperative Komplikationen 48-49 [|] 50-51 [|] 52-53 [|] 54-55 [|] 56-57 [|] 58-59 [|]

Besondere postop. Maßnahmen: Beatmung   Kolner Schlussel   60 [ ]

```
0 = keine
1 = ja
```
                               Dialyse   61 [ ]

                               sonstige: ....   62 [ ]

                               ....

Chirurgische Therapie der Komplikationen:

    Zahl der Eingriffe   63 [ ]

    1. Eingriff: ....

    2. Eingriff: ....

Datum der Entlassung aus stationärer Behandlung   64-69 [| | | | |]

                          Art: 0 = verstorben. 1 = Entlassung nach Hause   70 [ ]
                                2 = Verlegung innerhalb Universitatskliniken
                                3 = Verlegung in auswartiges Krankenhaus

Nächster Nachsorge-Termin: 71-76 [| | | | |]

    0 = nein. Grund: ....

Weitere Tumortherapie geplant: ....   77-78 [|]
    00 = keine. 77 = Hausarzt. · · Klinik-Nr

Unterschrift des Arztes ....

Abb. 8. Folgeerhebungsbogen nach jedem weiteren stationären Aufenthalt, 2. Seite

CHIRURGISCHE UNIVERSITÄTSKLINIK KÖLN
Direktor: Prof. Dr. Dr. H. Pichlmaier
5000 Köln 41, Joseph-Stelzmann-Straße 9
Nachsorge-Sprechstunde BH E7, Tel. 478/48 40

Klinisches
Krebsregister

Klinik 1-2 [0 2]   Kartenart 3-4 [1 7]   5-14   I - Z A H L

NACHSORGEUNTERSUCHUNG   15-16 [NR.]

Herrn/Frau
Dr. med.

Untersuchungsdatum   17-22

PATIENT

Name: ....

Vorname: ....

Geburtsdatum: ....

Adresse: ....

Tumorlokalisation: 23-27   ICD - 0 - DA

Histologie: 28-32   T . C N - . C M - C

Tumorausbreitung bei Primärtherapie   33-42

DUKES   43

Bisherige Therapie:

Datum des Haupteingriffs

Operationen: 1.   44-47   48-53

2. ....

Wertigkeit des Haupteingriffs   54
0 = keine Op., 1 = probatorisch,
2 = palliativ, 3 = radikal

3. ....

Radiatio   55

Chemotherapie   56

Immuntherapie   57

0 = keine, 1 = ja 2 = nur praop , 3 = nur postop ,
4 = pra- und postop , 5 = seit letzter Nachuntersuchung
6 = Beginn zum jetzigen Zeitpunkt, 7 = unbekannt

Sonstige Therapie: 58

ZWISCHEN-ANAMNESE

Geklagte Beschwerden: 59

0 = beschwerdefrei, 1 = geringe Beschwerden, 2 = deutliche Beschwerden, 3 = starke Beschwerden, 4 = voll bettlägerig, 5 = nicht geschäftsfähig

Besonderheiten: 60

0 = keine, 1 = ja

BEFUND

Allgemeinbefund:

Allgemeiner Körperzustand   1 gut 2 reduziert 3 kachektisch   61

Gewicht: .... kg   1 unverändert 2 Zunahme 3 Abnahme   62

Lokalbefund:

1 = ohne Besonderheiten
2 = pathologisch

Operationsbereich: 63

Thorax: 64

Abdomen: 65

Leber: 66

Regionäre Lymphknoten: 67

Anus praeternaturalis: 68

Sonstiges: 69

0 = nein, 1 = ja

bitte wenden

Abb. 9. Folgeerhebungsbogen nach jeder Nachsorgeuntersuchung, 1. Seite

Klinik   Kartenart   I · Z A H L   NR

1-2 [0][2]   3-4 [1][8]   5-14 [ ][ ][ ][ ][ ][ ][ ][ ][ ][ ] 15-16 [ ]

Röntgenbefunde:

> Schlüssel für Röntgen-, Endoskopie- und Isotopen-Befunde:
>
> 0 = nicht durchgeführt
> 1 = ohne Besonderheiten
> 2 = Rezidiv-Verdacht
> 3 = region.-Metastasen-Verdacht
> 4 = Fernmetastasen-Verdacht
> 5 = Verdacht auf metachronen Primärtumor
> 6 = unklar, kontrollbedürftig

Thorax-Übers. in 2 E.   17 [ ]
Becken-Übers.   18 [ ]
HWS, BWS, LWS in 2 E.   19 [ ]
Abdomen-Übers.   20 [ ]
Oesophagus-MDP   21 [ ]
Kolon-KE (Doppelkontrast)   22 [ ]
i. v. Urographie   23 [ ]
Lymphographie   24 [ ]
Angiographie   25 [ ]
Computer-Tomographie   26 [ ]
Sonographie   27 [ ]
Sonstige   28 [ ]

Nuklearmedizinische Befunde:

Leberszintigraphie   29 [ ]
Knochenszintigraphie   30 [ ]
Schilddrüsenszintigraphie   31 [ ]
Sonstige   32 [ ]

Endoskopische Befunde:

Oes.-Gastro-Duodenoskopie 33 [ ]
Rektosigmoidoskopie   34 [ ]
Koloskopie   35 [ ]
Cystoskopie   36 [ ]
Bronchoskopie   37 [ ]
Sonstige   38 [ ]

Pathologisch-histologischer Befund:
Biopsie

> 0 = nicht durchgeführt
> 1 = kein Anhalt für Malignität
> 2 = Nachweis von Tumorzellen
>   bzw. malignem Wachstum

39 [ ]

> 0 = nicht durchgeführt, 1 = Normbereich,
> 2 = pathologisch, 3 = grenzwertig

Laborbefunde:

CEA	40 [ ]	alk. P.	46 [ ]	Ges.-Eiw.	52 [ ]
BSG	41 [ ]	y-GT	47 [ ]	Elektrophorese	53 [ ]
Leuko	42 [ ]	SGOT	48 [ ]	Alb. ... Glob. a1 ... a2 ...	
Hb	43 [ ]	SGPT	49 [ ]	ß ... y ...	
Ery	44 [ ]	LDH	50 [ ]	Urin-Status	54 [ ]
Thrombo.	45 [ ]	Harnst.	51 [ ]	Stuhl-okkultes Blut	55 [ ]

ZUSAMMENFASSENDER TUMORBEFUND

1 = keine Tumorsymptome, 2 = Rezidiv, 3 = regionäre Metastasen,
4 = Fernmetastasen, 5 = Rezidiv + Metastasen,
6 = Zustand nach Palliativ-Operation, 7 = metachroner Primärtumor,   56 [ ]
8 = unklar, kontrollbedürftig

Jetzige Tumorausbreitung   57-66   T · C N · · C M · C [ ][ ][ ][ ][ ][ ][ ][ ][ ][ ]

Bemerkungen: ....

....

....

Einbestellungstermin zur weiteren Tumortherapie: 67-72 [ ][ ][ ][ ][ ][ ]   Ort: .... 73-74 [ ][ ] Klinik-Nr.

Nächster Nachsorge-Termin: 75-80 [ ][ ][ ][ ][ ][ ]

Unterschrift des untersuchenden Arztes ....

Abb. 10. Folgeerhebungsbogen nach jeder Nachsorgeuntersuchung, 2. Seite

CHIRURGISCHE UNIVERSITÄTSKLINIK KÖLN
Direktor: Prof. Dr. Dr. H. Pichlmaier
5000 Köln 41, Joseph-Stelzmann-Straße 9

Klinisches
Krebsregister

ABSCHLUSSERHEBUNG

Klinik: 1-2 | 0 | 2 | Kartenart: 3-4 | 1 | 9 | 5-14 I-ZAHL

Datum der Abschlußerhebung   15-20

Patient   0 = tot
1 = lebt   21
2 = verschollen

Datum des Todes bzw.
Datum der letzten Untersuchung bzw.   22-27
Datum der letzten Nachricht

Information durch   1 = Chirurg. Univ.-Klinik Köln / Nachsorge, 2 = Hausarzt oder weiterbehandelnden Arzt,   28
3 = Angehörige des Patienten oder Patient selbst, 4 = Einwohnermeldeamt,
5 = sonstige

IM TODESFALL

Todesursache: 29
1 = tumorabhängig
2 = Behandlungsfolgen der Tumorerkrankung (intra- oder postop. Komplikationen)
3 = tumorunabhängig
4 = nicht zu entscheiden
9 = fehlende Angabe, nicht zu ermitteln

Sektion   0 = keine, 1 = ja, 2 = unbekannt   30

Letzte TNM-Klassifizierung mit Sicherungsgrad (nach Sektion)   T . C N . . C M . C   31-40

WENN PATIENT LEBT ODER VERSCHOLLEN IST

Bei letzter Untersuchung/Information   41

0 = keine Tumorsymptome, kein Tumornachweis
1 = Tumorwachstum klinisch nachweisbar
9 = fehlende Angaben

SPÄTSCHICKSAL

			Feststellung Mon. Jahr	Therapie
Rezidiv	42	0 = nicht nachweisbar / 1 = ja	43-46	47
regionäre Metastasierung	48	2 = unklar, nicht zu entscheiden / 8 = entfällt	49-52	53
Fernmetastasierung	54	9 = fehlende Angaben	55-58	59

Lokalisation bei Fernmetastasen:................................. Organ (e)   60

....   61

....   62

Metachroner Primärtumor   63   64-67   68

Lokalisation: 69-73

Tumorlokalisationsschlüssel des deutschsprachigen TNM-Ausschusses

Zustand nach Palliativ-Operation 74

Schlüssel für Fernmetastasen:
0 = keine nachweisbar
1 = Leber
2 = Lunge
3 = Knochen
4 = Gehirn
5 = Haut
6 = Peritoneum
7 = sonstige

Therapie-Schlüssel:
1 = operativ-radikal
2 = operativ-palliativ
3 = operativ probatorisch
4 = Radiatio
5 = Chemotherapie
6 = Immuntherapie
7 = sonstige Tumortherapie
8 = nur symptomatische Therapie
9 = fehlende Angabe

Unterschrift des Arztes ....

Abb. 11. Abschlußerhebungsbogen

Zur Verlaufsdokumentation werden Folgeerhebungsbögen angelegt, und zwar nach jedem weiteren stationären Klinikaufenthalt eines Tumorpatienten (Abb. 7, 8) sowie nach jeder ambulanten Nachsorgeuntersuchung (Abb. 9, 10). Bei den Folgeerhebungen liegt der Schwerpunkt auf der Erfassung von Rezidiven und Metastasen sowie deren Diagnostik und Therapie. Der Bogen, auf dem die Ergebnisse der Nachuntersuchungen eingetragen werden, dient gleichzeitig als standardisierter Arztbrief. Er wird in dreifacher Ausfertigung geschrieben: den ersten Bogen bekommt der Hausarzt, ein Durchschlag wird in die Nachsorgeakte des Patienten geheftet und der zweite zur Datenverarbeitung gegeben.

Eine Abschlußerhebung (Abb. 11) erfolgt dann, wenn ein Krebspatient verstorben oder verschollen ist, oder bei lebenden Patienten, wenn eine Datenanalyse geplant ist. Im Todesfall werden Todesdatum und -ursache vermerkt, bei Lebenden oder Verschollenen der Zustand bei der letzten Untersuchung oder Information eingetragen. Unter dem Punkt „Spätschicksal" erfassen wir Rezidive, Metastasen und metachrone Primärtumoren.

Die verwendeten Schlüssel sind in Tabelle 1 aufgeführt: Zur Patientenidentifikation dient die 10stellige I-Zahl, die aus Geburtsdatum, Code für den Geburtsnamen (4), Geschlecht und einer Zusatzziffer für I-Zahl-Doppler besteht. Weiter werden die Staatsangehörigkeit und der allgemeine Leistungszustand des Patienten verschlüsselt (15). Die Tumorlokalisation wird mit dem Schlüssel des deutschsprachigen TNM-Ausschusses festgelegt (14). Die Klassifizierung der Tumoren erfolgt prä-, intra- und postoperativ nach dem TNM-System (3, 15). Durch den Diagnose-Sicherungsschlüssel (1) entsteht die erweiterte Tumorformel TCNCMC. Die kolorektalen Karzinome klassifizieren wir zusätzlich nach Dukes (5). Der histologische Befund wird nach der überarbeiteten Ausgabe der ICD-O verschlüsselt (8), der Malignitätsgrad mit Hilfe des G-Schlüssels der UICC (15). Für die operativen Eingriffe hat sich der erweiterte VESKA-Schlüssel (16), für die postoperativen Komplikationen ein klinikseigener Schlüssel bewährt.

Die verschlüsselten Daten werden auf Lochkarten übertragen und in die elektronische Datenverarbeitungsanlage eingegeben. Sie können dann statistisch ausgewertet werden. Zusätzlich stehen die Daten dem lokalen Krebsregister des Tumorzentrums zur Verfügung.

Eine weitere Aufgabe der Nachsorge ist die *regelmäßige Nachuntersuchung* der operierten Patienten (3);

Die diagnostischen Maßnahmen sind abhängig von Lokalisation und Art des Primärtumors. Es empfiehlt sich, für jedes Karzinom ein standardisiertes Untersuchungsprogramm festzulegen. Die Diagnostik gilt insbesondere der Suche nach dem lokalen Rezidiv und nach Fernmetastasen. Auch metachrone Zweittumoren und Präneoplasien sollen erfaßt werden. Darüber hinaus müssen therapiebedingte Mangelerscheinungen oder Funktionsstörungen erkannt werden.

Falls erforderlich, ist die *Einleitung einer adäquaten Therapie* Aufgabe der Nachsorge.

Bei frühzeitiger Erkennung eines lokalen Rezidivs kann, insbesondere beim Kolonkarzinom, eine erneute kurative Resektion durchgeführt werden. Solitäre Metastasen werden meistens chirurgisch behandelt. Bei multiplen Fernmetastasen erreicht die systemische Chemotherapie häufig eine Remission. Oft wird auch die Strahlentherapie

Tabelle 1. Schlüsselsystem zur Krebsdokumentation (Chirurgische Universitätsklinik Köln)

	Schlüssel
Patient	
Idenfitikation, I-Zahl: Geburtsdatum	
Geburtsname	Stat. Bundesamt
Geschlecht/Zusatzziffer	
Staatsangehörigkeit	Arbeitskreis deutsche Tumorzentren
Allg. Leistungszustand	TNM-Broschüre
Tumor	
Lokalisation	Deutschspr. TNM-Ausschuß
Ausbreitung	TNM-System, UICC
Diagnosesicherung	C-Schlüssel, Deutschspr. TNM-Ausschuß Dukes-Einteilung
Histologischer Befund	ICD-O-DA
Malignitäsgrad	G-Schlüssel, UICC
Operation	
Verfahren	VESKA, erweitert
Komplikationen	Kölner Kliniksschlüssel

erforderlich, z.B. bei lokalem Rezidiv nach Rektumamputation. Bei unbeeinflußbarem Schmerzsyndrom kann als letzte Möglichkeit die transkutane Chordotomie durchgeführt werden. Viele Nachsorgepatienten werden auch einem *geplanten* Folgeeingriff zugeführt, z.B. dem Verschluß einer temporären Kolostomie. Patienten mit dauerhafter Kolostomie oder Ileostomie werden im Sinne einer Stomatherapie beraten.

Die Durchführung von *prospektiven Therapiestudien* bei Tumorpatienten ist nur möglich, wenn über eine organisierte Nachsorge der Krankheitsverlauf langfristig kontrolliert wird. Derzeitige prospektive klinische Studien erfolgen über die prä- und postoperative Bestrahlung des Rektumkarzinoms und die palliative Chemotherapie des kolorektalen Karzinoms. Eine Studie über die adjuvante Chemotherapie des Kolonkarzinoms ist geplant.

Einen nicht zu unterschätzenden Anteil der ärztlichen Tätigkeit in der Nachsorge stellt die *psychische Betreuung* der Patienten dar.

Die soziale und berufliche *Rehabilitation* der Krebspatienten wird schwerpunktmäßig auch über die Nachsorge geregelt. Es werden z.B. Anträge für Kuraufenthalte und Schwerbehindertenausweise gestellt, Umschulungen veranlaßt oder eventuell Rentenanträge vorbereitet.

Räumlichkeiten und Personalbestand

Die Nachsorgesprechstunde für operierte Krebspatienten wurde im Bereich der chirurgischen Poliklinik eingerichtet. In den vergangenen 2 1/2 Jahren konnte die räumliche und personelle Ausstattung schrittweise erweitert werden. Jetzt besteht unsere Nachsorgeeinrichtung aus einem Arztzimmer, einem größeren Untersuchungsraum mit Sekretariat sowie einem Raum für das Nachsorgearchiv. Endoskopieräume sind in unmittelbarer Nachbarschaft.

Die Nachsorge wird von einem Oberarzt der Klinik geleitet (Tabelle 2). Eine Ärztin ist ganztägig für alle anfallenden Arbeiten eingesetzt. Mit ihr zusammen arbeiten eine Funktionsschwester und eine Arzthelferin. Beide erledigen auch die gesamten Schreibarbeiten. Anus praeter-Träger werden nachmittags von einer Stomatherapeutin betreut, die vormittags als Endoskopieschwester tätig ist. Eine Sozialarbeiterin für die Probleme der Rehabilitation ist halbtags angestellt. Die CEA-Bestimmungen werden in einem Speziallabor von einer medizinisch-technischen Assistentin durchgeführt und von einem Arzt kontrolliert. Für die Datenverarbeitung sind halbtägig ein Diplomphysiker und eine Dokumantationsassistentin eingesetzt.

Tabelle 2. Personalbestand der Krebsnachsorge

CEA-Labor $\longleftrightarrow$	Nachsorgesprechstunde $\longleftrightarrow$	Datenverarbeitung
1 med.-techn. Assistentin (1 Arzt)	1 Oberarzt 1 Ärztin 1 Funktionsschwester 1 Arzthelferin 1 Stomatherapeutin 1/2 Sozialarbeiterin	1/2 Diplomphysiker 1/2 Dokumentationsassistentin

Interdisziplinäre Zusammenarbeit

Aber *eine* Klinik allein kann keine sinnvolle Nachsorge betreiben. Nachsorge ist vielmehr eine interdisziplinäre Aufgabe (Abb. 12). Nur durch Kooperation der Kollegen aller Fachrichtungen und Koordination aller Möglichkeiten der Krebstherapie lassen sich Verbesserungen in der Krebsbekämpfung erreichen. In Köln besteht eine unproblematische Zusammenarbeit unter den onkologisch tätigen Kollegen der verschiedenen Universitätskliniken und -institute.

Im Rahmen des Tumorzentrums finden zudem regelmäßig interdisziplinäre Arbeitsgemeinschaften statt. Hierzu sind auch die niedergelassenen Kollegen und die Ärzte anderer Krankenhäuser willkommen. Einmal wöchentlich finden im kleinen Kreis patientenbezogene Diskussionen über Therapiemaßnahmen bei Problemfällen statt. Im großen Kreis werden einmal im Monat über jeweils festgelegte Arbeitsthemen Referate gehalten. Ziel ist — neben der Fortbildung — allgemeine Diagnostik und Therapierichtlinien festzulegen und eventuell Gemeinschaftsstudien zu planen.

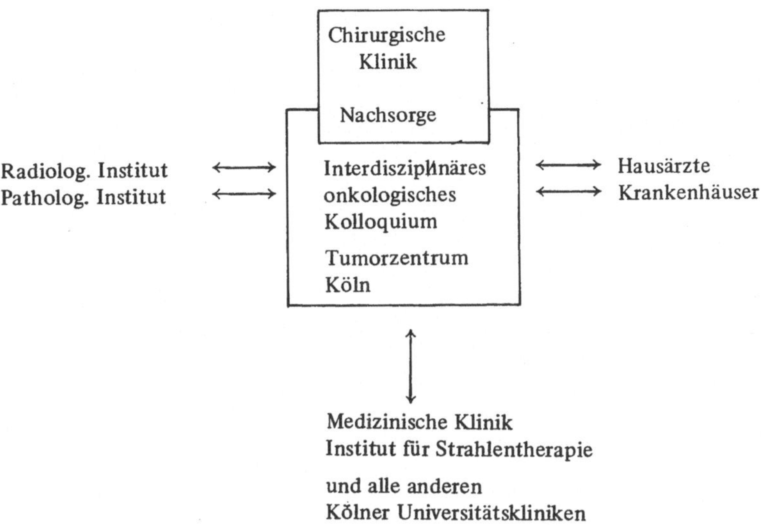

Abb. 12. Verbundsystem Tumorzentrum Köln und Nachsorge

Die Hausärzte der Patienten und die niedergelassenen Fachärzte sollen nicht nur in die Festlegung und Durchführung der weiteren ambulanten Therapie miteinbezogen werden, sondern auch in die Nachsorgediagnostik. Sie können die Nachuntersuchungen ganz oder teilweise selber durchführen und die Ergebnisse den Patienten zu den Nachsorgeterminen in die Klinik mitgeben.

Hierzu sind standardisierte Untersuchungen nach einem festgelegten Zeitplan erforderlich, wie sie erstmals Leonhardt (11) für Mammakarzinom-Patienten vorgeschlagen hat.

Nachsorgediagnostik bei Kolonkarzinom-Patienten

Für Patienten, die wegen eines Kolonkarzinoms behandelt wurden, haben wir das in Tabelle 3 dargestellte Diagnostik-Stufenprogramm aufgestellt.

Programm A umfaßt: Erhebung der Zwischenanamnese, klinische Untersuchung und wenige Laboruntersuchungen (BSG, Leuko, Hb, Ery, alk. P., y-GT, Ges.-Eiw.), aber einschließlich CEA- und Hämoccult-Test. Das gesteigerte Programm B enthält darüber hinaus: weitere Laboruntersuchungen, endoskopische Kontrollen, d.h. Rektoskopie oder evtl. Koloskopie und Röntgendiagnostik mit Kolon-Kontrasteinlauf und Thoraxübersicht. Bei dem geringsten Verdacht auf einen pathologischen Befund wird Programm C veranlaßt, d.h. es werden die Röntgenuntersuchungen nach Bedarf erweitert und durch sonographische oder nuklearmedizinische Untersuchungen ergänzt. Bei Rezidivverdacht ist die second look-Operation gerechtfertigt; das entspricht Programm D.

Tabelle 3. Nachsorge-Diagnostikprogramm für Kolonkarzinom

Programm A	1. Anamnese
	2. Klinische Untersuchung
	3. Kleines Labor (mit CEA- und Hämoccult-Test)
Programm B	A +
	4. Großes Labor
	5. Endoskopie
	6. Röntgen
	Kolon-Doppelkontrasteinlauf
	Thorax
Programm C	B +
	7. Röntgen erweitert
	Skelett
	Schichtaufnahmen
	Computer-Tomographie (Leber, Retroperitoneum, Becken)
	i.v. Urographie
	Lymphographie
	Angiographie
	8. Sonographie (Leber)
	9. Nuklearmedizinische Untersuchung (Leber, Knochen)
Programm D	C +
	10. Second look

Tabelle 4. Zeitplan für standardisierte Nachsorge beim Kolonkarzinom

Zeit nach Operation		Diagnostik-Mindestprogramm	
Jahr	Monat	radikale Op.	palliative Op.
1	3	B	A
	6	A	A
	9	A	A
	12	B	B
2	18	A	A
	24	B	B
3		B	
4		B	
5		B	
7, 9, 11 …		B	

In Tabelle 4 ist der Terminplan für die minimale standardisierte Nachsorgeuntersuchung beim Kolonkarzinom dargestellt. Im ersten postoperativen Jahr werden die Patienten alle 3 Monate einbestellt, im zweiten Jahr halbjährlich, im dritten bis fünften Jahr jeweils einmal und danach in zweijährlichen Abständen. Patienten mit palliativer Operation werden fast ausschließlich mit dem kleinen Programm A überwacht. Bei radikal operierten Patienten ist aggressiveres diagnostisches Vorgehen angezeigt. Es wird öfter Programm B durchgeführt und bei Besonderheiten zu Programm C erweitert.

Die Kosten für diese Untersuchungen sind hoch. So kostet beispielsweise Programm A 186,03 DM, Programm B 479,93 DM. Sobald das Programm weiter gesteigert werden muß, vergrößern sich entsprechend die Kosten. Die Computer-Tomographie für ein Organ kostet z.B. 466,00 DM. (1978, persönliche Mitteilung).

Wir haben in der Zeit vom 1.8.1976–1.8.1978 insgesamt 1252 Patienten in der Nachsorgesprechstunde betreut und dabei 295 behandlungsbedürftige Befunde erhoben. Bei den 536 Patienten mit kolorektalem Karzinom wurden 187 pathologische Befunde ermittelt.

Erfahrungen anderer chirurgischer Kliniken mit der Nachsorge von Krebspatienten wurden schon mitgeteilt (2, 6, 7, 9, 10, 12, 13).

Schlußfolgerungen

Bei kritischer Wertung einer Krebsnachsorge lassen sich für Patient und Klinik negative wie positive Schlußfolgerungen ziehen.

Negative Schlußfolgerungen sind:

1. für den Patienten
   - Erinnerung an die Krebserkrankung
   - Bindung an die Klinik
   - anstrengende Untersuchungen
2. für die Klinik
   - hohe Untersuchungskosten
   - großer Personalaufwand
   - Überlastung durch viele Patienten im Tumor-Endstadium.

Positive Schlußfolgerungen sind dagegen:

1. für den Patienten:
   - Chance der kurativen Rezidivbehandlung
   - Einleitung interdisziplinärer Weiterbehandlung
   - Rehabilitationsmaßnahmen
   - psychische Betreuung
2. für die Klinik
   - computerunterstützte Datenanalyse (klinisches Krebsregister)
   - objektive Überprüfung der Behandlungsergebnisse
   - Basis für prospektive, kontrollierte Therapiestudien
   - Beiträge zu regionalen Krebsregistern.

Die geschilderte Praxis einer Krebsnachsorge bei chirurgischen Patienten muß zum jetzigen Zeitpunkt als Modell angesehen werden. Weitere Erfahrungen sollen zeigen, wie rationeller und besser gearbeitet werden kann.

Literatur

1 Arnal M-L, Dold U, Ehlers CT, Gögler E, Hamperl H, Karrer K, Oberhoffer G, Ott G, Pascher W, Proppe A, Scheibe O, Schmolling E, Spiessl B, Thurmayr R, Wildner EP (1967) Zur Klassifizierung der Geschwulstkrankheiten. Der „gesicherte" TNM-Schlüssel (Erweiterungsvorschlag zu den „General Rules" der UICC). Methods Inf Med 6: 70

2 Bokelmann D (1975) Das klinische Krebsregister. Möglichkeiten und Grenzen der zentralisierten interdisziplinären Krebstherapie, dargestellt am Beispiel des Colon- und Rectum-Carcinoms. Habilitationsschrift, Universität Heidelberg

3 Deutsche Gesellschaft für Chirurgie (1977) Praxis der Krebsbehandlung in der Chirurgie. Das Kolonkarzinom. Verlegerbeilage zu Mitt Dtsch Ges Chir, K 4, Heft 2

4 Dold UW, Sack H (1976) Praktische Tumortherapie. Die Behandlung maligner Organtumoren und Systemerkrankungen. Thieme, Stuttgart

5 Dukes CE (1932) The classification of cancer of the rectum. J. Pathol Bact 35: 323

6 Ehlers CT, Griesser G (1966) Bedeutung und Organisation der Krebsnachsorge. Langenbecks Arch Chir 316: 765

7 Grundmann E, Hobik E (1976) Das Krebsregister Münster – ein klinikbezogenes Register. Dtsch Ärztebl 47: 3019

8 Jacob W, Scheida D, Wingert F (Hrsg) (1978) Tumor-Histologie-Schlüssel, ICD-O-DA (International Classification of Diseases for Oncology, Deutsche Ausgabe). Springer, Berlin Heidelberg New York

9 Kempf P (1974) Aspekte einer chirurgischen Tumorkartei und Tumorsprechstunde. Therapiewoche 18: 2088

10 Kummer D (1975) Krebsnachsorge: Zusammenarbeit zwischen Praxis und Klinik. Med Welt 26: 479

11 Leonhardt A (1977) Die programmierte und standardisierte Tumornachsorge. Grundlagen und Praxis der Mammakarzinom-Nachsorge. Monatskurse Ärztl Fortbil 27: 217, 271

12 Ott G., Bokelmann D (1974) Organisation der Nachsorge bei Tumorpatienten. In: Ott G, Kutting H, Drings P (Hrsg) Standardisierte Krebsbehandlung. Springer, Berlin Heidelberg New York

13 Sasse W, Altenpohl U, Szuwart U (1976) Computerunterstütztes Nachsorgesystem für Tumorpatienten durch ein Krebsregister. Chirurg 47: 66

14 UICC (Deutschsprachiger TNM-Ausschuß) (1974) Tumor-Lokalisations-Schlüssel des Deutschsprachigen TNM-Ausschusses. Deutsches Krebsforschungszentrum, Heidelberg

15 UICC (Union Internationale Contre le Cancer) (1976) TNM-Klassifizierung der malignen Tumoren und Allgemeine Regeln zur Anwendung des TNM-Systems, 2. Aufl. Springer, Berlin Heidelberg New York

16 VESKA (Verband Schweizerischer Krankenanstalten) (1972) Klassifikation der diagnostischen und therapeutischen Eingriffe. Aarau

Die Nachsorge beim Kolorektalen Karzinom
– Erfahrungen mit dem CEA-Test

A. ANDERS, R. HÄRING, P. KRUPPA

Seit 1969 wird das karzinoembryonale Antigen, kurz CEA genannt, mit Hilfe eines Radioimmuntestes bestimmt. Das Antigen tritt beim Adenokarzinom des Kolon und Rektum vermehrt auf, allerdings bleiben 30–40% der präoperativen CEA-Titerbestimmungen negativ. Dennoch sehen wir in diesem Test eine wertvolle diagnostische Bereicherung.

Anhand einiger Fallbeispiele aus unserem Krankengut möchte ich Ihnen die Wertigkeit der CEA-Testungen demonstrieren.

CEA-Verlauf bei kurativer Resektion

Bei dieser Patientin (Abb. 1) fiel der CEA-Wert nach kurativer Tumorresektion bis zum Normbereich – also unter 2,5 µg/l – ab, während der 7monatigen Überwachungszeit blieben vier Verlaufskontrollen unauffällig. Die Patientin ist wohlauf.

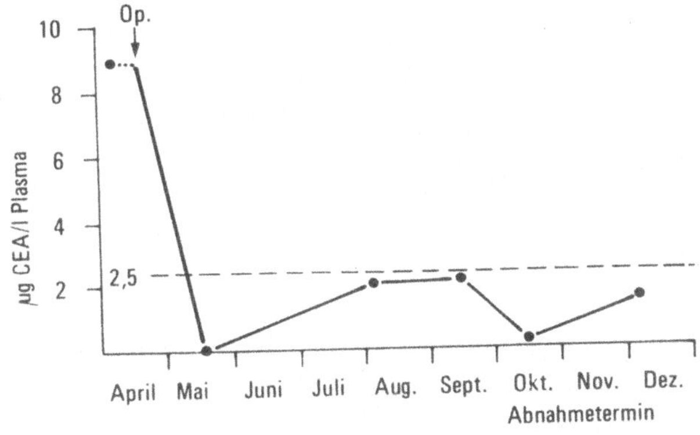

Abb. 1. CEA-Verlauf nach kurativer Resektion

CEA-Verlauf beim Tumorrezidiv des Dickdarmes

Bei einer anderen Patientin wurde eine Hemikolektomie rechts im Januar 1977 vorgenommen. Der Kontrasteinlauf im April d.J. zeigte unauffällige Anastomosenverhält-

---

Chirurgische Klinik und Poliklinik im Klinikum Steglitz der Freien Universität Berlin

                                                     A. Anders, R. Häring, P. Kruppa

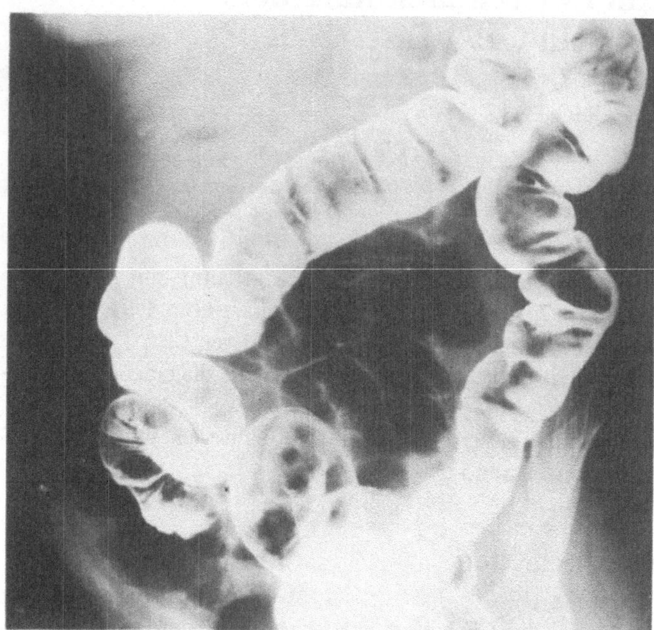

Abb. 2. Zustand nach Hemikolektomie rechts, Ileotransversostomie 3 Monate post operationem mit unauffälligen Anastomosenverhältnissen bei leichten Schleimhautunregelmäßigkeiten

nisse, jedoch Schleimhautunregelmäßigkeiten an der Ileotransversostomie, die als entzündlich gedeutet wurden.

Eine kurzfristige Kontrolle nach 4 Wochen wurde als unauffällig befundet (Abb. 3). Weil das CEA erhöht blieb, führten wir eine Probelaparotomie aus. Resultat: Lokal inoperabler Rezidivtumor. Hier der CEA-Verlauf (Abb. 4). Langsamer Anstieg des CEA-Spiegels innerhalb von 4 Monaten auf 6 μg/l.

CEA-Titerverlauf bei Metastasierung

Im Oktober 1976 führten wir bei einem Patienten eine Anteriorresektion wegen eines Rektumkarzinoms durch. Ein Jahr später fiel eine CEA-Erhöhung auf. Die Thorax-Röntgenkontrolle zeigte lediglich eine flaue Verdichtung im linken Oberfeld (Abb. 5). Im Februar 1978 zeigte das Tomogramm (Abb. 6) einen Tumorhinweis. Wir führten daraufhin eine Oberlappenresektion linksseits aus. Die Histologie ergab ein papilläres Adenokarzinom. Bereits 10 Tage post operationem (Abb. 7) fiel der CEA-Wert von 21,9 auf 3,1 μg/l ab und normalisierte sich kurz darauf. Der Patient befindet sich derzeit in reduziertem Allgemeinzustand — eine weitere Metastasierung ist wahrscheinlich.

Bei einem 45jährigen Patienten erfolgte im Februar 1977 eine Rektumaputation. Der präoperative CEA-Wert war erhöht (Abb. 8) und kletterte steil innerhalb von

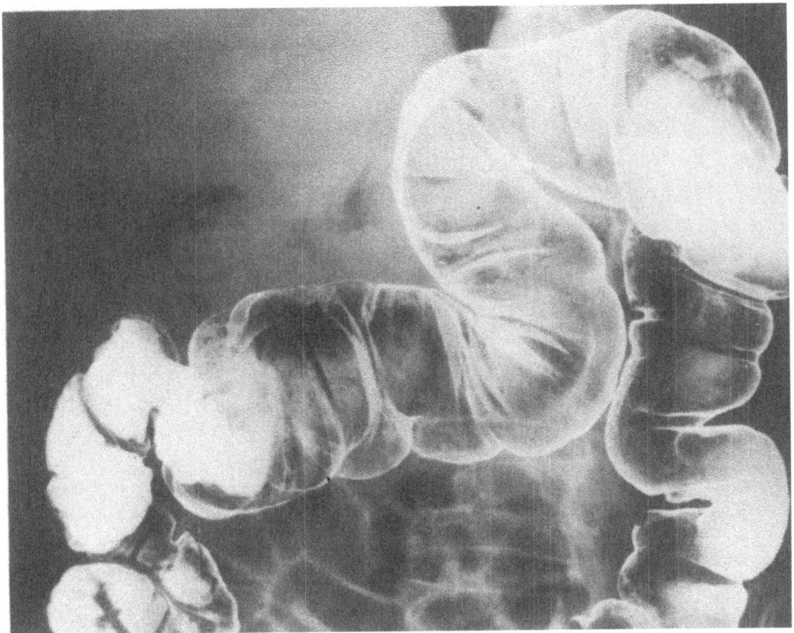

Abb. 3. 4 Monate nach Hemikolektomie rechts, Anastomosenstenose . Laparotomie: Lokal inoperabler Rezidivtumor

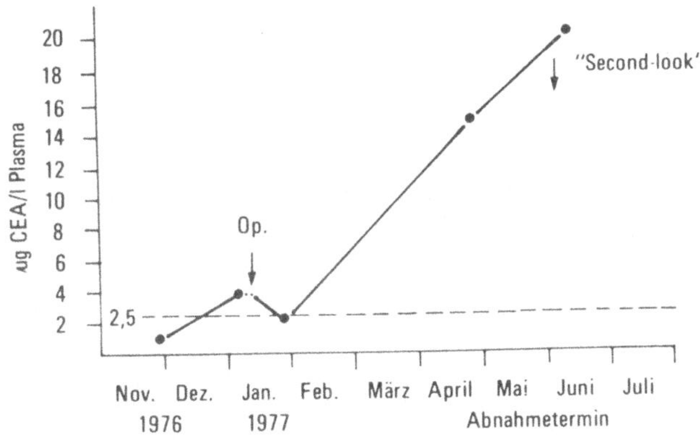

Abb. 4. CEA-Verlauf, langsamer Anstieg des CEA-Spiegels innerhalb von 4 Monaten auf 6 μg/l (Lokalrezidiv)

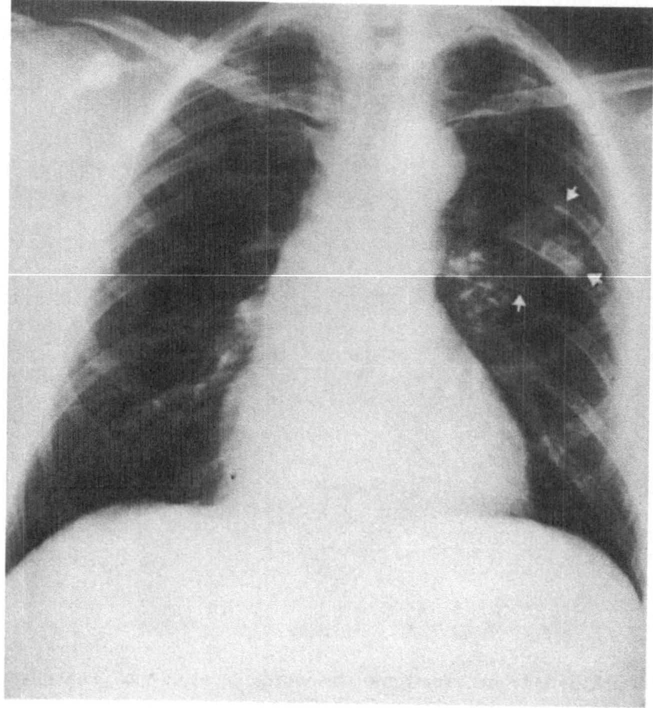

Abb. 5. Flaue Verdichtung im Bereich des linken Lungenoberfeldes. Zustand nach Anteriorresektion vor 12 Monaten

7 Monaten auf 25 µg/l. Die Kontrolluntersuchungen wie KE, Kolonoskopie und Leberszintigramm fielen unauffällig aus.

Erst ein Jahr später, im Februar 1978, zeigte das Szintigramm[1] (Abb.. 9) und das Computer-Tomogramm (Abb. 10) diese solitäre Lebermetastase. Erst 19 Monate post operationem stimmte der Patient, der sich übrigens in ausgezeichnetem Allgemeinzustand befand, einer Laparotomie zu. Resultat: Inoperabilität, hilusnahe Lebermetastase.

CEA-Verlaufsbeobachtung bei Chemotherapie[2]

Bei dieser 38jährigen Patientin erfolgte im August 1976 auswärts eine Hemikolektomie links bei Vorliegen einer regionären Lymphknotenmetastase. Schon 6 Monate später ermittelten wir ein erhöhtes CEA (Abb. 11). Bei gutem Allgemeinzustand

---

1 Die zytostatische Therapie erfolgte durch Herrn Dr. Oerter, Medizinische Klinik im Klinikum Steglitz der FU Berlin, Abt. für Hämatologie (Prof. Dr. Brücher)
2 Für die Überlassung der Computer-Tomographien danken wir Herrn Dr. Wegener vom Institut für Röntgenologie und Strahlenheilkunde im Klinikum Steglitz der FU Berlin

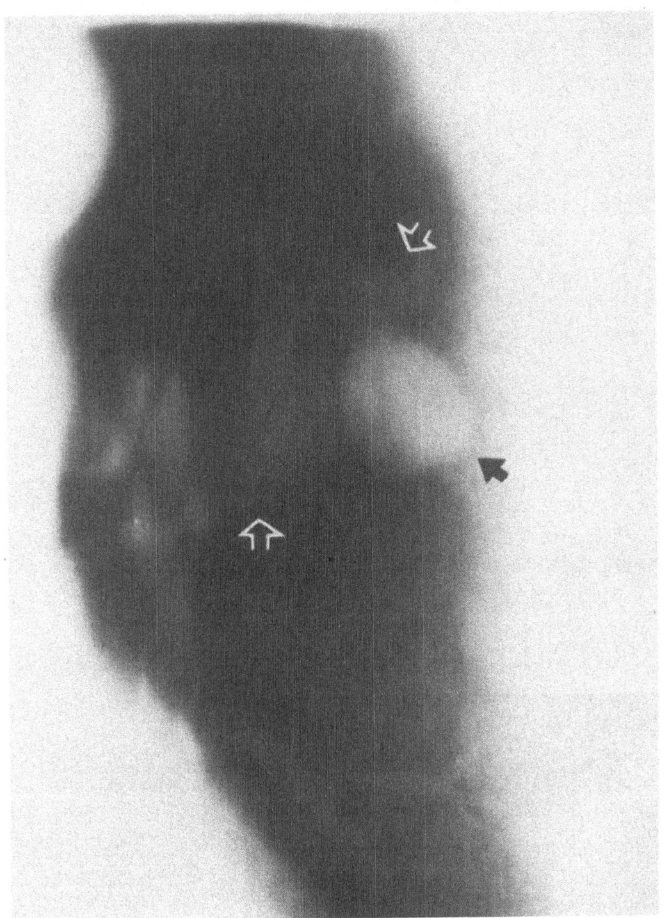

Abb. 6. Rundherd im linken Oberlappen

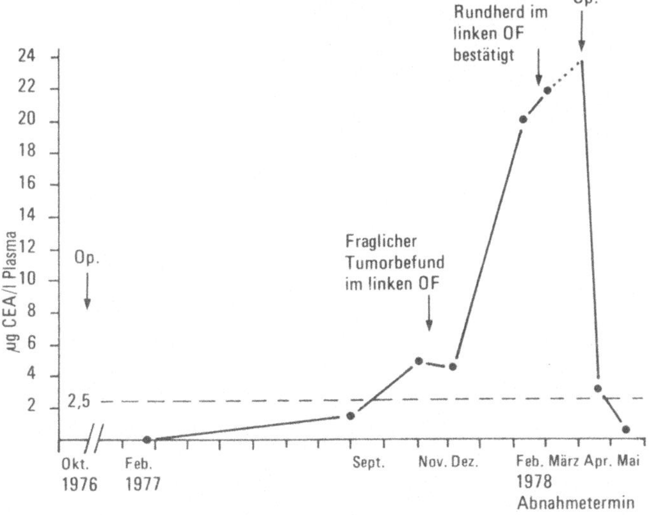

Abb. 7. CEA-Verlauf bei Metastasen im linken Lungenoberfeld. Zustand nach abdomino-perinealer Rektumamputation im Oktober 1976

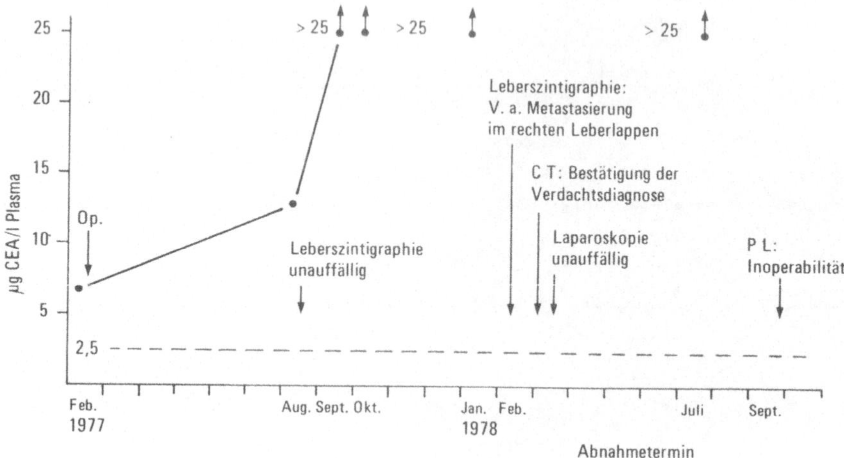

Abb. 8. CEA-Verlauf eines 45jährigen Patienten mit Lebermetastasierung

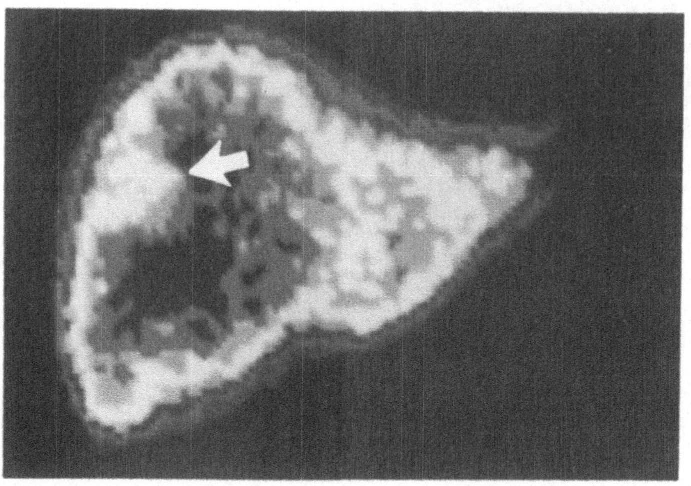

Abb. 9. Nachweis einer Lebermetastase im Szintigramm

fielen alle apparativen Kontrollbefunde unauffällig aus. Über ein Jahr nach der Operation traten Oberbauchbeschwerden und eine unklare Anämie auf. Endoskopische und röntgenologische Kontrollen blieben negativ. Erst 10 Monate nach der ersten CEA-Erhöhung traten in der Thoraxübersicht multiple metastasenverdächtige Herde auf (Abb. 12). Der CEA-Wert betrug nun 23 µg/l. Im Computer-Tomogramm [3] konnten Lebermetastasen aufgedeckt werden (Abb. 13).

---

3 Nuklearmedizinsiche Abteilung des Klinikum Steglitz der FU Berlin (Prof. Dr. Oeff)

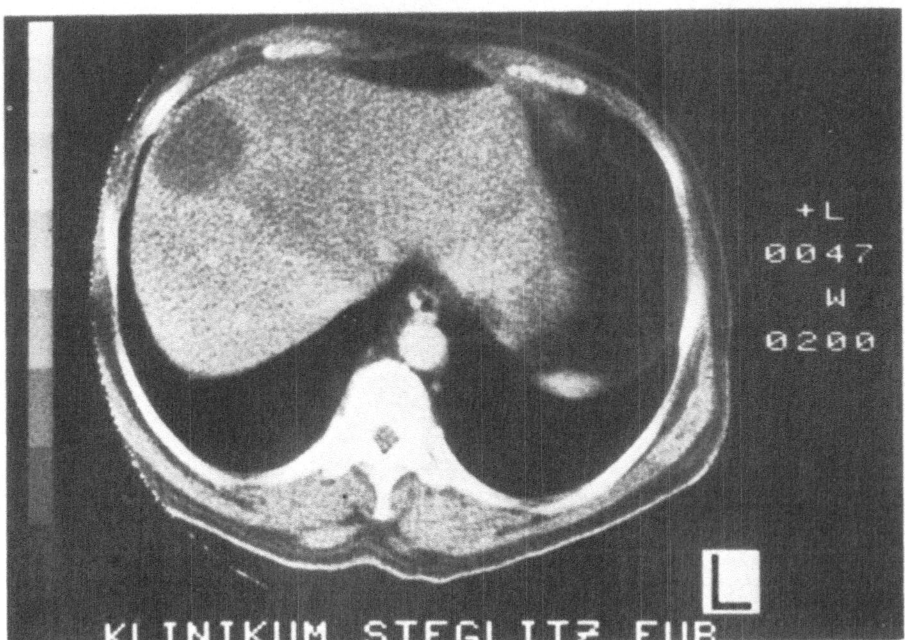

Abb. 10. Nachweis einer Lebermetastase im Computer-Tomogramm

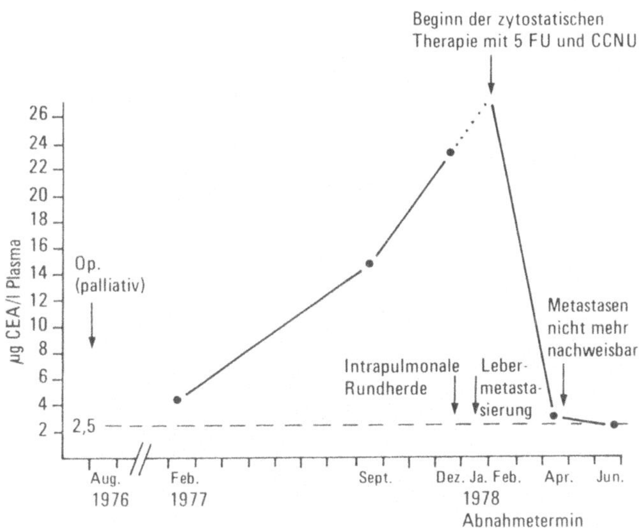

Abb. 11. CEA-Verlauf bei intrahepatischen und intrapulmonalen Metastasen vor und nach zytostatischer Therapie mit 5 FU und CCNU

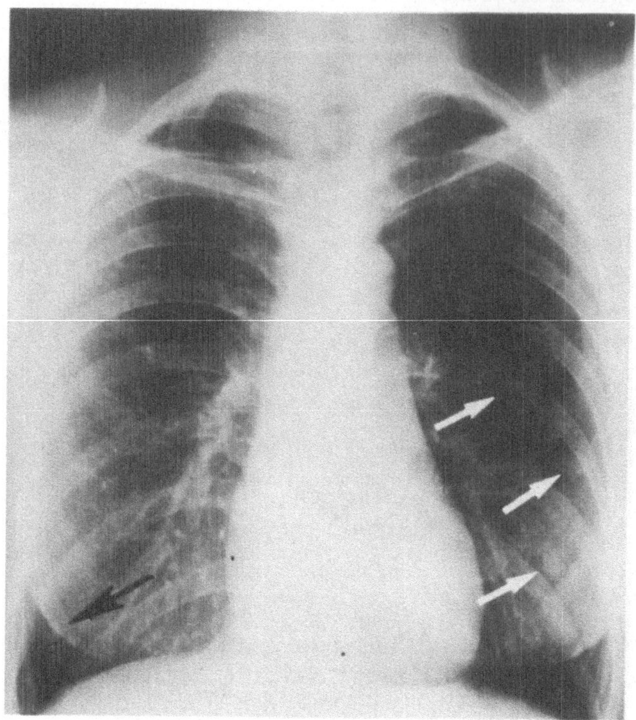

Abb. 12. Multiple metastasenverdächtige Herde auf der Thoraxübersicht 10 Monate nach erster CEA-Erhöhung

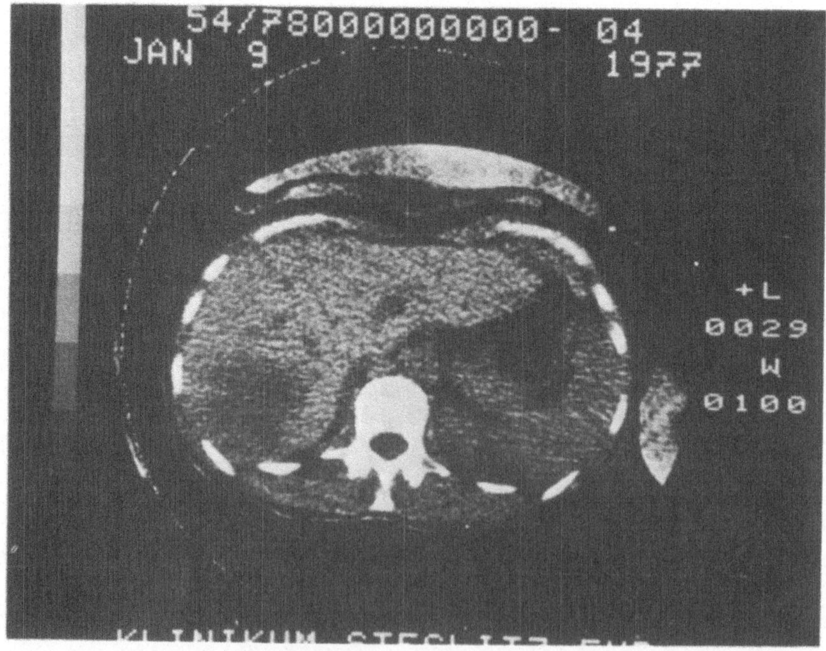

Abb. 13. Multiple Lebermetastasen im Computer-Tomogramm

Die sofort eingeleitete zytostatische Therapie mit 5 FU und CCNU führte zur raschen Remission: Abfall des CEA auf 2,9 μg/l. In den folgenden Wochen konnten keine Leber- oder Lungenmetastasen mehr nachgewiesen werden. Hier das unauffällige Computer-Tomogramm der Leber (Abb. 14) und hier die unauffällige Thoraxübersicht (Abb. 15). Die Patientin arbeitet ganztätig als Hochschullehrerin.

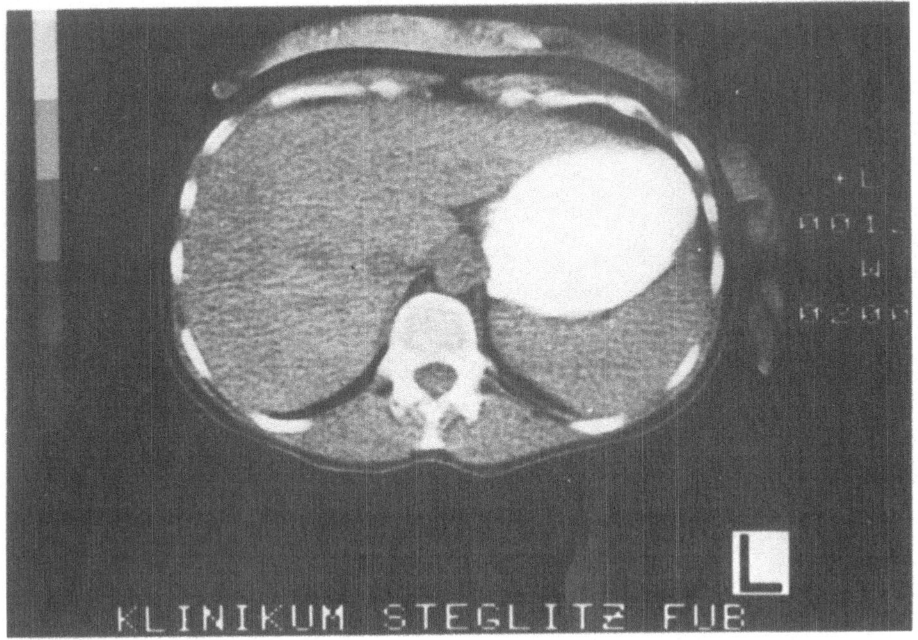

Abb. 14. Komplette Remission der Lebermetastasen im Computer-Tomogramm

Die CEA-Bestimmung hat sich zwar nicht als Tumorsuchtest bewährt, doch hat sie besondere Aussagekraft in der Beurteilung radikaloperierter Tumorpatienten. Wir konnten drei typische Titerverläufe beobachten:

1. den langsamen Anstieg der CEA-Werte nach kurativer Resektion als Warnsignal einer Rezidiventstehung,
2. den raschen Anstieg als Hinweis für eine diffuse Tumorabsiedelung und
3. die Normalisierung präoperativ pathologischer Werte als Hinweis für eine radikale Resektion.

Der CEA-Titeranstieg kann, wie Sie sehen, 5—12 Monate der klinischen Symptomatologie vorauseilen. Erweist sich beim frühzeitigen symtomatic look, daß der Tumor inoperabel ist, so können aufwendige, den Patienten belastende Untersuchungen unterbleiben. Wir hoffen, den Erfolg einer Zytostatika-Therapie mit Hilfe des CEA-Verlaufes kontrollieren zu können.

Bislang ließ sich zwar nicht die Anzahl der Rezidivtumoren vermindern, doch konnten wir ihre Diagnosestellung vorverlegen.

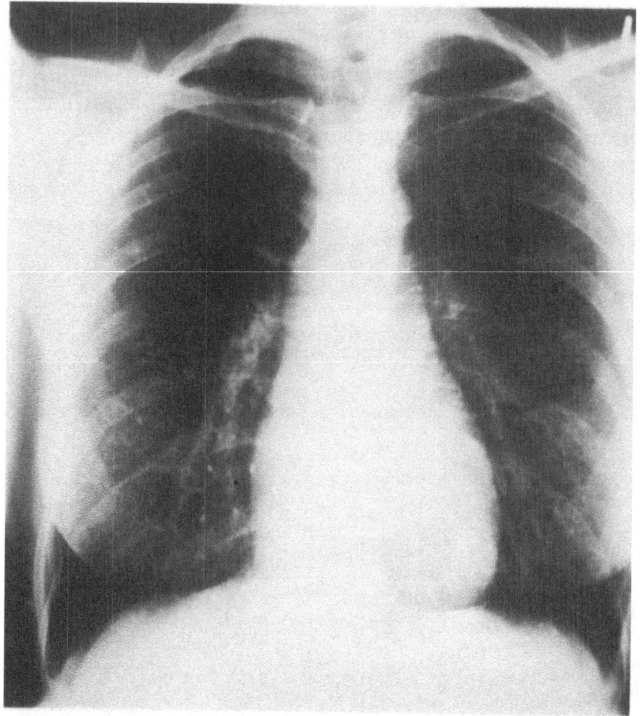

Abb. 15. Komplette Remission der Lungenmetastasen nach zytostatischer Therapie

Literatur

Fuks A, Banjo C, Shuster J, Freedman SO, Gold P (1975) Carcino-embryonic antigen (CEA). Molecular biology and clinical significance. Biochem Biophys Acta 417: 123

Gold P, Freedman SO (1965) Demonstration of tumor-specific antigen in human colonic carcinomata by immunological tolerance and absorption techniques. J Exp Med 121: 467

Lamerz R, Fateh-Moghadam A (1975) Carcinofetale Antigene. II. Carcino-embryonales Antigen (CEA). Klin Wochenschr 53: 193

Staab HJ, Kapsopoulou K, Anderer FA, Stumpf E, Fischer R (1964) Carcinoembryonales Antigen (CEA). Klinische Signifikanz der postoperativen Konzentrationsänderung des CEA in Seren von Patienten mit Karzinomen im Magen und Darmtrakt. Med Welt NF 27: 864

Staab HJ, Anderer FA, Stumpf E, Fischer R (1976) Computer-unterstützte postoperative CEA-Verlaufskontrollen. Korrelation der Rezidivprognosen mit den Befunden der Second-look-Operation. Z. Gastroent, Ergänzungsband 11: 85

Thomson DMP, Krupey J, Freedman SO, Gold P (1969) The radio-immuno-assay of circulating carcino-embryonic antigen of the human digestive system. Proc Natl Acad Sci USA 64: 161

Klinische Wertung von CEA-Verlaufskontrollen bei Patienten mit kolorektalen Adenokarzinomen

G. WINTZER, ST. ULRICH, G. CORMAN, C. BÖTTINGER

Einführung

In den letzten Jahren ist eine große Anzahl unterschiedlicher Methoden zum Nachweis von verschiedenen immunologischen Reaktionen bei Malignomen beschrieben worden. Bis heute konnte jedoch keines dieser Testverfahren bezüglich einer frühzeitigen Diagnostik maligner Tumoren einen eindeutigen Fortschritt erzielen, da weder die Sensibilität noch die Spezifität solcher Tests den Einsatz als Routineparameter sinnvoll erscheinen lassen.

Bestimmte Serumglykoproteine haben jedoch zur Beantwortung der Frage nach einer ausreichend radikal durchgeführten Operation bei malignen Tumoren des Gastrointestinaltraktes einerseits und einem wieder einsetzenden Tumorwachstum (Rezidiv bzw. Metastasen) einen wesentlichen Beitrag geleistet (5).

Das vornehmlich bei gastrointestinalen Malignomen nachweisbare karzinoembryonale Antigen (CEA) zählt zu den wichtigsten Substanzen der Gruppe der sog. onkofötalen Antigene. Das CEA wurde 1965 von Gold und Freedman (1) aus einem Adenokarzinom des Kolons erstmals isoliert. Es handelt sich um ein Glykoprotein mit 50–60% Zuckeranteil und besitzt ein Molekulargewicht von ca. 200 000. Aufgrund empirischer Daten über den 3D-Aufbau von Proteinen konnte von unserer Arbeitsgruppe ein Modell der "Antigenic site" aufgestellt werden (2).

Aussagekraft von CEA-Werten

In den letzten Jahren hat sich anhand verschiedener Studien herausgestellt, daß die präoperative CEA-Bestimmung nur bei einem Teil der Patienten mit malignen Tumoren des Gastrointestinaltraktes erhöhte CEA-Werte erbringt. Die Tumorzellmasse ist von ganz entscheidender Bedeutung, während der Differenzierungsgrad weit weniger Einfluß auf die im Blut nachweisbare CEA-Menge zeigt, wie wir bei der Untersuchung einer großen Zahl kolorektaler Karzinome zeigen konnten (4).

Verlaufskontrollen von CEA-Serumkonzentrationen bei diesen Patienten, prä- und postoperativ durchgeführt, können jedoch in den meisten Fällen mit dem klinischen Bild des Tumorgeschehens eindeutig korreliert werden (Abb. 1, 2). Präoperativ erhöhte CEA-Konzentrationen fallen nach vollständiger Entfernung des Tumors in den Bereich der „Normalwerte" unter 2,5 ng/ml innerhalb von Tagen bis Wochen ab.

Chirurgische Universitätsklinik Köln-Lindenthal
Mit Unterstützung des Landesamtes für Wissenschaft und Forschung Nordrhein-Westfalen

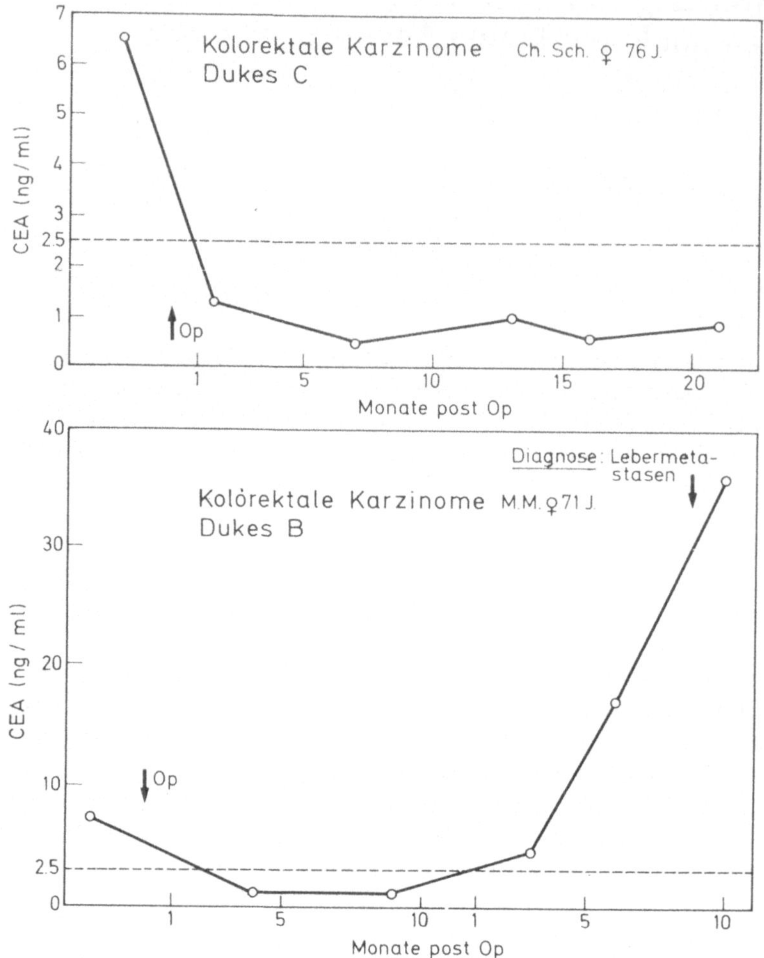

Abb. 1. Typische postoperative CEA-Verlaufskontrollen nach Resektion kolorektaler Karzinome I

Der Wiederanstieg im weiteren Überwachungsverlauf, wobei anfangs sicher 2–3monatige Kontrollen erforderlich sind, ist dann häufig das erste Indiz für ein wiedereinsetzendes Tumorwachstum und geht der klinischen Manifestation eines Rezidivs oder von Metastasen um Monate voraus. Ein solcher Anstieg kann in einzelnen Fällen auch dann beobachtet werden, wenn der präoperative CEA-Wert im Normbereich gelegen hat.

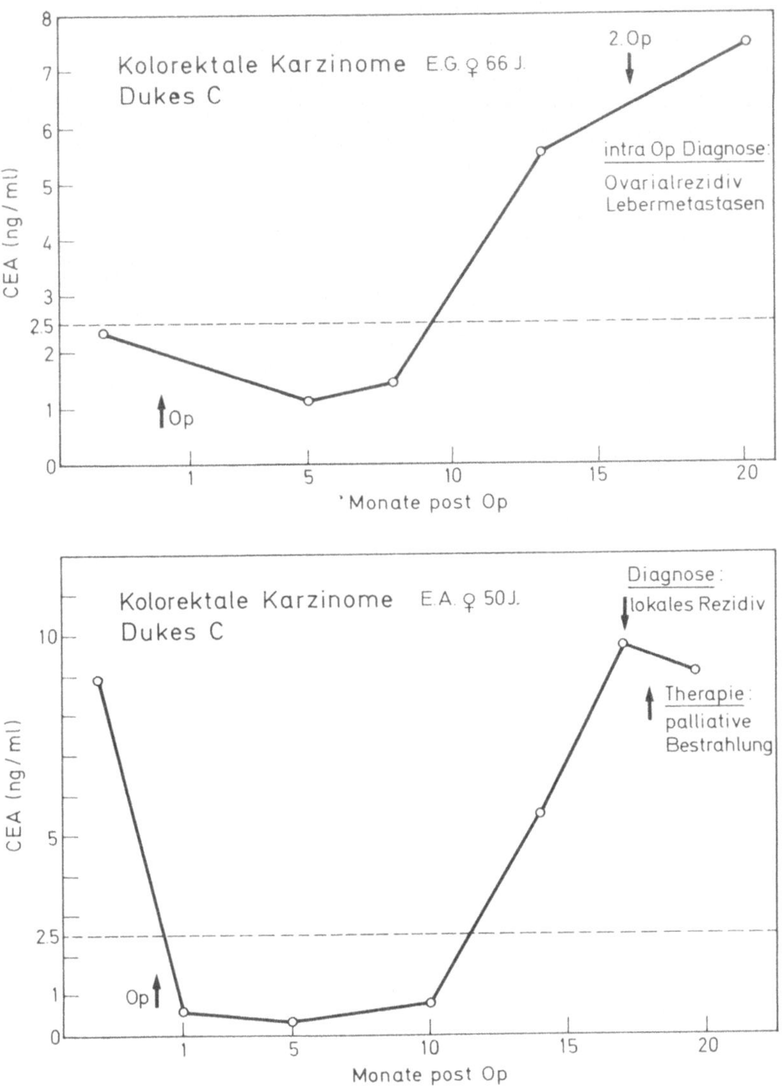

Abb. 2. Typische postoperative CEA-Verlaufskontrollen nach Resektion kolorektaler Karzinome II

Experimentelle Überprüfung

Methode

In einer ausgedehnten Studie sind wir der Frage der Aussagekraft solcher Follow up-Untersuchungen nachgegangen. Es wurden bei insgesamt über 2000 CEA-Bestimmungen neben anderen Tumoren 233 Patienten mit kolorektalen Karzinomen postoperativ kontrolliert (Abb. 3). Soweit auch präoperative Werte vorlagen, was für die Beurteilung einer Rezidiv- bzw. Metastasenentstehung jedoch nicht von entscheidender Bedeutung ist, ist die Zuordnung der CEA-Werte zu der jeweiligen Lokalisation der Tumoren Abb. 4 zu entnehmen. Hierbei zeigt sich, wie bereits oben ausgeführt, daß in einem nicht unerheblichen Prozentsatz normale CEA-Werte gefunden werden. Es bleibt zu betonen, daß dieses Verteilungsmuster annähernd dem der Tumorausdehnung entspricht (Abb. 5).

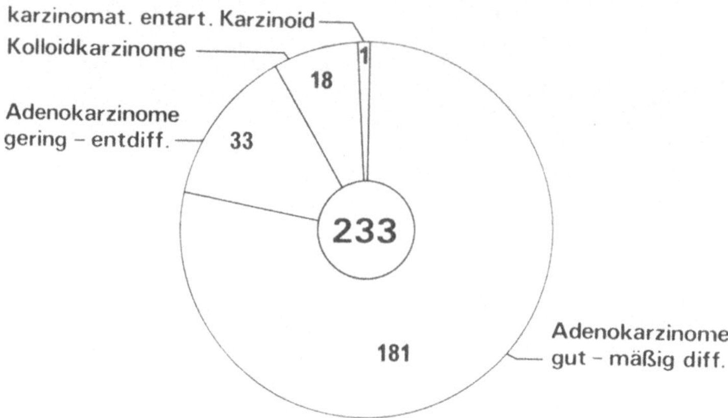

Abb. 3. CEA-Studie: Histologische Differenzierung operativ behandelter kolorektaler Karzinome (n = 233)

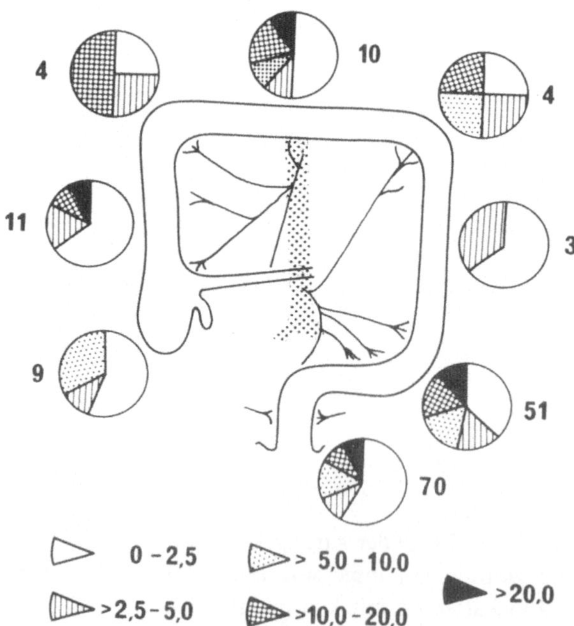

Abb. 4. CEA-Studie: Verteilung der operativ behandelten kolorektalen Karzinome nach Lokalisation und präoperativem CEA-Wert (n = 162)

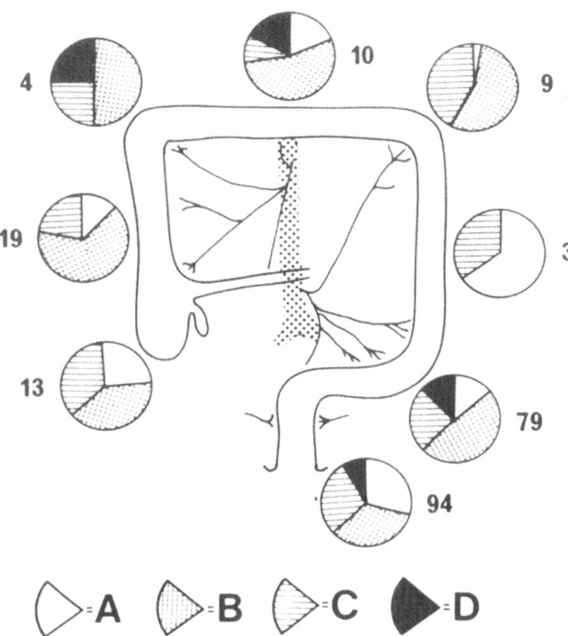

Abb. 5. CEA-Studie: Verteilung der kolorektalen Karzinome nach Lokalisation und Tumorausdehnung nach Dukes (n = 233)

Diagnose

Von unserem Kollektiv von 233 Patienten konnten 199 radikal operiert werden, wobei die Beurteilung sowohl makroskopisch als auch histologisch ausschlaggebend war. In 183 Fällen erfolgte eine einfache Radikaloperation, in 5 Fällen eine erweiterte Radikaloperation ohne Tumorbefall der Nachbarorgane, während 12mal eine erweiterte Radikaloperation bei bereits einsetzender Tumorinfiltration in die Nachbarorgane notwendig wurde. Bei 34 Patienten war das Tumorgeschehen zum Zeitpunkt der Operation bereits soweit fortgeschritten, daß in 17 Fällen nur eine Palliativoperation mit Tumorresektion, in 15 Fällen eine Palliativoperation ohne Tumorresektion durchgeführt werden konnte und zweimal ein Eingriff als Probelaparotomie beendet werden mußte.

Prognose

Da bekanntermaßen eine Rezidiv- bzw. Metastasenentstehung nach Radikaloperation mit der bereits bei der Erstoperation vorgefundenen Tumorausdehnung (TNM, Dukes) korreliert, finden sich auch in der weiteren Nachsorge entsprechende CEA-Verlaufstendenzen (3). Eigene Beobachtungen zeigen, daß ein Wiederanstieg des CEA-Wertes nach erfolgter Operation mit der Höhe der präoperativen CEA-Werte in den meisten Fällen zu korrelieren ist. Auch bei den Patienten, von denen keine präoperativen CEA-Werte vorlagen, kam es zum Anstieg der CEA-Werte bei Verlaufskontrollen in Korrelation mit der wieder einsetzenden Tumorausdehnung. Inwieweit diese

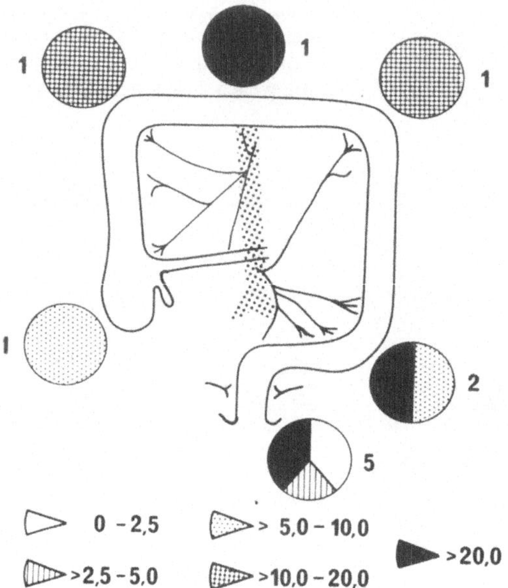

Abb. 6. CEA-Studie: CEA-Wert und Lokalisation der operativ behandelten Rezidive (n = 11)

Verlaufskurven bei einer Rezidiventstehung mit den tatsächlich klinisch zu erhebenden Befunden übereinstimmen, zeigt Abbildung 6, wobei in dieser Darstellung nur diejenigen Patienten berücksichtigt sind, bei denen durch eine Reoperation eine sichere Zuordnung zur Rezidivausdehnung möglich war.

Die Verhältnisse bei Operationen, die bei bereits erfolgter Metastasierung gegeben waren, ist in Abbildung 7 veranschaulicht.

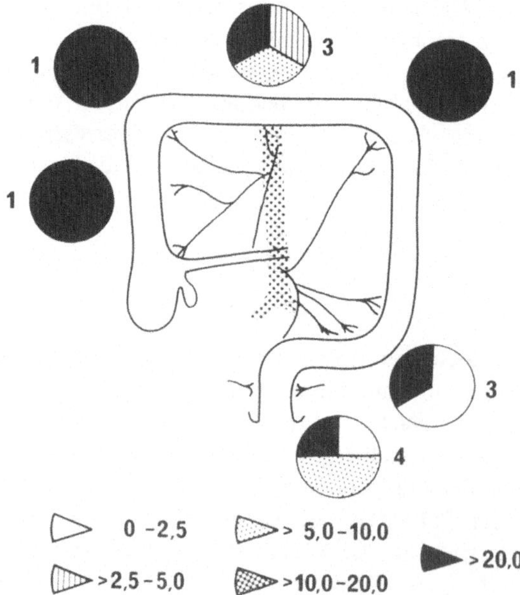

Abb. 7. CEA-Studie: CEA-Wert und Lokalisation der operativ entfernten Primärtumoren bei durch Reoperation nachgewiesenen Metastasen (n = 13)

Schlußfolgerungen

Für eine exakte klinische Wertung postoperativer CEA-Verlaufskontrollen sind folgende Punkte von entscheidender Bedeutung:

1. Postoperativ nicht direkt in den Normalbereich abfallende CEA-Werte (innerhalb 4–6 Wochen) schließen eine Radikaloperation nicht aus.
2. Ein kurzfristiger postoperativer CEA-Anstieg (innerhalb von 4–6 Wochen) ist für das Tumorgeschehen nicht aussagekräftig.
3. Ein postoperativer CEA-Anstieg (ab 2. oder 3. postoperativem Monat) ist ein verläßliches Indiz für eine Rezidiv- und/oder Metastasenentstehung.
4. Ein postoperativ nicht ansteigender CEA-Wert schließt ein erneutes Tumorwachstum in wenigen Fällen nicht aus.

In allen Fällen, bei denen ein CEA-Anstieg während der Follow up-Kontrollen feststellbar war, erfolgte dieser zu einem wesentlich früheren Zeitpunkt, als klinisch eindeutig feststellbare Rezidiv- bzw. Metastasenzeichen zu sichern waren. Hieraus resultiert die Möglichkeit, durch ein möglicherweise rechtzeitiger einsetzendes Therapiekonzept wie „Second look"-Operation, Bestrahlung oder zytostatische Therapie den Behandlungserfolg wesentlich zu verbessern. Darüberhinaus handelt es sich bei der CEA-Bestimmung um einen den Patienten kaum belästigenden Eingriff.

Literatur

1 Gold P, Freedman SO (1965) Specific carcinoembryonic antigens of the human digestive system. J Exp Med 122: 467
2 Kania J, Wintzer G, Uhlenbruck G (1978) The predicted structure and implication of the N-terminal sequence of the carcinoembryonic antigen (CEA). Cancer Biochem Biophys 3: 7
3 Staab HJ, Anderer FA, Stumpf E, Fischer R (1977) Carcinoembryonales Antigen (CEA). Dtsch Med Wochenschr 102: 1082
4 Wintzer G, Ulrich S, Bohr H, Uhlenbruck G (in print) Carcinoembryonic antigen (CEA) and its relationship to tumorcell differentiation. Joint Meeting of the Section of Proctology, May 18–20 1978. The Royal Society of Medicine, London Cologne
5 Wintzer G, Uhlenbruck G (1978) Die Bedeutung kombinierter CEA- und Serumglykoproteinbestimmungen in der Tumordiagnostik. Verh Dtsch Ges Inn Med 84: 579

Die CEA-Bestimmung in der Nachsorge des kolorektalen Karzinoms

H. KIVELITZ, B. ULRICH, A. JÜNEMANN, J. NAUHAUS

„Der CEA-Test ist aufgrund seiner hohen Empfindlichkeit und guten Reproduzierbarkeit ein gutes diagnostisches Hilfsmittel in der postoperativen Nachsorge von Tumorpatienten" (1, 2, 3, 4, 9). Dieser Behauptung sind wir in den vergangenen 26 Monaten nachgegangen.

Von den CEA-Bestimmungen in Körperflüssigkeiten eignen sich hauptsächlich die Radioimmunoassays (7). Wir verwenden die Methode nach Abbott, wobei als oberer Grenzwert für nichtrauchende Normalpersonen im Serum und Plasma eine Konzentration von 2,5 ng/ml gilt (8).

Wir konnten im Rahmen regelmäßiger Krebsnachsorge bei Patienten mit histologisch gesichertem Adenokarzinom im kolorektalen Bereich feststellen, daß

1. ein postoperativer CEA-Titerabfall innerhalb der 1.–4. Woche in den Normbereich der Vollständigkeit der Resektionen folgt,
2. der postoperative – zunächst mäßiggradig abfallende und dann wieder langsam ansteigende – CEA-Gehalt mit der Entstehung von Lokalrezidiven korreliert und
3. schnelle ansteigende CEA-Werte innerhalb von zwei Monaten mit dem Auftreten von Fernmetastasen verbunden waren.

Die postoperative Änderung der CEA-Konzentration bei tumorresezierten Patienten ist durch ihre Tendenz aussagekräftig.

Von 728 Patienten mit Karzinomen im kolorektalen Bereich konnten 531 klinisch radikal operiert werden, dies entspricht einer Resektionsquote von 74%. Die Rezidivquote beträgt 13,6%, davon waren 13% operabel. Das Rezidiv trat meist in den ersten 24 Monaten, am häufigsten nach 3, spätestens nach 40 Monaten, im Durchschnitt nach 10 Monaten auf. Wir sahen bei 40% aller Primärtumoren den CEA-Spiegel erhöht, bei 90% der Rezidivoperierten mit präoperativ positivem CEA-Werte die Konzentration postoperativ wieder ansteigen. Die klinische Manifestation lief hierbei mit der der CEA-Titererhöhung etwa parallel. Der niedrigste CEA-Wert lag bei 4,3 ng/ml, der Höchstwert bei 400 ng/ml. Hohe CEA-Werte konnten ausschließlich bei Fernmetastasierung gefunden werden.

Negative Fehlbestimmungen kamen also in 10% der Fälle bei präoperativ positivem Titer vor. So lagen bei einem Patienten, der nach Resektion eines Rektumtumors wegen eines Rezidivs operiert werden mußte, die CEA-Werte nur geringfügig über dem Normbereich bei ausgeprägtem retroperitonealem Befall.

Falsch-positive Ergebnisse, die wir in 30% feststellten, müssen weiter geklärt werden. Ein zwischenzeitlicher Anstieg des CEA-Gehaltes um 3 ng/ml war nicht beweisend

Chirurgische Universitätsklinik und Institut für Klinische Chemie und Laboratoriumsdiagnostik Düsseldorf

für eine Metastasierung. In diesen Fällen war bei der Kontrolluntersuchung der Titer wieder auf Werte unter 2 ng/ml abgefallen. Es handelte sich z.B. um Patienten mit einer interkurrenten, akuten Infektion der Atemwege. Eine signifikante Erhöhung der CEA-Spiegel bei Rauchern ist auch an unseren Zahlen abzulesen.

Der erhöhte CEA-Gehalt bei gesunden Patienten ist kein Beweis, daß ein Primärtumor oder ein Rezidiv entstanden ist. Eine CEA-Konzentration unter 2,5 ng/ml schließt einen Tumor nicht aus.

Die CEA-Spiegel bei gesunden Probanden schwanken um 2 ng/ml. Ob eine Krebsdisposition in den Familien, das sog. Krebsfamiliensyndrom, besteht, wie es in der Literatur oft behauptet wird, kann aus unseren Ergebnissen nicht abgelesen werden.

Der CEA-Test gilt nach erfolgreicher chirurgischer Behandlung als wertvoller Hinweis für den klinischen Zustand des Patienten. Wir messen der Rückkehr der Konzentration in den Normalbereich nach klinisch radikaler Tumorresektion große Bedeutung bei. Danach konnten wir 80% unserer resezierten Patienten mit präoperativ erhöhtem CEA-Gehalt als radikaloperiert ansehen. Wir führen eine zytostatische Therapie – die zur Erhöhung des CEA-Titers führen kann – als obligate Maßnahme beim kolorektalen Adenokarzinom nicht durch und haben so, durch die Kontrolle des CEA-Spiegels, einen Anhaltspunkt für die weitere Prognose.

Inzwischen ist aufgrund der Erfahrung die Begeisterung einer kritischen Bewertung gewichen. Es ergibt sich die größte Schwierigkeit bei der Interpretation von CEA-Spiegeln bei der Früherkennung des Malignoms.

Bei der Frühdiagnose eines Rezidivs ist die Bedeutung des Titers höher. Nach der Roche-Studie kommen bei der Hälfte aller primären Kolonkarzinomträger normale bis geringfügig erhöhte CEA-Spiegel vor (8). Der Prozentsatz falsch-negativer Befunde ist somit hoch. CEA-Plasmaspiegel über 20 ng/ml kommen nur selten, d.h. bei etwa einem Viertel der Darmkrebspatienten vor. Eine Verbesserung der Früherkennung von Metastasen ist gegeben. In der Weltstatistik ist sie von 65% auf 95% angestiegen (5, 6). Nach unseren Erfahrungen ist die CEA-Bestimmung keine Methode zur Früherkennung eines Malignoms, sondern eher der Früherkennung eines Malignomrezidivs. Hierbei ist festzustellen, daß negative Ergebnisse in keiner Weise ein Frührezidiv ausschließen.

Für einen Teil unserer Patienten hat somit die CEA-Spiegelbestimmung eine wesentliche Bedeutung in der Kontrolle der Therapie und des Krankheitsverlaufs bei bekanntem und behandeltem kolorektalen Karzinom.

Literatur

1 Hansen JH, Snyder JJ, Miller E, Vandevoorde JP, Miller ON, Hines LR, Burns JJ (1974) Carcinoembryonic antigen (CEA) assay. A laboratory adjunct in the diagnosis and management of cancer. Hum Pathol 5: 139

2 Heidl G, Grossmann H, Müller M (1973) Das karzinoembryonale Antigen (CEA), ein bedeutsames tumorassoziiertes Antigen des Menschen. Dtsch Gesundheitswes 28: 875

3 Holyoke E, Chu, MT, Murphy GP (1975) CEA as a monitor of gastrointestinal malignancy. Cancer 35: 830

4 Lammerz R, Fatsch-Moghadam A (1975) Carcinofetale Antigene (I. Alpha-Fetoprotein). Klin Wochenschr 53: 147

5 Lammerz R, Fatch-Moghadam A (1975) Carcinofetale Antigene (II. Carcinoembryonales Antigen ,CEA). Klin Wochenschr 53: 193
6 Lammerz R, Fatch-Moghadam (1975) Carcinofetale Antigene (III. Andere carcinofetale Antigene. Klin Wochenschr 53: 403
7 Mach JP, Psztaszeri G, Dysli M, Kapp F, Bierens de Haan B, Loosli RM, Grob P, Isliker H (1973) Der radioimmunologische Nachweis des Carcino-Embryonic-Antigens (CEA) im Plasma von Karzinompatienten. Schweiz Med Wochenschr 103: 365
8 CEA-ROCHE Carcinoembryonic Antigen assay. An in vitro test to aid in the management and diagnosis of cancer. ROCHE-Diagnostic (1974)
9 Vider M, Kashmiri R, Hunter L, Moses B, Meeker WR, Utley JF, Maruyama Y (1974) Carcinoembryonic antigen (CEA) monitoring in the management of radiotherapeutic patients. Oncology 30: 257

Nachsorge und EDV, Erfahrung mit einem Kleinrechner in einer Tumornachsorge

R. SCHUNCK, G.H. OTT, C. BAUNACH

Die routinemäßig durchgeführte Tumornachsorge ist in der BRD immer noch keine Selbstverständlichkeit. Die Ursache ist in erster Linie darin zu sehen, daß für den Krankenhausarzt neben der Sprechstunde die Organisation der Tumornachsorge eine zeitraubende Tätigkeit darstellt. Durch den Einsatz eines Kleinrechners der Firma SKS mit 24 K Speicherkapazität, ausgerüstet mit Floppy- und Kassettenlaufwerken, wollten wir prüfen, ob in einer mittleren chirurgischen Abteilung eine Verbesserung der bestehenden Tumornachsorge und darüber hinaus eine Entlastung für den behandelnden Arzt im Krankenhaus erreicht werden kann [1].

Unsere Tumornachsorge basierte bereits langfristig auf einem funktionierenden klinischen Krebsregister, von dem alle Tumorpatienten unserer Abteilung aktuell erfaßt, die Weiter- oder Nachbehandlung koordiniert und ein regelmäßiges follow up für alle Patienten garantiert wurde. In den letzten drei Jahren haben wir versucht, Schritt für Schritt die verschiedenen Bereiche der Tumornachsorge durch unsere EDV-Anlage zu unterstützen.

Das bestehende Tumorarchiv wurde belassen, von jedem Patienten wurden die tumorrelavanten Daten, insbesondere die Diagnose, die Histologie, die durchgeführte Therapie und der Nachsorgeverlauf auf Datenträger aufgenommen (Abb. 1). Alle Daten wurden anhand international gültiger Schlüsselsysteme codiert, die Personaldaten entsprechend dem gültigen Datenschutzgesetz verschlüsselt eingegeben (Tabelle 1). Unter verschiedensten Fragestellungen wurde damit der aktuelle Zugriff zum Krankheitsverlauf aller im Register erfaßten Patienten ermöglicht.

Die Einbestellung und lückenlose terminliche Überwachung eines größeren Kollektives von Tumorpatienten stellt einen wesentlichen Teil des Arbeitsaufwandes innerhalb der Tumornachsorge dar. Hierzu wurde ein umfangreiches, automatisches Einbestellsystem entwickelt. Unsere Patienten werden vom Rechner zu vorgegebenen

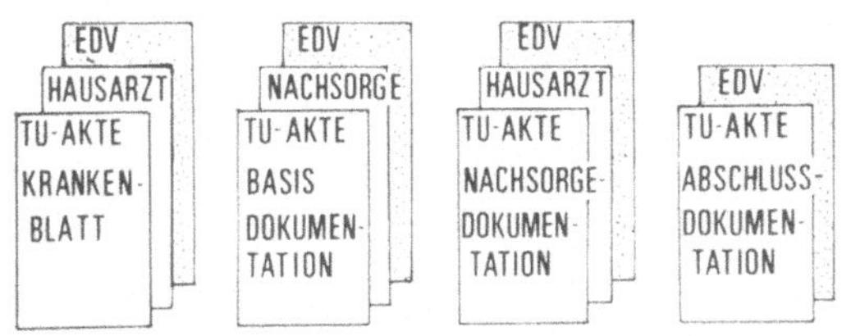

Abb. 1. Erfassungsgrundlagen in der Tumornachsorge

Chirurgische Abteilung des Evangelischen Krankenhauses Bad Godesberg
1 Mit finanzieller Untersützung des Bundesministeriums für Jugend, Familie und Gesundheit

Tabelle 1. EDV-Integration in der Tumornachsorge

Anwendungsgebiet	Nutzen
1. Archiv	Erstellung von Patientenlisten
2. Einbestellung und Koordination	Automatische Einbestellung
3. Arztbriefschreibung und Anfrageaktionen	Komfortabler, fehlerfreier Befundbericht
	Vermindern des zeitraubenden Büroaufwandes
4. Statistik und Datenprüfung	Häufigkeitsbetrachtungen, statistische Tests
	Diagnosen-Therapie-Kontrolle

Terminen mit persönlich abgefaßten Standardbriefen zur Tumornachsorge-Sprech-
stunde einbestellt. Die nicht erschienenen Patienten werden durch ein abgestuftes
Mahnsystem insgesamt dreimal angeschrieben. Meldet ein Patient sich auch dann
noch nicht, findet eine Anfrage beim Hausarzt und anschließend beim Einwohnermeldeamt automatisch statt. Für die Vorbereitung und zur Unterstützung der Sprech-
stunden werden Listen der einbestellten Patienten ausgedruckt. Jeder mitbehandelnde
Arzt erhält einen detallierten Bericht über das Ergebnis der Nachuntersuchung. Diese
Briefe werden aus variablen Textbausteinen zusammengesetzt und können deshalb
kurzfristig erstellt werden.

Regelmäßig anfallende Anschreibeaktionen an unsere Patienten und die mitbehan-
delnden Ärzte, z.B. zur Spätschicksalserhellung oder zur Information der Anus praeter-
Träger über die Möglichkeit einer Magnetverschlußimplantation, können mit Hilfe der
gespeicherten Adressen und des vorhandenen Textsystems mit geringem Arbeitsauf-
wand jederzeit durchgeführt werden.

Eine qualifizierte statistische Auswertung bei der Vielzahl der im Verlauf der
Behandlung und Nachsorge anfallenden Daten ist mit Strichlisten nicht mehr praktikabel. Unabhängig von einer Großrechenanlage können wir entsprechend unseren
Bedürfnissen Häufigkeitsbetrachtungen und die wichtigsten statistischen Tests durchführen. Darüber hinaus ist es möglich, durch Akkumulation aller Informationen über
einen Patienten ein lückenloses Pathogramm zu erstellen. Der Begriff des Patho-
gramms wurde bereits an anderer Stelle durch Herrn Ott erläutert. Werden kompli-
ziertere Auswertungen verlangt, so ist die volle Kompatibilität unserer Datenträger
zu einer Großrechenanlage gegeben (Tabelle 2).

Ein Kleinrechner der hier vorgestellten Größenordnung wird für etwa 50.000 DM
von mehreren Firmen angeboten. Die jährlichen Folgekosten sind mit 6000—7000 DM

Tabelle 2. Kostenanalyse der EDV

	EDV-Kosten (DM)
1. Hardware	50.000
2. Verbrauchsmaterial	
(Papier, Floppies, Kassetten etc.)	3.000
3. Wartung (ca. 7% von 50.000) pro Jahr	3.500
4. Software	
5. Personal	

zu beziffern. Nur muß hierbei bedacht werden, daß die Hardware den geringsten Kostenfaktor darstellt. Die Entwicklung der Software hingegen stellt nach wie vor finanziell und personell für mittlere Krankenhäuser ein besonderes Problem dar, denn die von der Industrie angebotenen Standardsoftwarepakete für die mittlere Datenverarbeitung sind in erster Linie kaufmännisch orientiert und nicht für die medizinische Datenverarbeitung entwickelt worden. Einige Programme konnten mit erheblichem Aufwand für uns modifiziert werden, andere mußten völlig neu erstellt werden (Abb. 2).

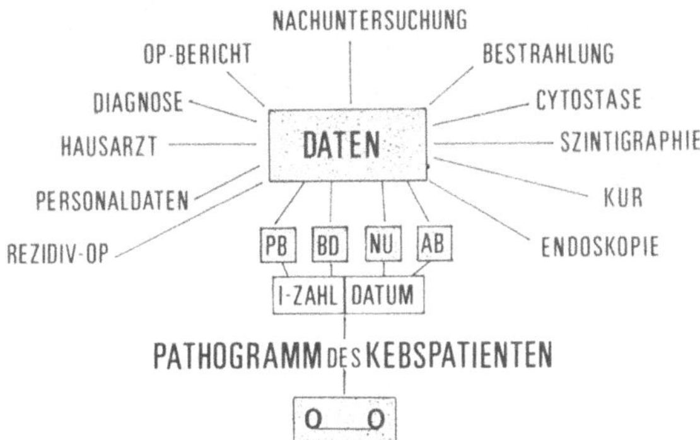

Abb. 2. Datensammlung und -zusammenführung in der Tumornachsorge

Tabelle 3. EDV-Einsatzmöglichkeiten innerhalb einer mittleren chirurgischen Abteilung

Datenerfassung	Textverarbeitung	Auswertung/Statistik	Abrechnungswesen
Allg. Krankenblatt für alle stat. chir. Patienten	Ambl. Arztbriefschreibung	Sortieren	Privat-Abrechnung
		Selektieren	Kassen-Abrechnung
Basisdokumentation für Tumorpatienten	Tumornachsorge Berichterstattung	Häufigkeitsbetrachtungen	BG-Verfahren
Folgeerhebung für Tumorpatienten	Anschreibeaktionen (z.B. einmalige Kontrolle von Leistenbruchoperierten Patienten)	Listenerstellung (Adressen, OP-Katalog, Diagnosen, Therapie)	
OP-Buch		Datensicherung	
Abschlußerhebung	Stat. Arztbriefschreibg. OP-Berichtschreibung	Statistische Tests	
NAW-Einsätze	Befundschreibung (Rö-Berichte, Szintigraphie, Endoskopie, Konsile etc.) usw.	Graphische Darstellungen	
Spez.Dok. Frakturen		Plausibilitätsprüfungen (für z.B. Diagnose-Lokalisation) usw.	
Spez.Dok. Handchirurg.			
Spez.Dok. urol. Pat. usw.			

Der Einsatz einer mittleren Datenverarbeitungsanlage im Rahmen einer Tumornachsorge ist möglich und führt zu einer spürbaren Entlastung. Die EDV ist aber lediglich als Unterstützung einer gut funktionierenden Tumornachsorge sinnvoll und kann diese nicht ersetzen. Die erheblichen Kosten, die mit dem Betrieb einer mittleren Datenverarbeitungsanlage vom Kauf bis zur Bedienung zwangsläufig verbunden sind, rechtfertigen den Einsatz innerhalb der Tumornachsorge nur dann, wenn auch weitere Bereiche der Abteilung durch die Anlage entlastet werden. Die Tabelle 3 zeigt einen Teil der Einsatzmöglichkeiten einer EDV innerhalb einer chirurgischen Abteilung. Datenerfassung, Textverarbeitung sowie Auswertung oder Statistik fallen auch in anderen Bereichen jeder Krankenhausabteilung an. Die Artztbriefschreibung im stationären und ambulanten Bereich sowie die OP-Berichtschreibung kann zum größten Teil über das Textsystem geschehen, die Auswertung über Diagnose und Therapiehäufigkeit bis hin zur mittleren Verweildauer dürfte für jede Abteilung interessant sein. Darüber hinaus stehen von der Industrie auch Programme für das Abrechnungswesen zur Verfügung. Die hervorgehobenen Teile sind bereits realisiert, die übrigen Punkte befinden sich in der Vorbereitungs- oder Erprobungsphase.

Literatur

1 Krebsnachsorge, eine Gemeinschaftsaufgabe von Klinik und Praxis. GBK Mitteilungsdienst Nr. 21, Juni 1978
2 Dokumentation der Krebsnachsorge bei operierten Patienten. Langenbecks Arch (im Druck)

Statistische Verfahren zur Bestimmung von Überlebensraten

H. STÖWE, I. THIELEMANN-JONEN, W. STOCK

Im Rahmen einer Nachsorgesprechstunde werden laufend Patientendaten erfaßt und dokumentiert, deren systematische Auswertung geboten ist. Insbesondere wichtig zur Überprüfung von Therapien sind langfristige Statistiken der Überlebens- und Rezidivraten. Zur Bestimmung von Überlebensraten sollen drei Verfahren im folgenden vorgestellt werden; Rezidivraten werden entsprechend berechnet.

Darstellung von Überlebensraten

Zunächst ist noch zu klären, wie eine Überlebensrate dargestellt wird, was sie ist und soll. Zur Erklärung der Darstellung dient die Abbildung 1: Die Abszisse ist die Zeitskala, die in Monate oder Jahre eingeteilt sein kann. Die Zeit wird für jeden Patienten von seinem Behandlungsbeginn an gerechnet, je nach Situation auch einheitlich vom Symptombeginn oder von der Diagnosestellung aus. Die Ordinate gibt die Überlebensrate in Prozent an. Man kann alternativ auch die Zahlen 0, 0,5 und 1 auftragen oder eine logarithmische Skala benutzen. Zur Darstellung von Sterberaten oder Rezidivraten wird die Kurve um die 50%-Linie gespiegelt. Die Kurve zeigt die Überlebensrate in Abhängigkeit von der Zeit. Sie startet bei 100%, d.h. bei Behandlungsbeginn leben alle betrachteten Patienten. Häufig fällt die Kurve am Anfang stark, bedingt durch Mißerfolge bei der Behandlung, verläuft dann zeitweise flacher und strebt schließlich gegen Null aufgrund der Alterssterblichkeit der Patienten.

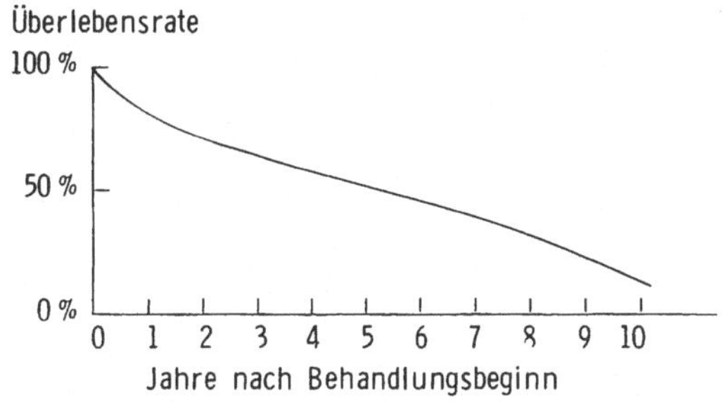

Abb. 1. Typische Überlebensratendarstellung

Chirurgische Universitätsklinik Köln-Lindenthal

Zweck von Überlebensraten

Wir verfolgen mit der Bestimmung von Überlebensraten die folgenden Ziele:

1. Zusammenfassung und Abstraktion von Verläufen,
2. Vergleiche von Patientenkollektiven oder Therapien,
3. Risikoanalyse und Prognose.

Diesen Zielen entspricht es nicht, die Überlebensrate in naheliegender Weise zu definieren, nämlich als den Anteil der Patienten, der überlebt hat. Vielmehr scheint die folgende Definition geeigneter zu sein:

Eine Überlebensrate ist eine Schätzung der über das Kollektiv gemittelten *Überlebenschancen* der Patienten. Dieser Definition liegt die Vorstellung zugrunde, daß jeder Patient eine zeitabhängige Überlebenschance hat, und daß seine Überlebenszeit eine zufällige Realisation davon ist. Selbstverständlich sind abweichende Zielsetzungen und Definitionen für Überlebensraten möglich.

Entsprechend dem vertretbaren Rechenaufwand und der Wichtung der oben angeführten Ziele sind unterschiedliche Schätzungen der gemittelten Überlebenschance und damit unterschiedliche Verfahren sinnvoll. Hier sollen ein direktes, ein kumulatives und ein analytisches Verfahren vorgestellt werden. Jedes davon ist vorrangig für eines der drei Ziele geeignet.

Verläufe

Als Grundlage zur Bestimmung der Überlebensraten dienen die Verläufe der Patienten. In Abbildung 2 sind die möglichen Verläufe eines Patienten dargestellt. Es sind nur die Informationen wiedergegeben, die in die Rechnung eingehen. Jedem Patienten wird eine Linie zugeordnet. Sie beginnt mit dem Behandlungsbeginn und endet mit dem Stichtag, einem für alle Patienten einheitlichen Datum. Es soll möglichst von allen Patienten bekannt sein, ob sie am Stichtag leben. Falls ein Patient nach dem Stichtag stirbt, wird diese Information nicht berücksichtigt. Da die Zeit seit Behandlungsbeginn unterschiedlich ist, erscheint der Stichtag auf der Zeitskala verschieden weit rechts. Es gibt drei Möglichkeiten, die durch Symbole unterschieden sind:

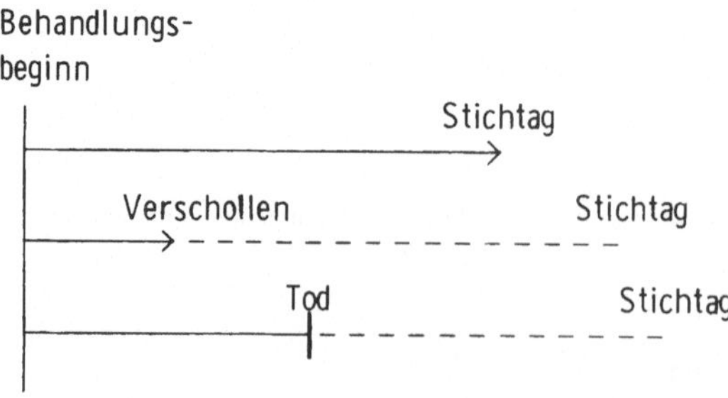

Abb. 2. Allgemeine Verlaufsbeschreibung, eine Linie pro Patient (Erklärung s. Text)

der Patient lebt noch am Stichtag, er ist verschollen, oder er ist vor dem Stichtag verstorben.

Die Abbildungen 3 und 4 zeigen unten die Verläufe von 5 Patienten: Bis zum Stichtag wurden zwei beobachtet, zwei starben vorher, und einer ist verschollen. Die für die Statistiken sehr kleine Zahl von fünf Patienten dient nur zur besseren Demonstration des direkten und des kumulativen Verfahrens.

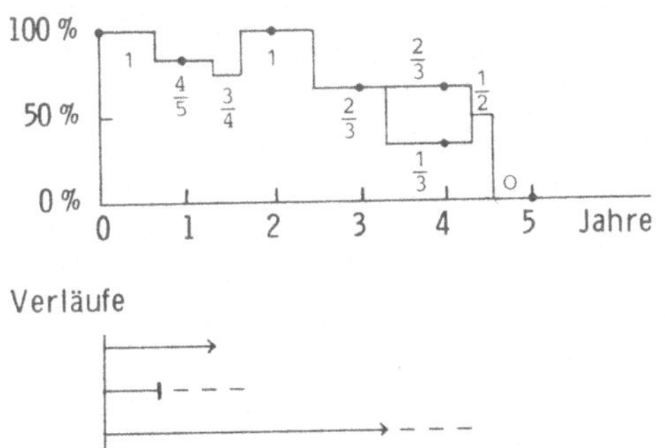

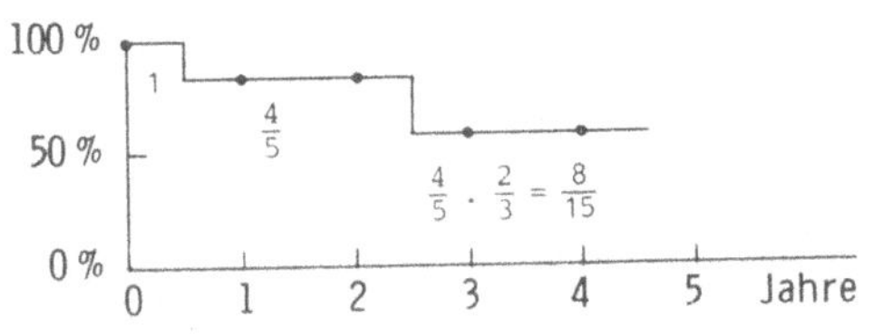

Abb. 3. Beispiel von fünf Patientenverläufen mit daraus nach dem direkten Verfahren berechneter Überlebensrate

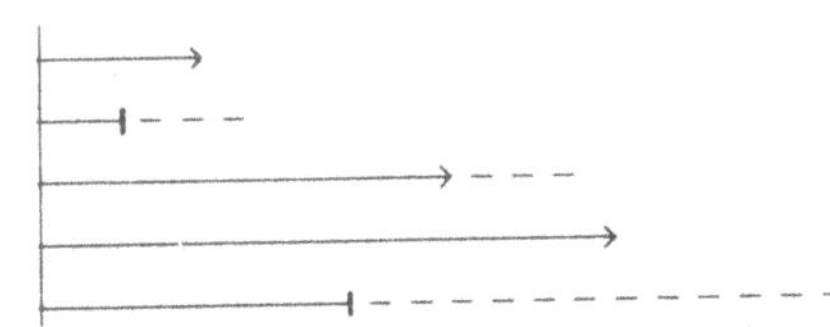

Abb. 4. Patientenverläufe wie in Abb. 3 mit daraus nach dem kumulativen Verfahren berechneter Überlebensrate

Das direkte Verfahren

Das einfachste brauchbare Verfahren ist das direkte. Um damit die Überlebensrate z.B. nach drei Jahren zu berechnen, werden nur die Patienten betrachtet, deren Behandlungsbeginn mindestens drei Jahre vor dem Stichtag liegt. Wenn davon keine verschollen sind, ist die Überlebensrate das Verhältnis der Lebenden zur Gesamtzahl.

Andernfalls ist das Ergebnis nicht eindeutig bestimmt. Die folgende Formel gibt die
Überlebensrate S (t) nach t Jahren wieder

$$\frac{A}{A + U + D} \leqslant S(t) \leqslant \frac{A + U}{A + U + D} \tag{1}.$$

Dabei bedeuten die Buchstaben A, U und D die lebenden (alive), verschollenen (un-
traced) und verstorbenen (dead) Patienten, deren Behandlungsbeginn mindestens
t Jahre zurückliegt.

Die Punkte auf der Kurve oben in Abbildung 3 sind die Überlebensraten nach voll-
endeten Jahren: Die Kurve fällt im ersten Jahr von 1 (100%) auf 4/5 (80%), da einer
von fünf Patienten stirbt. Sie steigt dann beim zweiten Jahr wieder auf 1 (100%), da
nur bei drei Patienten der Behandlungsbeinn zwei Jahre zurückliegt und diese noch
leben. Nach drei Jahren leben noch zwei der drei Patienten, die Überlebenrate ist
2/3 (67%). Nach vier Jahren ist ein Patient verschollen, es leben noch ein oder zwei
der drei Patienten, die Überlebensrate liegt zwischen 1/3 (33%) und 2/3 (67%). Nur
bei einem Patienten wurde die Behandlung vor über fünf Jahren begonnen, er ist
inzwischen verstorben, und die 5-Jahresüberlebensrate ist auf 0 abgesunken.

Dieses Verfahren ist für einen Zeitpunkt sehr einfach zu verstehen und zu benutzen, liefert aber insgesamt eine nicht immer eindeutige Kurve mit vielen unrealisti-
schen Sprüngen nach oben und unten. Dies liegt an dem im Laufe der Zeit abnehmen-
den Anteil berücksichtigter Patienten, wodurch sich auch eine relativ große statistische Ungenauigkeit ergibt.

Das kumulative Verfahren

Genauere, nicht steigende Kurven liefern kumulative Verfahren. Dabei wird die Überlebensrate sukzessive mit zunehmender Beobachtungszeit berechnet, so daß alle
Patienten das Ergebnis beeinflussen.

In Abbildung 4 ist für dieselben Verläufe wie eben das kumulative Verfahren von
Kaplan u. Meier (4) demonstriert. Die Überlebensrate beginnt bei 100% und bleibt
stückweise so lange konstant, bis ein Patient stirbt. Bei jedem Todesfall verringert
sich die Überlebensrate: Die Rate nach dem Tod ist die Rate vor dem Tod multipli-
ziert mit der relativen Überlebensrate. Diese ist das Verhältnis der beobachteten
Lebenden nach dem Todesfall zu der Anzahl davor.

Es wird bei dieser Version des Verfahrens vorausgesetzt, daß nicht zwei Ereignisse
zusammentreffen. Man kann die Rechnung durch folgende Formel ausdrücken:

$$S(t) = \prod_{T_n \leqslant t} \left(1 - \frac{1}{L_n}\right) \tag{2}.$$

Dabei bedeutet S (t) die Überlebensrate zur Zeit t, das Produkt läuft über alle Todesfälle, die vorher beobachtet wurden, und L_n ist die Zahl der vor dem Todesfall
lebenden.

Im Beispiel gibt es zwei Todesfälle. Beim ersten leben anschließend noch vier von fünf Patienten, und die Überlebensrate verringert sich von 1 (100%) auf 4/5 (80%). Beim zweiten Todesfall leben anschließend noch zwei von drei beobachteten Patienten, die relative Überlebensrate ist 2/3, und die Überlebensrate verringert sich um diesen Faktor auf 8/15 (53%).

Das skizzierte Verfahren liefert eine gute Schätzung der mittleren Überlebenschance und unterscheidet sich im Ergebnis kaum von anderen kumulativen Verfahren von Cutler u. Ederer (3) und Chiang (1). In der Arbeit von Stock et al. (s. Kap. 4) sind Beispiele von kumulativen Überlebensraten wiedergegeben. Die Stufen in den Kurven sind dabei geglättet dargestellt, indem die Punkte, welche vorgegebenen Zeiten entsprechen, geradlinig verbunden wurden.

Analytisches Verfahren

Beim analytischen Verfahren geht man davon aus, daß die Überlebenschance eines Patienten außer von der Zeit t noch von weiteren Daten wie Alter, Geschlecht, Diagnose und Therapie abhängt. Man macht deshalb einen Funktionsansatz für die Überlebenschance, der diese Abhängigkeit in Form einer Variablen x berücksichtigt. Zusätzlich muß die Funktion noch von mindestens einem Parameter p abhängen, der zur Anpassung an die Daten dient. Der gesamte Ansatz hat die Form

$$v = v(p, x, t) \tag{3}.$$

Ein Beispiel für eine Funktion v, das für eine Analyse allerdings viel zu einfach ist, ist das Produkt

$$v(p, x, t) = d^{-pt} \, v_{Norm}(x, t) \tag{4}$$

aus einem krankheitsbedingten Anteil, bei dem der Parameter p das konstante Sterberisiko ist, und der normalen Überlebensrate. Diese ist die Überlebensrate, die ein Mensch mit gleichem Alter und Geschlecht im Mittel in dem betreffenden Land hat. Einzelheiten dazu und zur Parameteranpassung findet man im Anhang.

Nach Anpassung der Parameter p ergibt sich die Überlebensrate (S(t) entsprechend der Definition als arithmetisches Mittel der Überlebenschancen aller Patienten aus dem Kollektiv:

$$S(t) = \frac{1}{N} \sum_{n=1}^{N} v(p, x_n, t) \tag{5}.$$

Die wesentlichen Eigenschaften des geschilderten Verfahrens sind:
1. Es nutzt die relevanten Informationen voll aus.
2. Es liefert nicht stückweise waagerecht verlaufende Kurven wie die anderen Verfahren, sondern glatte fallende Kurven, deren mögliche Verläufe man selbst festlegt.
3. Der Gefahr, die Funktion schlecht zu wählen, steht die Möglichkeit gegenüber, Erfahrungen aus anderen Studien einfließen zu lassen und so mit wenig Daten die Kurvenform gut zu schätzen.

4. Da das Verfahren die Überlebenschance in Abhängigkeit von Patientendaten
schätzt, eignet es sich besonders zur Risikoanalyse und Prognose.

   Zur Demonstration sind in der Abbildung 5 Ergebnisse des kumulativen und des
analytischen Verfahrens wiedergegeben. Die kumulativ bestimmte Stufenkurve zeigt
im oberen Bild bei einer zufälligen Stichprobe von etwa 5% relativ große Sprünge.
Die durch Dreiecke angedeutete glatte Kurve dagegen ist dabei schon recht ähnlich
der mit allen Daten bestimmten vom unteren Bild. Dazu wurde das analytische Verfahren mit einem einfachen Ansatz benutzt, der von Patientendaten unabhängig ist
und zwei freie Parameter enthält.

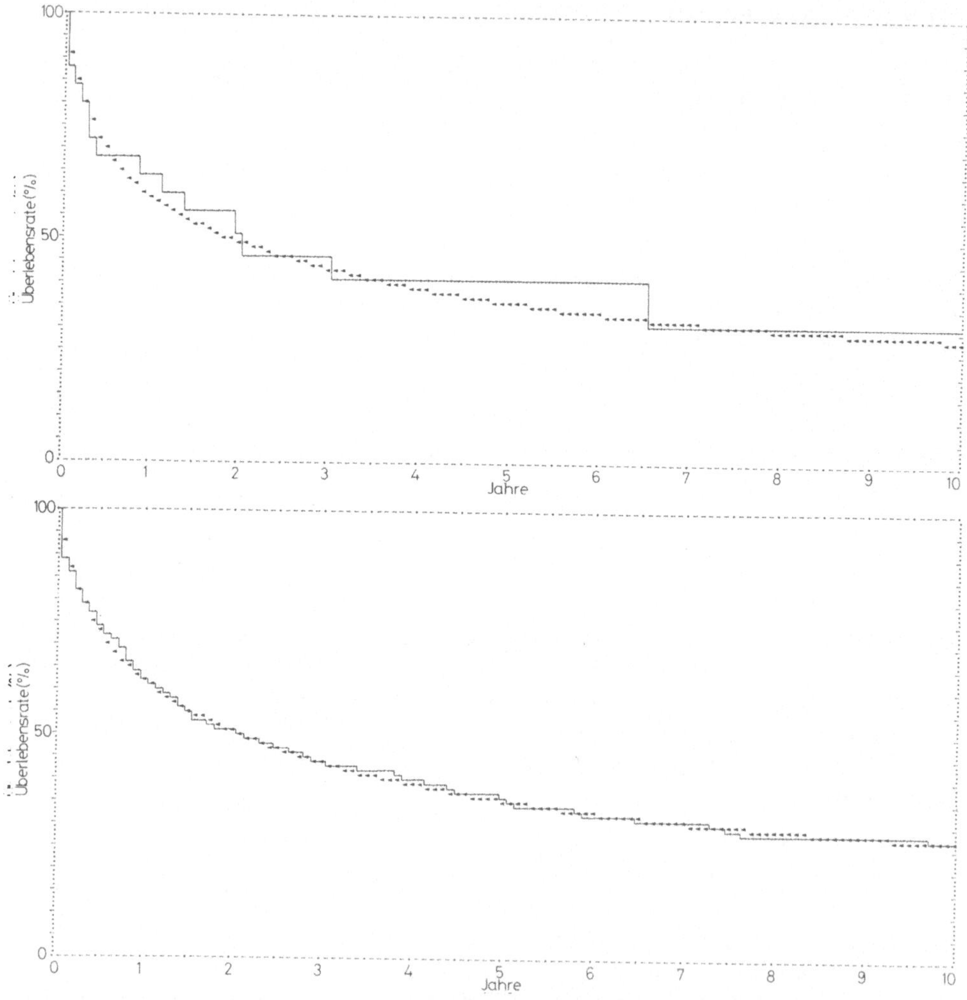

Abb. 5. Computerausdrücke zum Vergleich kumulativ (*Stufenkurven*) und analytisch (*Dreiecke*)
berechneter Überlebensraten von 462 Kolonkarzinompatienten (vgl. Zusammenstellung von
Stock et al., Kap. 4). Für das obere Bild wurde ein zufällige Stichprobe von 25 der 462 Patienten
benutzt

Korrigierte Überlebensrate

In der Tabelle 1 sind die wichtigsten Eigenschaften der drei vorgestellten Verfahren zusammengefaßt; jedes ist für seinen Anwendungsbereich gut geeignet. Unabhängig vom benutzten Verfahren ist oft eine anschließende Bestimmung der „korrigierten"

Tabelle 1. Gegenüberstellung wesentlicher Eigenschaften der drei vorgestellten Verfahren zur Berechnung von Überlebensraten

Direktes Verfahren	
Vorteil:	einfach
Nachteile:	unsicher, Kurvensprünge nach oben und unten
Hauptanwendung:	Zusammenfassung von Verläufen
Kumulatives Verfahren:	
Vorteil:	nur geringe Unsicherheit
Nachteil:	Kurvensprünge nach unten
Hauptanwendung:	Vergleich von Überlebensraten
Analytisches Verfahren	
Vorteile:	beste Informationsausnutzung, glatte Kurven
Nachteile:	kompliziert, u.U. Einschränkung der Kurven
Hauptanwendung:	Risikoanalyse

Überlebensrate erforderlich. Sie ist definiert als die (fiktive) Überlebensrate, die man bei Ausschaltung aller anderen Todesursachen erhalten würde, und dient dem Vergleich krankheitsbedingter Überlebensraten bei Kollektiven unterschiedlicher Altersverteilung oder aus unterschiedlichen Kulturkreisen. Ein solcher Vergleich ist streng genommen nicht möglich, da die Todesursachen nicht genügend genau dokumentiert werden und auch prinzipiell nicht immer trennbar sind. Man behilft sich deshalb mit folgender Methode: Die korrigierte Überlebensrate ergibt sich als Verhältnis der berechneten Überlebensrate zu der eines entsprechenden Teils der Gesamtbevölkerung:

$$S_{korr}(t) = S(t) / S_{Norm}(t) \tag{6}.$$

Es ist falsch, wie es manchmal geschieht, durch die normale Überlebensrate bei dem mittleren Patientenalter zu dividieren, da die normale Überlebensrate bei zunehmendem Alter immer schneller abnimmt.

Probleme

Neben den geschilderten Problemen mit unterschiedlichen Beobachtungszeiten, verschollenen Patienten, allgemeinem Kurvenverlauf und Rechenaufwand gibt es noch eine Reihe weiterer Probleme, die hier nur aufgezählt werden können:

- Erhebung vollständiger, zuverlässiger Daten
- Auswahl wesentlicher Einflußgrößen
- Schätzung von Vertrauensbereichen
- Vergleich von Überlebensraten
- Kombination von Rezidiv- und Überlebensraten
- Dokumentation und Vereinheitlichung von Datenerfassung und Auswertung.

Oft wird z.B. durch eine willkürliche, kaum dokumentierte Datenauswahl (etwa nach Alter oder Operationsradikalität, nur postoperativ überlebende oder nur leicht erreichbare Patienten, nur gefällige Ergebnisse) ein Vergleich zwischen Kliniken wesentlich stärker behindert als durch Unterschiede in den Verfahren. Neben der Auswahl eines angemessenen Verfahrens zur Bestimmung von Überlebensraten ist deshalb viel Aufwand und Sorgfalt bei der Planung, Durchführung und Präsentation einer klinischen Studie erforderlich.

Anhang zum analytischen Verfahren

Bei dem Funktionsansatz $v(p, x, t)$ (p Parameter, x Patientendaten, t Zeit ab Behandlungsbeginn) ist folgendes zu beachten: Die Variablen p und x können Zahlen oder Vektoren mit diskreten und kontinuierlichen Komponenten sein, x kann auch entfallen. Die Funktion v muß positiv sein, eine negative Zeitableitung haben und für $t = 0$ den Wert 1 annehmen. Man kann diese Bedingungen entweder alle im Ansatz berücksichtigen oder teilweise durch Beschränkung der Parameter erreichen.

Zur Anpassung der Parameter p eignet sich die maximum likelihood-Methode, bei der man (mit dem Computer) das absolute Maximum der folgenden Funktion sucht:

$$L(p) = \sum_{n=1}^{N} \log(w_n) \tag{7}.$$

Bei zuletzt lebend beobachteten Patienten mit Daten x_n ist

$$w_n = v(p, x_n, t_n) \tag{8}$$

die Wahrscheinlichkeit, mindestens bis zur Zeit t_n zu leben. Bei Verstorbenen ist

$$w_n \, dt = -\frac{\delta}{\delta t} \, v(p, x_n, t_n) \, dt \tag{9}$$

die Wahrscheinlichkeit, in dem Zeitintervall von t_n bis $t_n + dt$ zu sterben. Die Zeit t_n reicht bis zur letzten Beobachtung bzw. bis zum Tod des n-ten Patienten.

Die übliche bzgl. Alter und Geschlecht korrigierte Überlebensrate ist nach den Formeln (5) und (6)

$$S_{korr}(t) = \left(\sum_{n=1}^{N} v(p, x_n, t) \right) / \left(\sum_{n=1}^{N} v_{Norm}(x_n, t) \right) \tag{10}.$$

Sie läßt sich durch eine besser begründbare individuelle Korrektur ersetzen:

$$S'_{korr}(t) = \frac{1}{N} \sum_{n=1}^{N} (v(p, x_n, t) / v_{Norm}(x_n, t)) \tag{11}.$$

Bei Patienten, die bei Behandlungsbeginn ein Alter t_0 von über 20 Jahren haben, empfiehlt sich für die normale Überlebenschance die Funktion

$$v_{Norm}(x, t) = \exp(a \exp(b\,t_0)(\exp(b\,t) - 1)) \tag{12}.$$

Die geschlechtsabhängigen Konstanten a und b paßt man allgemeinen Sterbetabellen an, z.B. dem Statistischen Jahrbuch 1978 (6).

Beispiele für Rechnungen mit dem dargestellten oder mit verwandten Verfahren findet man häufig in der Literatur, z.B. bei Cox (2) und bei Krall et al. (5).

Literatur

1 Chiang CL (1968) Introduction to stochastic processes in biostatistics. Wiley & Sons, New York London Sydney
2 Cox DR (1972) Regression models and life-tables. J Stat Soc 34: 187–220
3 Cutler SJ, Ederer F (1958) Maximum utilisation of the life table in analysing survival. J Chronic Dis 8: 699–712
4 Kaplan EL, Meier P (1958) Nonparametric estimation from incomplete observations. J Am Stat Assoc 53: 457–481
5 Krall JM, Uthoff VA, Harley JB (1975) A step-up procedure for selecting variables associated with survival. Biometrics 31: 49–57
6 Statistisches Bundesamt Wiesbaden (1978) Statistisches Jahrbuch 1978 für die Bundesrepublik Deutschland. Kohlhammer, Stuttgart Mainz, S 73

Kostenanalyse der Nachsorge

B. LINGEMANN, W. SASSE

Die Häufigkeit der Kolon- und Rektumkarzinom-Todesfälle ist in unserem Land stetig ansteigend (4). Verstarben 1971 noch 19.836 Menschen an dieser bösartigen Neubildung, waren es 1974 bereits 21.416 (Abb. 1).

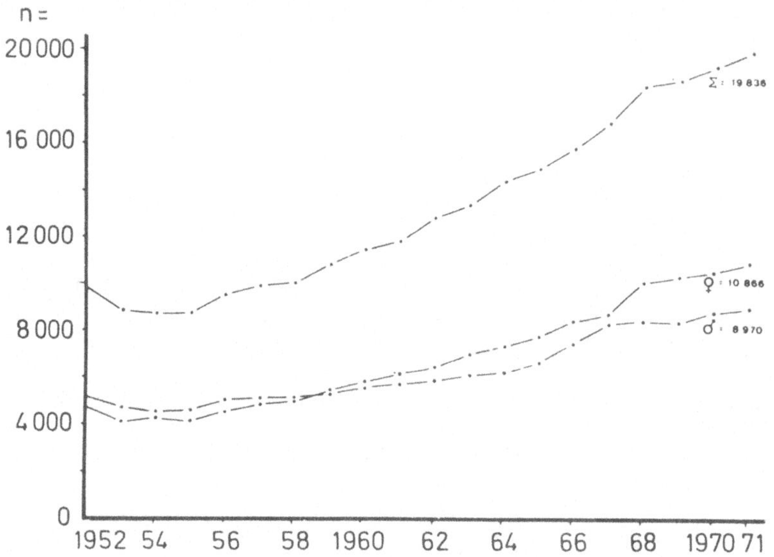

Abb. 1. Häufigkeit der Sterbefälle an Kolon- und Rektumkarzinomen in der Bundesrepublik Deutschland von 1952–1971

Durch systematische klinisch-pathologische Untersuchungen von Miles und Westhues konnten die Prognose des kolorektalen Karzinoms und die daraufhin geforderte erweiterte Radikalität erheblich verbessert werden (aus 5).

Durch Fortschritte auf dem Gebiet der Anästhesiologie, der Bluttransfusion und nicht zuletzt der Entwicklung und Anwendung von Antibiotika konnte die postoperative Sterblichkeit vermindert werden. Die Entwicklung und strikte Einhaltung der "no touch isolation"-Technik von Turnbull verminderte die Zahl lymphogener und hämatogener Metastasen (Abb. 2).

Chirurgische Klinik und Poliklinik der Westfälischen Wilhelms-Universität Münster, Abteilung für Allgemeinchirurgie

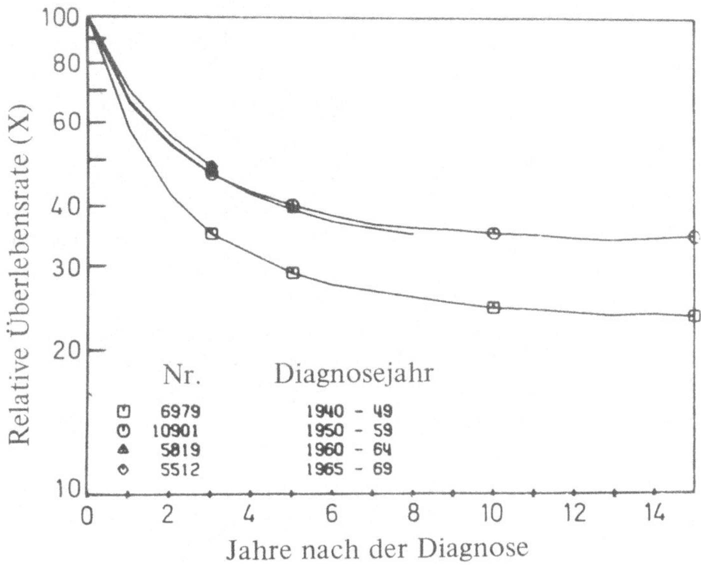

Abb. 2. Absolute Überlebenszeit beim Rektumkarzinom über verschiedene Zeiträume in den USA

Wenn auch der Dickdarmkrebs der maligne Tumor des Gastrointestinaltraktes mit der besten Erfolgsaussicht ist, bleibt doch eine belastende Häufigkeit von lokalen Rezidiven von etwa 30% (Tabelle 1).

Tabelle 1. Lokalrezidivfrequenz

Autor	Jahr	Zahl	%
Johns	1970	73	32
Glenn	1966	659	21
Morson	1967	1.596	28
Dixon	1971	356	41,9
Insgesamt		2.684	30,7

Die Suche nach Möglichkeiten zur Verbesserung der Erfolge erstreckt sich zunehmend mehr auf epidemiologische Studien und Untersuchungen der postoperativen Morbidität sowie der Möglichkeiten adjuvanter Therapie (1, 3).

In den letzten Jahren zu beobachtende Ansatzpunkte dazu sind:

1. Das Bemühen, die Sprach- und Begriffsvielfalt zu entwirren und durch Annäherung von Kriterien vergleichbare größere Kollektive zusammenzutragen, die schließlich eine signifikante Aussage über die durchgeführte Therapie und Möglichkeiten ihrer Verbesserung erlauben.

2. Die systematische Kontrolle aller erfaßten Patienten im Rahmen von Nachsorge- oder Tumorsprechstunden und Erfassung in Krebsregistern (2). Im Sinne der

prospektiven Untersuchungen können nur auf diese Weise Erfahrungen gesammelt werden, die zur Verbesserung der Prognose führen.

Das Ziel der Nachsorge ist, lokale Rezidive oder Metastasen in einem frühen, noch operablen Stadium zu erfassen (6).

Die Nachsorge des Tumorpatienten ist teuer. Neben der Behandlung von Erkrankungen, die sich durch die gesteigerte postoperative Morbidität ergeben, bedeuten die regelmäßigen Kontrolluntersuchungen einen erheblichen Aufwand. Zweckmäßigerweise werden diese Untersuchungen im Rahmen einer Tumorsprechstunde durchgeführt, die an ein zentrales Krebsregister angeschlossen ist.

An der Chirurgischen Klinik der Universität Münster besteht seit 1974 eine Tumorsprechstunde, in der alle Patienten, die wegen eines malignen Tumors behandelt wurden, erfaßt und regelmäßig nachkontrolliert werden. Ein ärztlicher Leiter betreut die Tumorsprechstunde als Nebenbeschäftigung in Zusammenarbeit mit einer ärztlichen Mitarbeiterin. Weitere Mitarbeiter sind eine ausschließlich im Bereich der Tumorsprechstunde arbeitende Schwester sowie eine Sekretärin. Der Raumbedarf ist gering, neben dem Dienstzimmer des ärztlichen Leiters ist ein Untersuchungszimmer, ein Untersuchungsplatz in der Endoskopie und in der Proktologie sowie ein Sekretariat mit der dort geführten Tumorkartei erforderlich.

Ein „Nachsorgefahrplan" wurde von uns, in Anlehnung an das in der Tumorsprechstunde der Chirurgischen Universitätsklinik Erlangen seit nunmehr 15 Jahren bewährte System, willkürlich festgelegt. Da Rezidive, Metastasen und andere behandlungsbedürftige Folgeerkrankungen nach der operativen Behandlung des Tumors in den ersten zwei Jahren am häufigsten sind, haben wir hier die Kontrolluntersuchungen mit einem Abstand von drei Monaten besonders dicht gewählt (Tabelle 2).

Tabelle 2. Nachsorgeuntersuchungen (N.U.) beim kolorektalen Karzinom

Jahr	I				II				III		IV		V	
N.U.	1	2	3	4	5	6	7	8	9	10	11	12	13	14
Klinisch	-	-	-	-	immer	-	-	-	-	-	-	-	-	→
Labor	-	-	-	-	immer	-	-	-	-	-	-	-	-	→
Endoskopie	X	X	X	X		X		X		X		X		X
Rö. Lunge	X		X		X		X		X		X		X	
Rö. Kolon					X				X		X		X	
Leberscan.														
i.V. Pyelographie														
Zystoskopie														
Computer-Tomographie														

bei entsprechender Indikation (Leberscan., i.V. Pyelographie, Zystoskopie, Computer-Tomographie)

Beim kolorektalen Karzinom wird eine klinische Untersuchung in Verbindung mit dem Hämocculttest bei jeder Vorstellung durchgeführt. Ebenso erfolgt jeweils eine Laboruntersuchung (Blutbild, BSG, Leberwerte, Urinstatus, Gesamteiweiß, CEA).

Endoskopische Anastomosenkontrollen erfolgen im ersten Jahr vierteljährlich, im zweiten halbjährlich und in den folgenden Jahren je einmal.

Röntgenuntersuchungen der Lunge werden in den ersten zwei Jahren halbjährlich, im weiteren Verlauf jährlich durchgeführt, eine Röntgenuntersuchung des Kolons zum Ausschluß metachroner Zweitkarzinome erfolgt jährlich.

Die weiteren in Tabelle 2 aufgezeigten Untersuchungen wurden nicht in das Routineprogramm aufgenommen, sie werden jeweils bei entsprechender Indikation angesetzt. Durch dieses aufwendig gestaltete Programm ergeben sich Kostenfaktoren, die in ihrer Höhe und Effizienz jeweils sehr unterschiedlich zu beurteilen sind (Tabelle 3).

Tabelle 3. Kosten der Nachsorgeuntersuchungen (DM) (Kostentarif für die klin. Anst. und wiss. Hochsch. des Landes NRW 1978)

I Klinische Untersuchung und Hämoccult-Test	15,30
II Blutentnahme und Laboruntersuchungen	
(Blutbild, BSG, Leberwerte, Urinstatus, EW, CEA)	189,10
III Rektoskopie und Proktoskopie (mit PE)	49.50
IV Koloskopie mit PE	60,60
V Rö. Lunge 2 Ebenen	54,40
CKE	132,00
(CT	400,00)

Die hier angegebenen Kosten entsprechen dem Kostentarif für die klinischen Anstalten und wissenschaftlichen Hochschulen des Landes Nordrhein-Westfalen in seiner letzten Auflage von 1978.

Die wesentlichste Untersuchung macht dabei den geringsten Anteil aus. Es ist die klinische Untersuchung, die wir in Verbindung mit einem Hämocculttest durchführen.

Ein wesentlicher Kostenfaktor sind die ebenfalls bei jeder Vorstellung regelmäßig durchgeführten Laboruntersuchungen. Die endoskopischen Anastomosenkontrollen wie auch die beim Kolon- und Rektumkarzinom recht wenig ergiebige regelmäßige Röntgenuntersuchung der Lunge in zwei Ebenen nehmen sich dagegen bescheiden aus.

Der Kolon-Kontrasteinlauf nach Resektion eines Rektum- oder Kolonkarzinoms wird in größeren Abständen durchgeführt. Eine Aussage im Hinblick auf das Anastomosenrezidiv ist hier jedoch nur bei Vorliegen einer frühzeitig nach der Operation durchgeführten Kontrolle und Beurtielung durch einen außerordentlich erfahrenen Radiologen zu erwarten.

Der Aufwand für ein solches Nachsorgeprogramm ist groß. In Tabelle 4 sind die Kosten für die einzelnen Untersuchungen des über fünf Jahre laufenden Nachsorgeprogramms aufgeführt. Es wird dabei bei Rektumresektionen jeweils eine rektoskopische Anastomosenkontrolle, bei Kolonresektionen eine Koloskopie durchgeführt.

Obwohl die aufgeführten Beträge für das gesamte Nachsorgeprogramm zunächst nicht überhöht erscheinen, zeigt eine Auswertung der Ergebnisse bei 45 in den letzten Jahren festgestellten Rezidiven, daß 2/5 (18) allein durch die klinische Untersuchung nachweisbar waren. Durch den Hämocculttest ergab sich der Hinweis auf ein weiteres Fünftel (9) aller Rezidive. Endoskopisch konnten 3/5 (27) Rezidive nachgewiesen werden.

Durch die sehr teuren Laboruntersuchungen konnten wir bisher keine relevanten Schlüsse auf das Vorliegen eines Rezidivs ziehen, dabei ist zu bemerken, daß wir mit

Tabelle 4. Kosten des Nachsorgeprogramms (DM) (Kostentarif für die klin. Anst. und wiss. Hochsch. des Landes NRW 1978)

I Klinische Untersuchung und Hämoccult	(14)	214,20
II Laboruntersuchungen	(14)	2647,40
III Rektoskopie und Proktoskopie (mit PE)	(9)	445,50
IV Koloskopie mit PE	(9)	545,40
V Rö. Lunge 2 Ebenen	(7)	380,80
Kolonresektion DM 3787,80	Rektumresektion DM	3687,90

dem karzinoembryonalen Antigen bisher erst über kurze Erfahrungen verfügen, die eine Auswertung noch nicht erlauben.

Bemerkenswert ist, daß die mit einem Aufwand von etwa 180.000 DM in den letzten Jahren durchgeführten regelmäßigen Kontrolluntersuchungen der Lunge in zwei Ebenen beim kolorektalen Karzinom nur in einem einzigen Fall eine erst postoperativ aufgetretene Lungenmetastase nachweisen konnten.

Durch Auswertung der bisherigen Erfahrungen wird für die routinemäßige Kontrolle von Patienten mit kolorektalen Karzinomen das Nachsorgeprogramm gestrafft werden. Zugunsten des CEA und der BSG werden weniger ergiebige Laboruntersuchungen nur in jährlichen Abständen durchgeführt, ebenso ist die röntgenologische Kontrolle der Lunge in zwei Ebenen nur in jährlichen Abständen erforderlich.

Ein so gestrafftes Programm ist bei erheblich geringeren Kosten durch Kürzung von Labor- und Röntgenleistungen in seiner Effektivität gleichwertig.

Literatur

1 Anders A, Dressler S, Kourias E, Knauf P (1972) Die TNM-Klassifizierung in der Colonchirurgie. Langenbecks Arch Chir 31: 159–168
2 Bokelmann D (1975) Das klinische Krebsregister. Habilitationsschrift, Universität Heidelberg
3 Cole WH (1952) Recurrence in carcinoma of the colon and proximal rectum following resection for carcinoma. Arch Surg 65: 264–270
4 Daten des Gesundheitswesens: Ausgabe 1977, Bonn Bad Godesberg
5 Goligher JC (1976) Surgery of the anus, rectum and colon. Ballieve Tindall, London
6 Stock W, Thielemann-Jonen I, Müller J, Theis R (1979) Organisation und Nachsorge beim kolorektalen Karzinom (dieser Band)

Konzept der intraoperativen Radikalitätskontrolle beim Rektumkarzinom im oberen und mittleren Drittel durch Segmentangiographie und Schnellschnittuntersuchung zur Entscheidung: Rektumamputation kontra low anterior-Resektion

A. THIEDE, H. POSER, L. JOSTARNDT, H. HAMELMANN

Einleitung

Die Frage „Rektumamputation oder kontinenzerhaltende Rektumresektion" führte zwischen angloamerikanischen und kontinentalen Chirurgen zu einer anhaltenden Kontroverse (18). Der rein empirisch gewonnenen Ansicht (13), daß Rektumkarzinome fast ausschließlich nach zentral lymphogen metastasieren, setzte Miles (14) sehr exakte pathologisch-anatomische Studien entgegen, die allerdings heute für die kontroverse Frage Rektumamputation oder Rektumresektion als überholt gelten dürfen, da überwiegend ein stark selektioniertes Sektionsgut — inoperable oder rezidivierte Fälle (1) — ausgewertet wurde.

Fassen wir heute die pathologisch-anatomischen Kenntnisse über den Bau des Rektums und die Lymphabflußverhältnisse zusammen (3), so ergibt sich kurz folgendes:

1. Der Lymphabstrom aus dem Rektum erfolgt fast lückenlos nach kranial entlang der Arteria haemorrhoidalis superior und Arteria mesenterica inferior (5, 9, 17). Erst eine Verlegung dieser Lymphbahnen durch Metastasen bedingt eine Umkehr des Lymphstromes nach lateral-parailiakal und distal-inguinal (1).
2. Dünne, gefäßlose Hüllfaszien („Grenzlamellen") bedingen, daß ein Rektumkrebs im ihm angestammten Gebiet bleibt (16).
3. Hochdifferenzierte Mastdarmkrebse wachsen, bedingt durch die Ringmuskulatur, zirkulär und überschreiten die makroskopische Tumorgrenze selten um mehr als 2 cm (3, 16).

Die von Goligher (10) und dem St. Marks Hospital (18) angegebenen Richtlinien erfordern eine sorgfältige Analyse mehrerer Kriterien, die in Tabelle 1 unter simultaner Verwendung des Heidelberger TNM-Systems (2) und der Dukes-Klassifikation (4, 6, 7) aufgeführt sind. Kernproblem dieses Konzeptes ist es, prä- und intraoperativ die subjektiven makroskopischen Festlegungen durch objektivierbare, dokumentierbare Parameter zu ersetzen. Objektiviert werden können präoperativ sicher die Punkte I (Lokalisation), IV (Grading) und V (Alter), nur relativ unsicher die Punkte II (Distanz: Tumorrand — distaler Resektionsrand), III (Staging) und VII (Zusatzbefunde). Der sicher sehr wichtige Punkt III (Staging) ist intraoperativ, da palpatorisch unsicher festlegbar, durch systematische Schnellschnittuntersuchungen der N1, N2 und N3 Lymphknotenstationen histologisch zu kontrollieren. Ebenfalls muß der distale Resektionsrand im Schnellschnitt auf Tumorfreiheit überprüft werden. Der Konstitutionstyp (VI) ist gelegentlich auch intraoperativ erst vollständig zu berücksichtigen.

Zentrum für operative Medizin I, Abteilung Allgemeine Chirurgie der Christian-Albrechts-Universität Kiel

Tabelle 1. Kriterien für die Wahl der Rektumamputation (RA) bzw. Rektumresektion (RR) beim Rektumkarzinom

		cm	RA	RR
I. Lokalisation	unteres Drittel	3,5– 7,5	+ + +	(+)
	mittleres Drittel	7,5–11,5	+ +	+ +
	oberes Drittel	11,5–16,0	(+)	+ + +

Präoperative Bestimmung des unteren Tumorrandes durch starres Rektoskop mittels Messung von der Anokutanlinie in Steinschnittlage

		RA	RR
II. Technisch maximal erreichbare Distanz unterer Tumorrand – distaler Resektionsrand		< 5 cm	5 cm und $>$
III. Staging	TNM	$T_4, N_2, N_3, (M_1)$	$T_1, T_2, T_3, N_0, N_1 \, M_1^{**}$
	Dukes	$C_2 \quad$ (D)	A B $C_1 \qquad$ D**
IV. Grading	Gradeinteilung nach Hermanek (1978)	III	I, II
V. Alter		< 40	> 40
VI. Konstitutionstyp		Fettleibige männliche Pykniker mit engem Becken	
VII. Zusatzbefunde		*	

* a) Divertikulitis mit entzündlicher mesenterialer Reaktion bei Lymphangitis und Gefäßcurling
　 b) Gehäuftes Vorkommen von Sigmapolypen
　 c) Sigmazweitkarzinome
+ + + überwiegende Taktik
+ + 　möglich, aber von weiteren Faktoren stark beeinflußt
(+) 　nur in Ausnahmen durchführbar
Bei Lebermetastasen (M_1/D) Rektumresektion bevorzugt, sofern bei Lokalbefund und Lymphknotenbefall dies überhaupt möglich
** T_1 bzw. A eignen sich im Einzelfall auch zur lokalen transanalen Exzision

Fragestellung

Es stellen sich folgende Fragen:

1. Sind nicht auch intraoperativ die Punkte II (Distanz: Tumorrand – distaler Resektionsrand), III (Staging, in diesem Falle T = Tumorausbreitung) und VII (Zusatzbefunde),weiter objektivierbar, um intraoperativ in die Entscheidung, ob eine Rektumresektion durchzuführen ist, einbezogen werden zu können?
2. Dient die peroperative kombinierte Schleimhaut- und Gefäßdarstellung eines Rektumresektates rein wissenschaftlichen Fragen ohne praktische Bedeutung?
3. Ist dieses Verfahren überhaupt peroperativ praktikabel?

Material und Methoden

Bei 47 kurativ und palliativ operablen Patienten mit Rektumkarzinom im Jahre 1978 wurde in 26 Fällen, in denen eine weitergehende Information zu den Punkten II, III und VII erforderlich schien, eine kombinierte peroperative Segmentangiographie folgendermaßen durchgeführt:

Die arterielle Strombahn des entnommenen Rektumresektates wurde zuerst über das gekennzeichnete, zentral versorgende Gefäß mit Micropaque gefüllt und der Gefäßbefund röntgenologisch dokumentiert. Mit Barotrast und Luftinsufflation bei abgedichteten Resektaträndern erfolgte im zweiten Schritt eine Kontrastierung der Kolonschleimhaut, um eine Zuordnung von Schleimhautirregularitäten und Gefäßveränderungen zu erreichen. Die Röntgenaufnahmen wurden auf feinstzeichnenden folienlosen Industrex-Filmen gewonnen. Die Darstellung von Gefäßen und Schleimhaut wurde im entfalteten Funktionszustand dokumentiert:

Prallfüllung: eben erreichbarer maximaler Binnendruck ohne auftretende Wanddestruktionen (40–50 mm Hg). Peroperative Sofortevaluation bei bis zu 8facher Lupenvergrößerung.

Ergebnisse

Bei insgesamt 47 kurativ und palliativ operablen Rektumkarzinomen im Jahre 1978 wurde bei Berücksichtigung der angegebenen Kriterien I–VII folgendes Verteilungsmuster an Rektumamputationen und Rektumresektionen erreicht (Tabelle 2):

Tabelle 2. Vorgehen bei 47 operablen Rektumkarzinomen im Jahre 1978

		Rektumamputation	Rektumresektion
Unteres Drittel	(3,5– 7,5)	16	1
Mittleres Drittel	(7,5–11,5)	10	10
Oberes Drittel	(11,5–16,0)	1	9
Gesamtkollektiv		27	20

Bei Lokalisation des Karzinoms im unteren Drittel wurde fast ausschließlich amputiert (16:1). Im mittleren Drittel sind beide Verfahren gleich häufig angewandt worden (10:10), im oberen Drittel war die Resektion schließlich Verfahren der Wahl (1:9). Von den jeweiligen peroperativen röntgenologischen Befunddokumentationen sind in Abbildung 1 und 2 je ein repräsentatives Bild für ein Rektumkarzinom im mittleren und oberen Drittel angegeben. Die Distanz Tumorrand – distaler Resektionsrand betrug im Prallfüllungszustand, in dem bei uns gemessen wird, in Abbildung 1: 5 cm und in Abbildung 2: 7 cm. Die Gefäßveränderungen am Tumorrand überragen den makroskopischen Tumorrand maximal um 1,8 cm (Abb. 3). Der Tumor hatte in Abbildung 1 eine Raffung der antimesenterialen Oberfläche des Darmes bedingt,

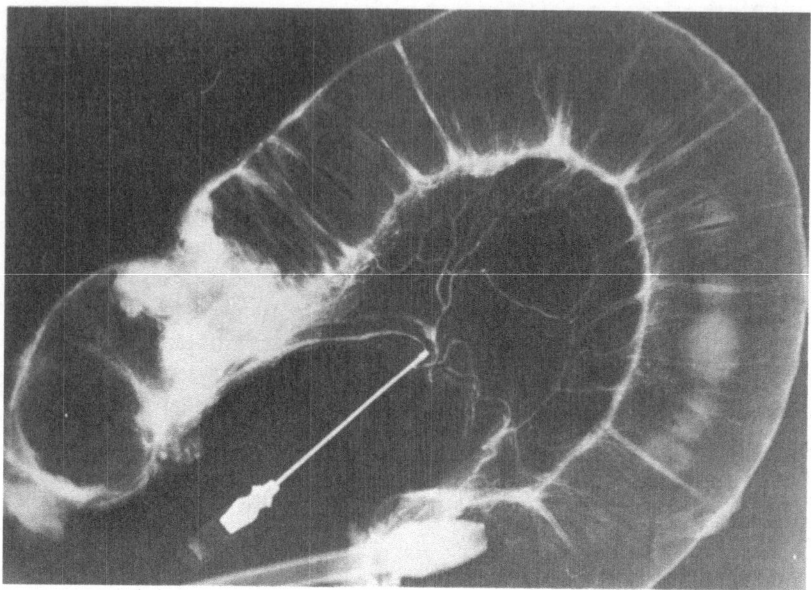

Abb. 1. Kombinierte Segmentangiographie. Zirkulär stenosierendes Rektumkarzinom (mittleres Drittel, T_3). Distanz: Tumorrand – Resektionsrand 5 cm

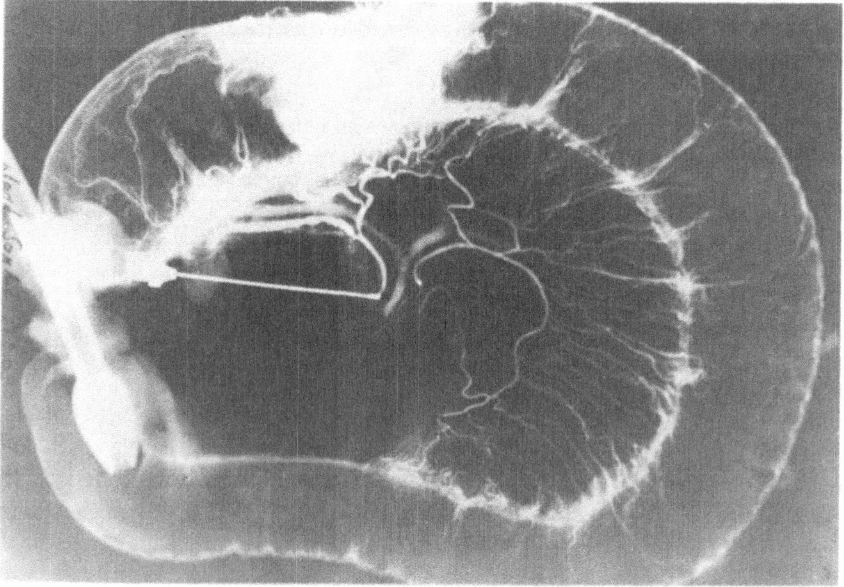

Abb. 2. Zirkulär wachsendes Rektumkarzinom (oberes Drittel, T_2). Distaler Tumorrand – Resektionsrand 7 cm

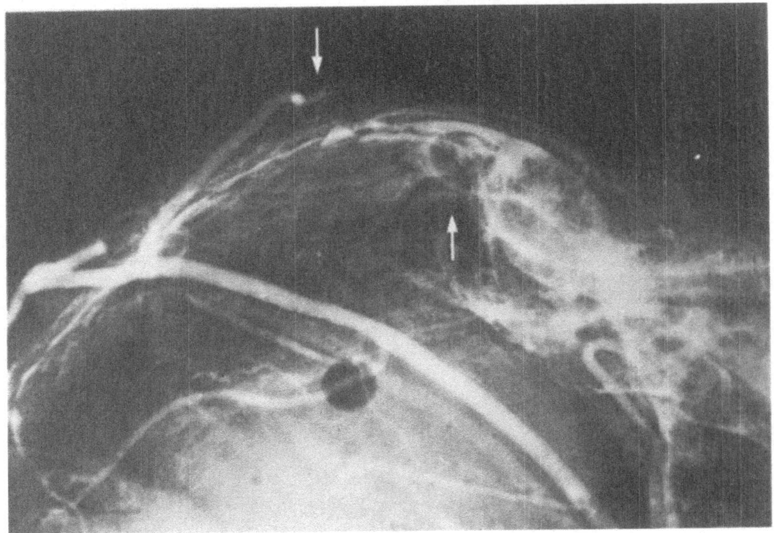

Abb. 3. Die Wandinfiltration (↓) überragt den Tumorrand (↑) um 1,8 cm

war also dem T_3-Stadium zuzuordnen (Abb. 2: T_2-Stadium), wie auch die endgültige histologische Diagnose bestätigte. Intraoperativ wird die Durchgängigkeit und Dichtigkeit der Anastomosen durch NaCl-Instillation überprüft. Routinemäßig wurden etwa am 10. Tage Anastomosenkontrollen mit dem wasserlöslichen Kontrastmittel Peritrast durchgeführt. Dies hat zwei Gründe:

1. Prüfung der Suffizienz der Anastomose,
2. erstmalige Dokumentation der Anastomosenkonfiguration für spätere Vergleichsuntersuchungen.

Die Abbildungen 4a–c geben Anastomosenkontrollen wieder, die in 4, 6 und 8 cm Distanz von der Anokutanlinie liegen. Bei insgesamt 20 tiefen Resektionen mit vorgeschaltetem Anus praeter war klinisch kein Nahtbruch nachweisbar. Radiologisch fanden wir bei 5 Patienten Fadenfisteln bzw. Nahtdehiszenzen. Alle Patienten wurden in der systematischen Follow up erfaßt und im 3-Monatsabstand einbestellt.

Diskussion

Aus der Sicht des Patienten ist die tiefe Resektion mit der Chance ohne endgültigen künstlichen Darmausgang das Verfahren der Wahl. Die Angst des Patienten, einen endgültigen Anus praeter tragen zu müssen, ist sogar häufig dafür verantwortlich, daß die durchaus aufgrund der Symptome mögliche frühzeitige Diagnosestellung verzögert wird, weil ein Arzt trotz Symptomen nicht aufgesucht wird. Dies wird von uns als „Patientenverschleppungszeit" bezeichnet. Die Objektivierung der postoperativen Behinderung der anorektalen Funktion nach tiefer Resektion zeigt, daß nach Ablauf

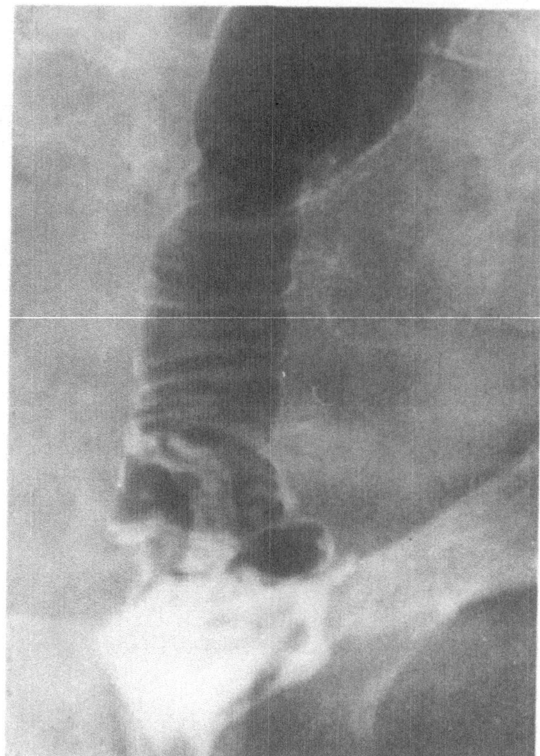

Abb. 4 a–c. Anastomosenkontrollen
am 10. Tag mit Peritrast.
a Anastomose in 4 cm Höhe

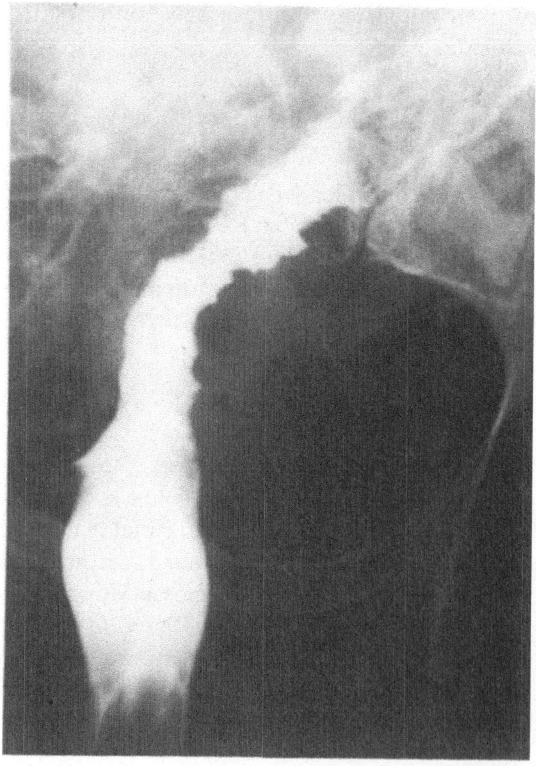

b Anastomose in 6 cm Höhe

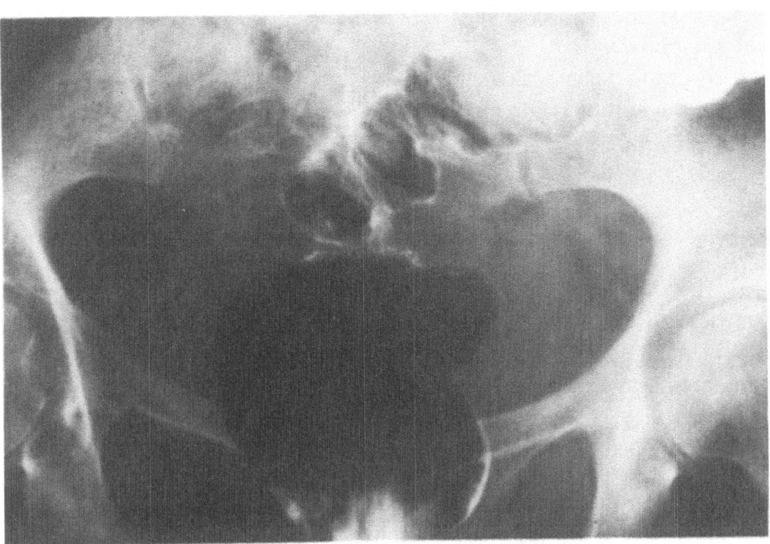

c Anastomose in 8 cm Höhe

von zwei Jahren in 96% volle Kontinenz bei Anastomosen unter 8 cm erreicht werden konnte (15). Ebenso sind Potenz- und Blasenfunktionsstörungen bei Rektumresektionen wesentlich seltener als bei Amputationen (12). Gerade eine Zerstörung der nervösen Versorgung der Blase kann zu erheblichen Blasenfunktionsstörungen führen, die letztlich sogar letal enden können (8). Diese Argumente sind letzlich überwiegend jedoch der Radikalität unterzuordnen, d.h. wir versuchen, soweit es möglich ist, präoperativ eine standardisierte Festlegung der angegebenen Punkte I—VII zu erreichen (siehe auch Tabelle 1). Sinnvoll ergänzen wir intraoperativ das Staging, indem wir den Palpationsbefund durch Schnellschnittuntersuchungen objektivieren. Obligat ist ebenfalls die Schnellschnittuntersuchung des distalen Resektionsrandes. Eine weitere Ergänzung der Objektivierung der Distanz unterer Tumorrand — distaler Resektionsrand ergibt sich durch die erstmals von uns propagierte und angewandte kombinierte Segmentangiographie, die peroperativ durchgeführt wird. Durch die gleiche Technik ist die Ausdehnung des Tumors in der Kolonwand exakter festzulegen als rein palpatorisch. Es ist also eine präzisere Abschätzung des T-Stadiums möglich als rein makroskopisch. Präoperativ nicht erkannte prätumoröse Zusatzbefunde wie Polypen, Zweitkarzinome und mesenteriale Reaktionen bei entzündlichen Erkrankungen können noch peroperativ verifiziert werden und die operative Technik beeinflussen. Die Fragen 1—3 lassen sich folgendermaßen beantworten:

1. Die Distanz Tumorrand — distaler Resektionsrand kann durch einen vom Operationsteam unabhängigen Radiologen bei standardisiertem Spannungszustand der Kolonwand exakter objektiviert werden als vom Operateur manuell bei wechselnder Anspannung des Rektums. Das T-Stadium (III) ist in der Segmentangiographie sicherer beurteilbar als rein palpatorisch. Zusatzbefunde (VII) wie Polypen, Zweitkarzinome und mesenteriale Reaktionen z.B. bei Divertikulitis können noch intraoperativ erkannt und berücksichtigt werden.

2. Neben wissenschaftlichen Aussagen sind praktische wichtige Informationen für die operative Taktik erzielbar.

3. Das Verfahren ist peroperativ praktikabel, denn die Informationen des Röntgenologen sind im eingespielten Team innerhalb von 20 min nach Präparatentnahme verfügbar.

Zusammenfassung

Das Problem der tiefen Rektumresektion besteht in der Gefahr, daß die Indikation überzogen wird und mangelnde Radikalität resultiert. Dies gilt besonders beim tiefsitzenden Rektumkarzinom. Das vorgelegte Konzept dient der prä- und intraoperativen, weitgehend objektivierbaren Radikalitätskontrolle. Die sieben Punkte, I: Lokalisation, II: ausreichende Distanz: Tumorrand – distaler Resektionsrand, III: Staging, IV: Grading, V: Alter, VI: Konstitutionstyp und VII: Zusatzbefunde, können nur zum Teil präoperativ (I, IV, V, VII?) objektiviert werden. Intraoperativ können histologische Schnellschnittuntersuchungen die Punkte II und III weiter objektivieren. Auch die Bedeutung des Konstitutionstyps ist gelegentlich erst intraoperativ festlegbar. Die peroperative Segmentangiographie hilft zumindest teilweise die Punkte II, III und VII weitergehend zu objektivieren. Das differenzierte Vorgehen zur Entscheidung Rektumresektion (20) oder Rektumamputation (27) wurde bisher in 47 Fällen im Jahre 1978 durchgeführt. Röntgenologische Anastomosenkontrollen am 10. Tag dienen der Prüfung der Suffizienz der Anastomose und der erstmaligen Dokumentation.

Literatur

1   Abel AL (1957) Discussion on major surgery of the rectum, with or without colostomy, excluding anal canal and including the rectosigmoid. Proc R Soc Med 50: 1035–1041

2   Bokelmann D (1977) Möglichkeiten der operativen Krebsbehandlung: Dickdarmkarzinome. Münch Med Wochenschr 119: 623–628

3   Bokelmann D (1978) Tiefsitzendes Rektum-Frühkarzinom: Exstirpationsverfahren. Langenbecks Arch Chir 347: 613–617

4   Dukes C (1932) The classification of the cancer of the rectum. J Pathol Bact 35: 323–332

5   Dukes CE (1940) Cancer of the rectum: An analysis of 1000 cases. J Pathol Bact 50: 527–539

6   Dukes CE (1950) The surgical pathology of rectal cancer. Am J Surg 79: 66–71

7   Dukes CE (1960) The pathology of rectal cancer. In: Dukes CE (ed) Cancer of the rectum. Livingstone, Edinburgh London

8   Fowler JW, Bremner DN, Moffat LEF (1978) The incidence and consequence to damage of the parasympathetic nerve supply to the bladder after abdominal-perineal resection of the rectum for carcinoma. Br J Urol 50: 95–98

9   Gabriel WB, Dukes CE, Bussey HR (1935) The lymphatic spread in cancer of the rectum. Br J Surg 23: 395–413

10 Goligher JC (1975) Surgery of the anus, rectum and colon. 3rd edn. Bailliere Tindall, London

11 Hermanek P (1978) „Grading" und „Staging", Bedeutung für die klinische Onkologie. Fortschr Med 96: 520–524

12 Hegemann G (1978) Die Chirurgie des Colon- und Rektumkarzinoms. Symposion München 1977: Aktuelle Fragen der Colon- und Rektumchirurgie. B Braun Dexon GmbH 4: 31−39

13 Kraske P (1885) Zur Exstirpation hochsitzender Mastdarmkrebse. Verh Dtsch Ges Chir 14: 464−474

14 Miles WE (1925) The spread of cancer of the rectum. Lancet 208: 1218

15 Schweiger M, Schellerer W, Kuypers G (1977) Kontinenz nach tiefer Rektumresektion. Langenbecks Arch Chir 343: 281−292

16 Stelzner F (1971) Die Entwicklung der Rektumresektion beim Karzinom. Bruns Beitr klin Chir 218: 657

17 Westhues H (1934) Die pathologisch-anatomischen Grundlagen der Chirurgie des Rektumkarzinoms. Thieme, Leipzig

18 Zängl A (1978) Rektumkarzinom − Amputation oder Resektion? Chirurg 49: 272−275

Schmerzbehandlung bei Rezidiven des Rektumkarzinoms durch die perkutane zervikale Chordotomie

R. THEISS, K. NITTNER, W. STOCK

Die Schmerzbehandlung gehört zu den wichtigsten ärztlichen Aufgaben. Wenn die Ursache des Schmerzes nicht gefunden und ausgeschaltet werden kann, sind palliative Maßnahmen indiziert. Der Schmerz hat dann seine Warnfunktion verloren und ist ausschließlich zu einer quälenden Last geworden.

Durch die Einrichtung einer Krebsnachsorge (15) sind zunehmend auch Patienten mit einem Rektumkarzinomrezidiv in Behandlung. Im Beckenbereich kündigt sich dieses häufig durch Schmerzen an. In Fällen, in denen die radikale Rezidivoperation nicht mehr rechtzeitig möglich ist, kann die Schmerztherapie hilfreich sein.

Die Beeinflussung des Schmerzerlebnisses geschieht medikamentös durch Analgetika. Unter Beachtung der Nebenwirkungen können sie bis zur erforderlichen Dosis gesteigert werden (8). Die palliative Radiotherapie kommt als Schmerzbestrahlung mit gutem Erfolg beim infiltrierenden Karzinomwachstum im Beckenbereich in Betracht. Durch neurochirurgische Maßnahmen wird die Schmerzleitung unterbrochen oder durch Stimulation gehemmt. Die Schmerzhemmung durch elektrische Stimulation wurde durch die Einführung von implantierbaren Elektroden verbessert. Bei richtiger Patientenauswahl zeigt diese Methode gute Ergebnisse (5, 17, Abb. 1). Die Unterbrechung der Schmerzleitung kann neurochirurgisch an verschiedenen Abschnitten des Zentralnervensystems erfolgen. Die dorsale Rhizotomie führt durch Ausschaltung sensibler Wurzeln zu einem Verlust aller sensorischen Modalitäten. Die Chordotomie zielt auf eine Unterbrechung der Schmerzbahnen im Rückenmark. Die stereotaktische Thalamotomie ist indiziert bei Patienten mit einer höher gelegenen Schmerzlokalisation.

Perkutane zervikale Chordotomie

Durch die Chordotomie wird der Tractus spinothalamicus unterbrochen. Dieser Eingriff ist über 65 Jahre alt und wurde 1912 von Spiller und Martin nach Freilegung des Rückenmarks durch Laminektomie vorgenommen (7). Heute ist die Methode durch die perkutane zervikale Chordotomie ersetzt, die Anfang der 60er Jahre von Mullan und Rosomoff entwickelt wurde (9, 14).

Chirurgische Universitätsklinik Köln-Lindenthal, Neurochirurgische Universitätsklinik Köln, Abteilung für Stereotaxie

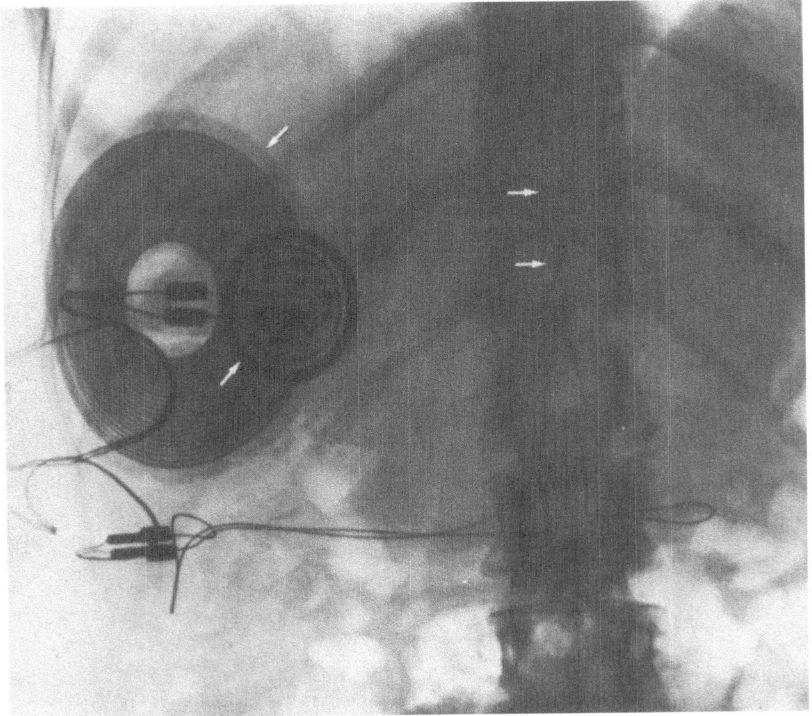

Abb. 1. Elektrische Stimulation durch epidural im Wirbelkanal implantierte Elektroden (⇉), die über subkutan verlaufende Kabel mit einem subkutan implantierten Empfänger (↗) verbunden sind. Die Stimulation erfolgt über einen Sender im Frequenzbereich der Radiowellen (↙), der von einem Batteriegerät gespeist wird und variierbare Impulse erhält

Technik der perkutanen zervikalen Chordotomie

Der prämedizierte Patient wird in Rückenlage mit überstrecktem Kopf gelagert. Nach Lokalanästhesie wird unter Bildwandler-Kontrolle die Nadel mit Mandrin zwischen dem 1. und 2. Halswirbel in Richtung des Wirbelkanals geführt (Abb. 2). Sobald die Nadel den Subarachnoidalraum erreicht hat, wird ein Luftmyelogramm angefertigt, um dadurch die Einstichstelle in das Rückenmark zu bestimmen. Unter Kontrolle des elektrischen Widerstandes wird die an das Stimulationsgerät angeschlossene Elektrode in das Rückenmark eingeführt. Durch elektrische Reizung kann der Patient selbst die sensorischen Empfindungen angeben. Bei korrekter Lage der Elektrode wird der koagulierende Strom für die Dauer von jeweils 5–10 s eingeschaltet. Während dieses Vorgangs wird der Patient sorgfältig beobachtet, getestet und anschließend untersucht. Falls erforderlich kann die Koagulation wiederholt werden. Für den gesamten Eingriff werden durchschnittlich 30–60 min benötigt. Der stationäre Aufenthalt beträgt nur wenige Tage (8, 11, 14, 16).

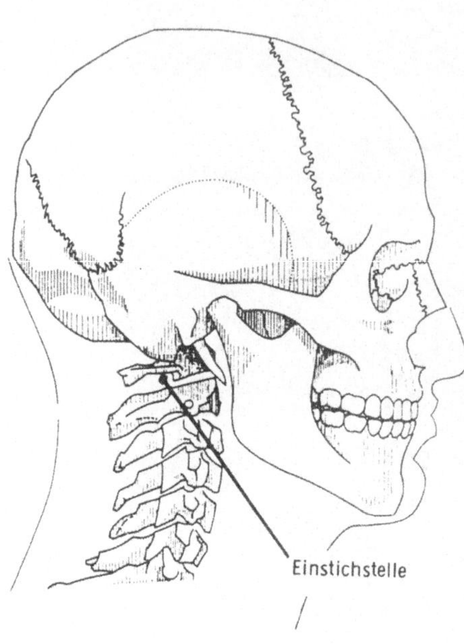

Abb. 2. Perkutane zervikale Chordotomie; Markierung der Einstichstelle zwischen dem 1. und 2. Halswirbel und optimale Elektrodenlage

Ergebnisse

An der Stereotaktischen Abteilung der Neurochirurgischen Universitätsklinik Köln wurden vom 1. Januar 1975 bis zum 31. Dezember 1978 bei 135 Patienten insgesamt 167 perkutane Chordotomien durchgeführt. Bei 40 Patienten war ein Karzinom im Enddarmbereich die Grunderkrankung. Wegen starker Schmerzen wurden 61 Chordotomien erforderlich, in 14 Fällen war ein doppelseitiger Eingriff notwendig. Die Schmerzlokalisation war in den überwiegenden Fällen (29 Patienten) einseitig. Der Hauptschmerz war bei 17 Patienten in der Glutealregion, bei 10 im Perinealbereich, bei weiteren 6 im Innervationsgebiet der 1. Sakralwurzel und bei einer Patientin in der Lumbalgegend.

Zu Komplikationen nach dem Eingriff zählte die zentrale Atemdepression, sie wurde 9mal bemerkt, davon in 5 Fällen stärkergradig. Ein Patient starb an respiratorischer Insuffizienz bei Lungenmetastasen und Bronchopneumonie; eine kachektische Patientin verstarb an den Folgen einer hypostatischen Pneumonie. Vorübergehend trat eine Hemiparese bei 7 Patienten, permanent bei einem auf. Ein Horner-Syndrom als belangloser Nebenbefund wurde 14mal festgestellt.

Unmittelbar nach dem Eingriff wurde komplette oder teilweise Schmerzfreiheit bei mehr als 90% (39 Patienten) erreicht (Tabelle 1). Zu einem Schmerzrezidiv kam es bei 8 Patienten innerhalb von 3 Monaten.

Tabelle 1. Perkutane zervikale Chordotomie bei nicht beeinflußbaren Schmerzen; 40 Patienten mit Karzinom des Enddarms

Chordotomie			Schmerzfreiheit		
			vollständig	teilweise	keine
Einseitig	26		22	3	1
doppelseitig	14	erste Seite	14	0	0
		zweite Seite	11	2	1
	40				

Diskussion

Die Chordotomie ist eine bewährte Methode zur Behandlung therapieresistenter, starker Schmerzen. Früher hatte die Durchtrennung der Schmerzbahnen eine Freilegung des Rückenmarkes und somit eine Laminektomie zur Voraussetzung. Dadurch war die Indikation eingeschränkt, vor allem wegen der erhöhten Risiken für diese wenig belastbare Patientengruppe. Die Resultate waren gut, mit einer Schmerzverminderung in 50–90% der Fälle (Tabelle 2).

Tabelle 2. Ergebnisse der antero-lateralen Chordotomie (Laminektomie)

Autor	Jahr	Anzahl der Operationen	Anzahl der Patienten	Letalität	Schmerzfreiheit		
					vollständig	teilweise	keine
				%	%	%	%
White	1950		210	4,2	81	10	9
Ogle	1956		86	12,8		85	
Bohm	1960		73	2,7	42		
Nathan	1963	114	104		52	25	7
Bischof	1965	125	91	7			
O'Connell	1969		56	3,7	63	35	
Mansuy	1976		124	3,2	60	25	

Heute wird die Chordotomie perkutan in Lokalanästhesie vorgenommen. Daher ist die Belastung für den Patienten geringer, und die Indikation zur Operation kann erweitert werden; Alter und Allgemeinzustand spielen eine untergeordnete Rolle. Während des Eingriffs kann durch die Mitarbeit des Patienten die Lage der Elektrode genau lokalisiert und die Dauer der Koagulation variiert werden. Dies führt zu einer Verminderung unerwünschter Nebenwirkungen. Falls erforderlich, kann der Eingriff wiederholt werden. Nach der perkutanen Chordotomie zeigt sich eine Schmerzfreiheit oder deutliche Schmerzlinderung bei etwa 90% der Patienten (Tabelle 3).

Tabelle 3. Ergebnisse der perkutanen zervikalen Chordotomie

Autor	Jahr	Anzahl der Eingriffe	Anzahl der Patienten	Letalität (Zahl der Patienten)	Schmerzfreiheit	
					vollständig und teilweise (%)	keine (%)
Mullan	1965		47	1	77	
Fox	1969	75	50	1	gut	
Rosomoff	1974	1279	789	1	90	
Grote	1976	134	95		100	
Müke	1976	307		1	90	10
Eigene Ergebnisse [a]	1979	61	40	2	95	5

a Patienten mit Enddarmkarzinom

Zusammenfassung

Die perkutane zervikale Chordotomie ist heute die Methode der Wahl zur Behandlung medikamentös und durch Bestrahlung nicht beeinflußbarer, starker Schmerzen. Früher war sie nur mit einer Laminektomie durchzuführen. Heute ist sie in Lokalanästhesie auch bei kachektischen Patienten möglich. Eigene Ergebnisse zeigen bei 40 Patienten mit unstillbaren Schmerzen bei Enddarmkarzinom in 39 Fällen Schmerzfreiheit oder deutliche Schmerzlinderung.

Literatur

1 Bischof W, Schütte W (1965) Komplikationen nach Chordotomien. Zentralbl Neurochir 25: 233–243
2 Bohm E (1960) Chordotomy for intractable pain due to malignant disease. Acta Psychiatr Neurol Scand 35: 145–155
3 Fox JL (1969) A new method of percutaneous chordotomy for relief of intractable pain. Med Annals Distr Colombia 38: 131–134
4 Grote W, Roosen CW (1976) Die percutane Chordotomie. Langenbecks Arch Chir 342: 101–108
5 Long DM (1977) Electrical stimulation for the control of pain. Arch Surg 112: 884–888
6 Mansuy L, Sindou M, Fischer G, Bronon J (1976) Cordotomie spino-thalamique dans les douleurs cancéreuses. Neurochirurgie 22: 437–444
7 Müke R (1973) Eine verbesserte Möglichkeit zur Ausschaltung der Schmerzbahn – die perkutane zervikale Chordotomie. Z. Prakt Anaesth 8: 105–108
8 Müke R (1976) Schmerzausschaltung durch Chordotomie. Treffen westf. Nervenärzte, Bad Salzuflen
9 Mullan S, Hekmatpanah J, Dobben G, Beckmann F (1965) Percutaneous, intramedullary cordotomy utilizing the unipolar anodal electrolytic lesion. J Neurosurg 22: 548–553
10 Nathan PW (1963) Results of antero-lateral cordotomy for pain in cancer. J Neurol Neurosurg Psychiat 26: 353–362
11 Nittner K (im Druck) Schmerzausschaltung im Rückenmark: Koagulation oder Stimulation medullärer Strukturen. Kongreß Norderney, 1978
12 O'Connell JE (1969) Anterolateral cordotomy for intractable pain in carcinoma of the rectum. Proc R Soc Med 62: 1223–1225

13   Ogle, WS, French LA, Peyton WT (1956) Experiences with high cervical cordotomy. J Neurosurg 13: 81–87
14   Rosomoff HL (1974) Percutaneous radiofrequency cervical cordotomy for intractable pain. Adv Neurol 4: 683–688
15   Stock W, Thielemann I, Müller J, Theiss R (1979) Organisation und Ergebnisse der Nachsorge beim kolorektalen Karzinom (in diesem Band)
16   Theiss R, Ellrich E, Nittner K, Stock W (im Druck) Treatment of intractable pain in colorectal carcinoma by percutaneous cervical cordotomy. Kongress, Köln 1978
17   Thorsteinsson G, Stonnington HH, Stillwell K, Elveback LR (1977) Transcutaneous electrical stimulation: A double-blind trial of its efficacy for pain. Arch Phys Med Rehabil 58: 8–13
18   White JC, Sweet WH, Hawkins R, Nilges RG (1950) Anterolateral cordotomy: Results, complications and causes of failure. Brain 73: 346–367

Hyperalimentation bei Krebspatienten

J. MÜLLER, W. STOCK, E. WATZKY, H. PICHLMAIER

Das Tumorwachstum kann durch direkte Zerstörung funktioneller Gewebe, der Bildung abnormer Passagegewebe innerhalb des Verdauungstraktes, einer verminderten Absorption von Nährstoffen, durch Anorexie sowie durch Eingriff in den Stoffwechsel des Patienten zu einer Verarmung des Gesamtorganismus an Eiweiß, Kohlenhydraten oder Fett führen. Als Folge hiervon steigt die Morbidität des Tumorpatienten an, wodurch bei verminderter Toleranz gegenüber aggressiven Therapiemaßnahmen und herabgesetzter körpereigener Abwehr die Überlebenszeit verkürzt wird.

Da einige Faktoren dieser Aggression des Tumors sowohl von der Menge als auch von der oralen Aufnahme der Nährstoffe abhängig sind, sollte es möglich sein, durch hochkalorische parenterale Ernährung (HPE) ihre Auswirkungen zu vermindern und in Verbindung mit chirurgischen, radiologischen und zytostatischen Maßnahmen das Überleben zu verlängern.

Der Einfluß einer präoperativen Mangelernährung auf das Therapieergebnis wurde bereits 1936 von Studley (9) beschrieben. Nach resezierenden Eingriffen am Magen lag die Anzahl der Anastomoseninsuffizienzen sowie die Sterblichkeitsrate bei Patienten mit reduziertem Körpergewicht deutlich höher als bei Normgewichtigen.

Experimentell ist eine Korrelation zwischen dem postoperativen Körpergewicht, dem Serumprotein und der Reißfestigkeit von Hautwunden oder gastrointestinalen Anastomosen nachgewiesen (4).

Eine parenterale Hyperalimentation bei Tumorpatienten wird von der Arbeitsgruppe um Dudrick (6) und Copeland (3) bereits seit 1969 in großem Ausmaß durchgeführt. Sie berichten wiederholt, daß bei vielen ihrer Patienten ohne präoperative Hyperalimentation ein operatives Vorgehen überhaupt nicht in Betracht gekommen wäre.

Die klinischen Daten von 100 Patienten liegen vor (Tabelle 1). Alle befanden sich bei der stationären Aufnahme im Zustand der Malnutrition, d.h. sie hatten während der vorausgegangenen 12 Monate mindestens 10% ihres Körpergewichts verloren, oder ihr Serumalbuminspiegel betrug weniger als 3,2%. 52 kurative Eingriffe, darunter 10 Gastrektomien, 5 Ösophagogastrektomien, 2 Ösophagektomien, 10 Koloninterpositionen, 14 Kolektomien sowie 3 Duodenopankreatektomien wurden durchgeführt. Die Kliniksletalität für diese Eingriffe betrug trotz der schlechten Ausgangssituation der Patienten nur 3,8%. Ähnlich günstige Erfahrungen werden von Moghissi (7), Solassol (8) oder Williams (11) berichtet.

Diese Arbeiten beschäftigen sich zwar sehr ausführlich mit der Technik und Organisation der Hyperalimentation, es fehlen jedoch exakte Angaben zur Auswahl des

Chirurgische Universitätsklinik Köln

Tabelle 1. Ergebnisse der parenteralen Hyperalimentation bei der chirurgischen Behandlung
von Tumorpatienten (Copeland 1978)

Patienten	100
Hyperalimentation	24,2 Tage
Alter	56,5 Jahre
Gewichtszunahme	2,1 kg
Kurative Eingriffe	66
Kliniksletalität	3,8%
Palliative Eingriffe	39
Kliniksletalität	4,2%
Nichtletale Komplikationen	9,0%
Kathetersepsis	1,0%

Krankengutes, zur Kontrolle des anabolen Effekts der HPE und insbesondere für die präoperative HPE der Vergleich mit einem konventionell ernährten Kollektiv.

Somit ist bisher ungeklärt, wie hoch das Kalorienangebot sein muß, um bei Krebspatienten einen maximalen anabolen Effekt zu erzielen, und inwieweit sich in Abhängigkeit von der Art des Tumors, seiner Ausdehnung und dem Ernährungszustand des Patienten eine präoperative HPE günstig auf die postoperative Komplikationsrate auswirkt.

Zur Klärung dieser Fragen wurde an der Chirurgischen Universitätsklinik Köln eine Arbeitsgruppe gebildet und eine kontrollierte sowie eine prospektive randomisierte Studie begonnen.

Das HPE-Team besteht aus zwei Schwestern, die sich ausschließlich mit der Pflege und Kontrolle der Katheter-Infusionssysteme auf allen chirurgischen Stationen befassen, zwei medizinisch-technischen Assistentinnen für spezielle Stoffwechseluntersuchungen und der Dokumentation und computergerechten Aufarbeitung der Befunde, sowie zwei Ärzten, die für die Insertion der zentralen Venenkatheter, die Erstellung von Infusionsplänen sowie für die metabolische Überwachung der Patienten unter HPE verantwortlich sind.

Die Insertion der zentralen Venenkatheter wurde nach unseren Erfahrungen mit mehrmonatiger parenteraler Ernährung bei Patienten mit Morbus Crohn (2) modifiziert und erfolgt unter den gleichen aseptischen Bedingungen wie für jeden anderen chirurgischen Eingriff im Operationssaal. Nach Punktion der Vena subclavia von infraklavikulär wird das distale Ende des Katheters durch einen subkutanen Tunnel an der Thoraxvorderwand herausgeleitet. Damit kann eine Infektion entlang der Katheteraußenseite weitgehend vermieden werden.

Bei der Berechnung des Protein- und Kalorienbedarfs für Tumorpatienten (Tabelle 2) gingen wir von den Untersuchungen von Bistrian (1) und Rutten (10) aus. Sie hatten eine optimale Utilisation des zugeführten Stickstoffs und größten anabolen Effekt bei der Applikation von 0,22–0,27 g N und 40–50 kcal/kg KG/Tag beobachtet. Die Elektrolytsubstitution wurde nach den Angaben von Dick dem hohen Kalorienangebot angepaßt. Die präoperative HPE wurde, um eine Adaptation des Organismus an das erhöhte Nährstoffangebot zu erleichtern, mit 50% des nach dem Idealgewicht (Geigy-Tabellen) des Patienten errechneten Bedarfs begonnen und innerhalb von drei Tagen bis zum vorgesehenen Volumen gesteigert.

Tabelle 2. Täglicher Bedarf an Energie und Nährstoffen bei HPE von Tumorpatienten

	Wasser	30 ml/kg KG	
Energie und	Energie	40–50	Kcal/kg KG
Energiequellen	N	0,22–0,27	g/kg/KG
	Aminosäuren	ca. 1,5	g/kg KG
Mineralstoffe	Natrium	40–50	mval/1000 Kcal
	Kalium	35	mval/1000 Kcal
	Kalzium	5–10	mval/1000 Kcal
	Magnesium	5–8	mval/1000 Kcal
	Eisen	2,8	mg/Tag
	Mangan	0,6	mikromol/kg/Tag
	Zink	3–6	mval/kg/Tag
	Kupfer	0,07	mval/kg/Tag
	Chlor	1,3	mval/kg/Tag
	Phosphor	4–8	mval/1000 Kcal
	Fluor	0,7	mikromol/kg/Tag
	Jod	0,015	mikromol/kg/Tag
Wasserlösliche Vitamine	Thiamin	0,02	mg
	Riboflavin	0,03	mg
	Niacin	0,2	mg
	Pyridoxin	0,03	mg
	Folsäure	3	mikrogramm
	Vitamin B 12	0,03	mikrogramm
	Pantothensäure	0,2	mg
	Biotin	5	mikrogramm
	Askorbinsäure	0,5	mg
Fettlösliche Vitamine	Retinol	10	mikrogramm
	Ergocalciferol oder		
	Cholecalciferol	0,04	mikrogramm
	Phytylmonaquonone	2	mikrogramm

Unter dieser Form der HPE nahmen alle bisher behandelten Patienten an Körpergewicht zu. Stickstoffbilanzuntersuchungen (Abb. 1) an 14 Patienten, die vor der stationären Aufnahme durchschnittlich 8,7% ihres Körpergewichtes verloren hatten, zeigten bereits am zweiten Tag eine positive Bilanz. Da der Serum-Harnstoff bei diesen Patienten innerhalb des methodischen und individuellen Schwankungsbereichs blieb und nicht anstieg, muß daraus geschlossen werden, daß der retinierte Stickstoff zum Aufbau viszeralen Proteins herangezogen wurde und die Gewichtszunahme nicht auf einer alleinigen Retention von Wasser oder einer Fettmast des Patienten beruhte. Der gleichzeitig gemessene Anstieg von Transferrin, Thyroxin-bindendem Präalbumin und Retinol-bindendem Protein bestätigte bei den meisten Patienten diese Befunde.

Die Stoffwechselbelastung unter dieser Form der präoperativen HPE mit zwei verschiedenen Energieträgern — einmal Glukose allein, einmal Glukose und Fett — wurde ebenfalls untersucht (Tabelle 3). Obwohl die Zufuhrraten erheblich sind — ein 70 kg schwerer Patient bekommt etwa 800 g Glukose pro Tag —, fanden sich keine wesentlichen pathologischen Veränderungen der Stoffwechselparameter. Bei ausschließlicher

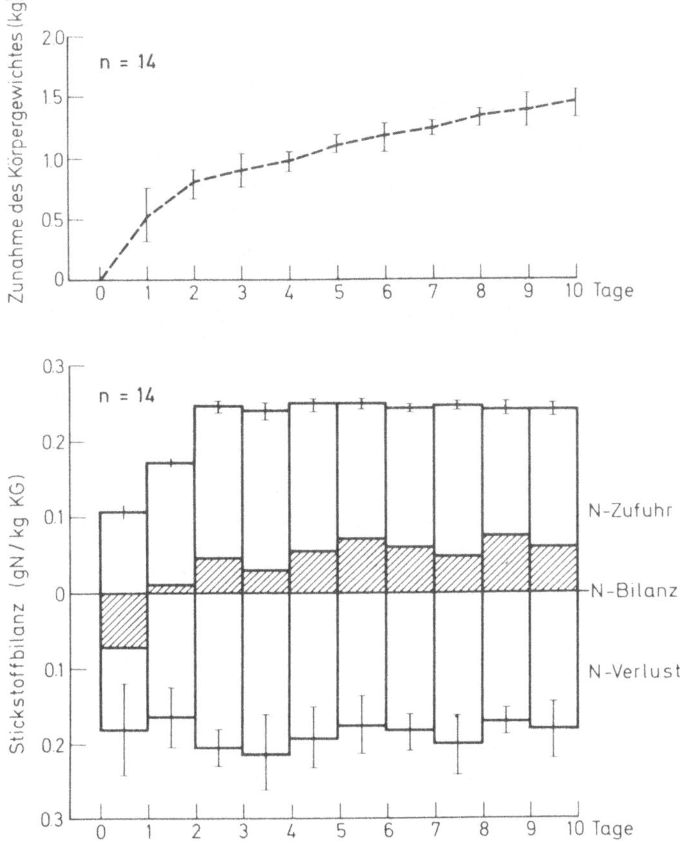

Abb. 1. Zunahme des Körpergewichts und Stickstoffbilanz während der präoperativen HPE von Tumorpatienten (Chir. Univ.-Klinik Köln)

Glukosegabe lagen die Blutzuckerspiegel deutlich höher und machten gelegentlich die Gabe von Insulin notwendig.

Nachdem gesichert war, daß die von uns gewählte Form der präoperativen HPE ausreicht, um eine Anabolie bei Tumorpatienten zu erreichen, wurde eine prospektive randomisierte Studie begonnen (Abb. 2). Ihr Ziel ist, die Auswirkungen der präoperativen HPE auf die postoperative Komplikationsrate nach Resektion maligner Tumoren zu klären.

Tabelle 2. Stoffwechselparameter während der präoperativen HPE von Tumorpatienten (Chir. Univ.-Klinik Köln)

Gruppe I n = 12   Energieträger: Glukose (45 kcal/kg KG/Tag)
Gruppe II n = 17   Energieträger: 50% Glukose + 50% Fett (45 kcal/kg KG/Tag)

Tage HPE	1.	3.	6.	9.
Glukose i.S.	110 ± 40	181 ± 39	163 ± 25	167 ± 27
(mg/dl)	108 ± 21	92 ± 47	94 ± 29	87 ± 34
Ges.-Eiweiß	$6,5 \pm 0,3$	$6,4 \pm 0,3$	$6,5 \pm 0,2$	$6,5 \pm 0,2$
(g/dl)	$6,8 \pm 0,5$	$6,8 \pm 0,2$	$6,7 \pm 0,2$	$6,7 \pm 0,2$
Natrium	$144 \pm 4,7$	$142 \pm 5,2$	$142 \pm 4,9$	$139 \pm 4,0$
(mmol/l)	$138 \pm 3,9$	$143 \pm 4,8$	$140 \pm 4,2$	$141 \pm 4,3$
Kalium	$4,3 \pm 0,8$	$4,5 \pm 0,6$	$3,8 \pm 0,7$	$4,1 \pm 0,6$
(mmol/l)	$4,2 \pm 0,5$	$3,9 \pm 0,5$	$3,8 \pm 0,7$	$3,6 \pm 0,5$
GOT	$9 \pm 4,3$	$14 \pm 7,9$	$18 \pm 6,8$	19 ± 11
(U/l)	$14 \pm 0,5$	$13 \pm 7,8$	$14 \pm 6,9$	22 ± 12
Alk. Phosph.	129 ± 48	104 ± 27	119 ± 14	147 ± 19
(U/l)	147 ± 40	158 ± 39	149 ± 25	201 ± 27

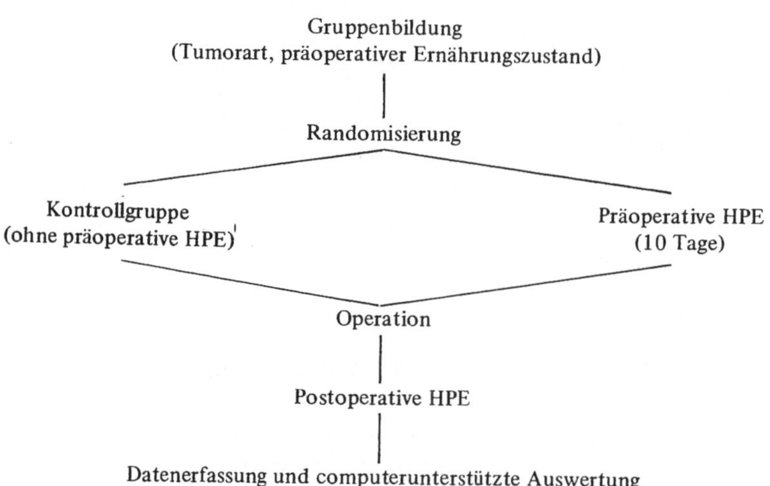

Abb. 2. Prospektive randomisierte Studie: „Präoperative HPE bei Krebspatienten"

Literatur

1 Bistrian BR, Blackburn GL, Maini BS, McDermott WV (1977) The effect of cancer on nitrogen, electrolyte and mineral metabolism. Cancer Res 37: 2348

2 Burmeister W, Müller JM, Pichlmaier H (1978) Totale parenterale Ernährung als Primärtherapie bei Morbus Crohn. Leber Magen Darm 4: 207

3 Copeland EM, Dudrick SJ (1978) The importance of parenteral nutrition as an adjunct to cancer treatment. In: Advances in parenteral nutrition. MTP Press, Lancaster

4 Daly JM, Vars, HM, Dudrick SJ (1970) Correlation of protein depletion with colonic anstomotic strength in rat. Surg Forum 21: 77

5 Dick W, Seeling W (1977) Wasser- und Elektrolytbedarf bei der parenteralen Ernährung. In: Klinische Anästesiologie und Intensivtherapie, Bd 7. Springer, Berlin Heidelberg New York

6 Dudrick SJ, Copeland EM, MacFadyen BV (1977) Parenteral nutrition as an adjunct to cancer therapy. Ahnefeld WF, Bergmann H, Burri C, Dick W, Halmagyi M, Rügheimer E (eds) Klinische Anästhesiologie und Intensivtherapie, Bd 13. Springer, Berlin Heidelberg New York

7 Moghissi K, Hornshaw J, Teasdale PR, Dawes EA (1977) Parenteral nutrition in carcinoma of the oesophagus treated by surgery: nitrogen balance and clinical studies. Br J Surg 64: 125

8 Solassol C, Joyeux H, Pujol H, Romieu C (1974) Nutrition parenterale en cancerologie. J Chir (Paris) 107: 435

9 Studley HO (1936) Percentage of weightloss. A basic indicator of surgical risk in patients with chronic peptic ulcer. JAMA 106: 458

10 Rutten P, Blackburn GL, Flatt JP, Hollowell E, Cochram D (1975) Determination of optimal hyperalimentation infusion rate. J Surg Res 18: 477

11 Williams RHP, Heatley RV, Lewis MH, Hughes LE (1976) A randomized controlled trial of preoperative intravenous nutrition in patients with stomach cancer. Surg Res Soc 49: 667

Computertomographischer Nachweis eines lokalen Rezidives nach abdomino-perinealer Rektumamputation

J. ROSENBERGER, U. MÖDDER, W. STEINBRICH, R. THEISS

Einleitung

Nach abdomino-perinealer Rektumaputation auftretende Schmerzen im Bereich der unteren Lendenwirbelsäule, des Beckens und des Perineums sind die häufigsten Symptome eines lokalen Rezidives. Die Verdachtsdiagnose läßt sich durch Veränderungen im Dammbereich wie palpable Tumoren, Ulzerationen, Fisteln oder Abszesse erhärten. Bei Frauen treten Rezidive gehäuft im Vaginalbereich auf (3, 12). Im Krankengut von Morson, Vaughan u. Bussey gelang der histologische Nachweis eines lokalen Rezidives nur in einem Drittel der Fälle (7). Nach Goligher kann ein Rezidivtumor im Beckenboden oft erst (4) durch die Sektion sicher ausgeschlossen werden. Die konventionelle Röntgendiagnostik mit Abdomenübersichtsaufnahmen, Tomogrammen des Kreuzbeines, Kontrastmitteleinlauf, Magen-Darm-Passage und Ausscheidungsurogramm führt nur bei massiven Befunden zu verwertbaren Ergebnissen.

Die Computer-Tomographie (CT) gestattet die maßstabgerechte Abbildung axialer Tomogramme in jeder gewünschten Höhe des Körpers. Dabei werden alle parenchymatösen Organe, die Muskulatur, das Fettgewebe und das Skelett direkt dargestellt. Es stellen sich folgende Fragen:

1. Können lokale Rezidive nach abdomino-perinealer Rektumaputation mit Hilfe der CT erfaßt werden?
2. Ab welcher Größe werden Rezidivtumoren gesehen?
3. Welche Konsequenzen ergeben sich für die Tumornachsorge?

CT-Anwendung

Methodik

Bei dem zur Untersuchung benutzten Computer-Tomographen handelt es sich um ein Delta-Scan 50 fast (Ohio Nuclear). Die Schichtdicke beträgt wahlweise 8 oder 13 mm, die Scan-Zeit liegt bei 18 s. Es hat sich bewährt, einzelne Organe durch Kontrastmittelgaben zu markieren. Blase und Ureter werden durch ein nierengängiges Kontrastmittel abgegrenzt, Ileumschlingen können durch oral verabreichtes Gastrografin dargestellt werden (6). Die Vagina läßt sich durch einen kontrastmittelgetränkten Tampon kennzeichnen (1). Implantierte Magnetringe führen zu erheblichen Artefakten in der korrespondierenden Schichtebene.

Chirurgische Universitätsklinik und Poliklinik Köln u. Radiologisches Institut der Universität Köln

Computer-Tomographie des Beckens

Normale Anatomie (Abb. 1)

Man erkennt die Harnblase, den Uterus, das Rektum (9) in normaler Lage und Größe, das rechte und linke Os ileum mit den angeschnittenen Hüftköpfen, die Beckengefäße und die Muskulatur. Nicht vergrößerte Lymphknoten werden nur in Ausnahmen gesehen (5).

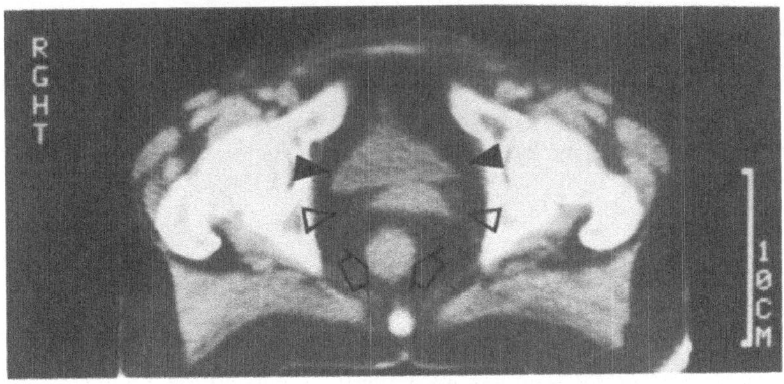

Abb. 1. CT-Normalbefund eines weiblichen Beckens in Höhe der Hüftgelenke. ▶ Harnblase, ▷ Uterus, ⇨ Rektum

Unauffälliger Befund nach Rektumamputation (Abb. 2)

Man sieht eine Transversalschicht in Höhe der Hüftgelenke. Die mit Kontrastmittel gefüllte Blase ist nach dorsal in das Bett des ehemaligen Rektums verlagert. Zwischen Blasenhintergrund und Os coccygeum finden sich beidseits symmetrische, als Narbengewebe zu wertende Weichteilstrukturen.

Pathologische Befunde nach Rektumamputation

Lokales Rezidiv (Abb. 3)

Ein lokales Rezidiv stellt sich als unregelmäßig begrenzte, atypisch konfigurierte Weichteilstruktur dar. Im vorliegenden Fall sind die übrigen Beckenstrukturen normal abgrenzbar. Der hier gezeigte Tumor hat eine Größe von 6–7 cm.

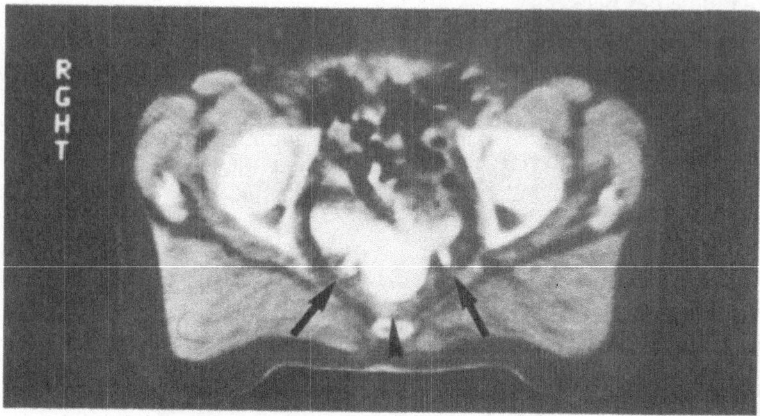

Abb. 2. Status nach abdomino-perinealer Rektum-Amputation. Verlagerung der Blase nach dorsal. → re. und li. Ureter prävesikal miterfaßt. Zwischen Os coccygeum und Blasenhinterwand Narbengewebe

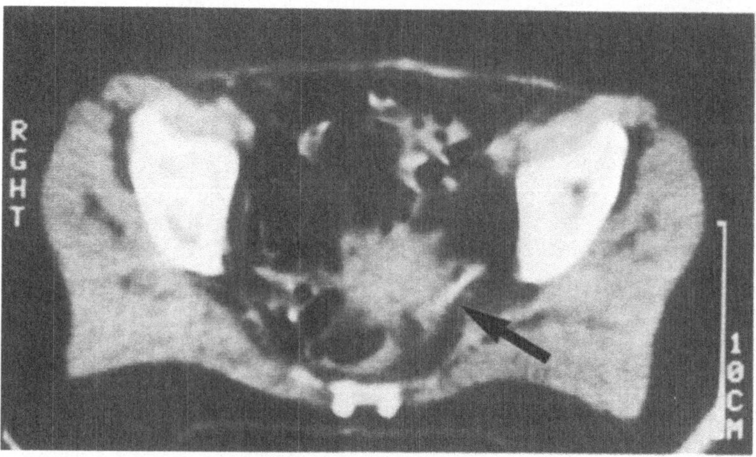

Abb. 3. Unregelmäßig begrenzte, atypisch konfigurierte Weichteilstruktur. → Diagnose: Lokales Rezidiv

Lymphknotenvergrößerungen (Abb. 4)

Lymphknotenvergrößerungen kommen, wenn sie einen Durchmesser von 2 cm und mehr erreicht haben, als weichteildichte, rundlich bis polygonal geformte Strukturen zur Darstellung (2). Entzündliche Lymphknotenveränderungen erreichen im allgemeinen nicht diese Größe und werden daher computer-tomographisch nicht erfaßt. Im vorliegenden Bild sieht man vergrößerte Lymphknoten im Bereich der Iliakalgefäße.

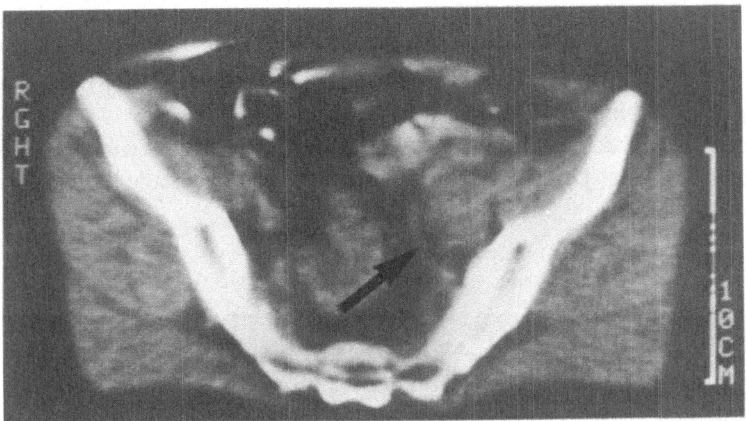

Abb. 4. Nachweis einer rundlich-polygonal geformten Veränderung an der linken Beckenwand.
➡ Diagnose: Lymphknotenmetastasen

Bei bekannter Grunderkrankung konnte die Diagnose eines metastatischen Befalles gestellt werden.

Osteolysen (Abb. 5)

Osteolytische Knochendestruktionen werden mit Hilfe der Computer-Tomographie frühzeitig gesehen. Im vorliegenden Fall wuchs der Rezifivtumor in das Kreuzbein ein. Die entstandene Osteolyse kam auf konventionellen Tomogrammen nur angedeutet zur Darstellung (8).

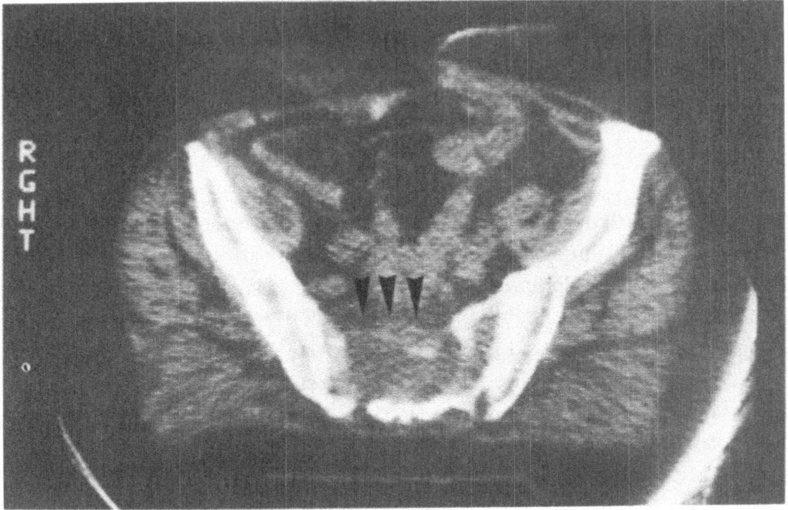

Abb. 5. Osteolyse im Os sacrum mit Destruktion der Vorderwand ▶ ▶ ▶

Befall anderer Organsysteme (Abb. 6)

Ganz allgemein ist zu sagen, daß sich die CT-Untersuchung im gleichen Arbeitsgang auf weitere Körperareale ohne Belästigung des Patienten ausdehnen läßt. Die Abbildung zeigt eine Hydronephrose, die als Folge eines Rezidives im Beckenboden entstanden war. Metastasen in Leber, Retroperitoneum und Wirbelsäule können so erfaßt werden (10, 11).

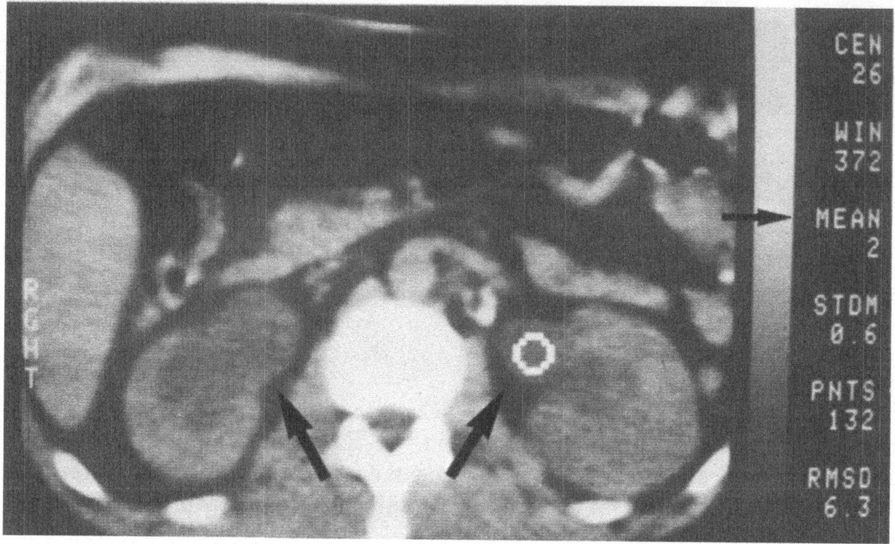

Abb. 6. Rechts und links Nachweis einer Hydronephrose infolge eines Rezidiv-Tumors im kleinen Becken (Dichtemessung im erweiterten linken Nierenbecken im wasseräquivalenten Werten der Hounsfield-Scala) (➡)

Ergebnisse (Tabelle 1)

Seit November 1977 wurden 22 Patienten wegen des klinischen Verdachtes eines lokalen Rezidives nach abdomino-perinealer Rektumamputation computer-tomographiert. In allen Fällen wurden Schmerzen im Bereich der Lendenwirbelsäule oder des kleinen Beckens angegeben. Bei 8 Patienten fanden sich zusätzlich lokale Veränderungen, 5mal im Dammbereich als Fisteln oder knotige Verhärtungen, 3mal zeigte die gynäkologische Untersuchung eine knotige Druckresistenz im hinteren Scheidengewölbe. In den übrigen 14 Fällen gründete sich die Verdachtsdiagnose auf die vom Patienten angegebene Beschwerdesymptomatik.

Die computer-tomographische Untersuchung bestätigte die klinische Diagnose bei 17 Kranken. Als morphologisches Substrat zeigte sich ein tumoröser Prozeß im kleinen Becken. Bei 5 Personen fand sich auf den CT-Bildern kein Hinweis für ein lokales

Tabelle 1. Untersuchungen bei 22 Patienten wegen Verdacht auf lokales Rezidiv nach abdomino-perinealer Rektumamputation

CT-Befund	Schmerzen im OP-Gebiet	Lokale Veränderungen	Fernmetastasen	Bestätigung des CT-Befundes durch klinischen Verlauf
Rezidiv 17	17	8	3	17
Kein Rezidiv 5	5	0	1	4/5

Rezidiv. Der weitere klinische Verlauf bis zum jetzigen Zeitpunkt hat die CT-Diagnose in 4 von 5 Fällen bestätigt. Bei 2 Patienten waren die Beschwerden durch Veränderungen an der Wirbelsäule hinreichend zu erklären (M. Bechterew, Spondylarthrose). Bei 2 weiteren Personen verlor sich das angegebene Beschwerdebild. Einmal kam ein Rezidiv computer-tomographisch nicht zur Darstellung. Bei der gleichzeitig durchgeführten Ultraschalluntersuchung sah man im Dammbereich pathologische Veränderungen von 1,5 cm Größe. Eine CT-Kontrolle 6 Monate später ließ ebenfalls ein Tumorrezidiv erkennen.

Beantwortung der Fragen

1. Lokale Tumorrezidive nach abdomino-perinealer Rektumamputation können mit Hilfe der CT erstmals in ihrer vollen Ausdehnung erfaßt werden. Ein klinischer Verdacht kann durch den Nachweis eines morphologischen Substrates erklärt werden.
2. Mit dem in unserem Zentrum verwendeten Scanner kommen Tumoren erst ab einer Größe von 2–3 cm verläßlich zur Darstellung (2).
3. Traten bisher nach abdomino-perinealer Rektumaputation Schmerzen im Operationsgebiet auf, so mußte sich der Kliniker oft mit einer Verdachtsdiagnose begnügen (4, 7). Die Computer-Tomographie kann zur Klärung beitragen. Finden sich keine Zeichen eines loaklen Rezidives, so sollte man nach anderen Ursachen suchen. Die CT-Diagnose ist durch spätere Kontrollen zu überprüfen. Der kritische Patient kann durch Fakten besser geführt werden. Ein objektiver Rezidivnachweis bei entsprechender Schmerzsymptomatik erleichtert dem Arzt die Indikation zur Strahlentherapie. Der Computer-Tomograph liefert exakte Daten über Größe und Lage des Beckentumors. Dies ermöglicht dem Radiotherapeuten eine genaue Einstellung des Bestrahlungsfeldes. Verlaufskontrollen geben Auskunft über den Erfolg der Radiatio bzw. über das Wachstumsverhalten des Tumors.

Zusammenfassung

Wegen des klinischen Verdachtes eines lokalen Rezidives wurden 22 Patienten nach abdomino-perinealer Rektumamputation computer-tomographiert. Dabei wurde 17mal ein Tumorrezidiv im kleinen Becken gesehen, 5mal fanden sich computer-tomographisch keine Zeichen eines Rezidives. Der weitere klinische Verlauf bestätigte die CT-Diagnose in 21 Fällen. Einmal wurde ein Tumorrezidiv durch die Computer-Tomographie nicht erfaßt. Ein lokales Rezidiv stellt sich auf dem CT-Bild als unregelmäßig begrenzte Weichteilstruktur dar, weiterhin lassen sich Aussagen über Größe und Lage des Tumors machen. Veränderungen wie Osteolysen im Becken oder Lymphknotenmetastasen kommen gleichfalls zur Darstellung.

Literatur

1   Cohen WN, Seidelmann FE, Bryan PJ (1978) Use of a tampon to enhance vaginal localisation in computed tomography. Am J Roentgenol 128: 1064–1065

2   Friedmann G, Heuser L (1978) Computertomographische Untersuchungen des Retroperitonealraumes. Internist (Berlin) 19: 586–593

3   Gilbertsen VA (1960) Adenocarcinoma of the rectum. Ann Surg 151: 340

4   Goligher JC (1975) Surgery of the anus, rectum and colon. Baïlliere Tindall, London

5   Levitt RG, Sagal SS, Stanley RJ, Evens, RG (1978) Computed tomography of the pelvis. Semin Roentgenol 13/3:

6   Mödder U, Friedmann G, Rosenberger J, Heuser L (1978) Aussagemöglichkeiten der Computertomografie bei Pankreaserkrankungen. Leber Magen Darm 1: 3–10

7   Morson BC, Vaughan EG, Bussey BS (1963) Pelvic recurrence after excision of rectum for carcinoma. Br Med J 13–18

8   Naidich DP, Freedman MR, Bowerman JW, Siegelman, SS (1978) Computerized tomography in the evaluation of the soft tissue component of bony lesions of the pelvis. Skeletal Radiol 3: 144–148

9   Redman HC (1977) Computed tomography of the pelvis. Radiol Clin North Am 115/3:

10 Stanley RJ, Sagel SS, Levitt RG (1977) Computed tomography of the liver. Radiol Clin North Am 15/3:

11 Stephens, DH, Williamson B, Jr, Sheedy PF, Hattery RR, Miller WE (1977) Computed tomography of the retroperitoneal space. Radiol Clin North Am 15/3:

12 Vahrson H, Dietzel F (1973) Zur Therapie des sogenannten Vaginalrezidivs eines operierten Rektumkarzinoms. Strahlentherapie 146: 633–638

Senkung der Rezidivrate beim Rektumkarzinom durch Kombinationstherapie – eine vergleichende Studie

R. BRÜCKNER, P. KEMPF, J. KUTZNER

Seit Oktober 1973 führen wir im Rahmen einer prospektiven randomisierten Studie der EORTC[1] die präoperative Bestrahlung beim Rektumkarzinom durch. Obwohl positive Resultate der präoperativen Radiotherapie aus dem Veterans Administration Hospital und dem Memorial Hospital in USA aus den Jahren 1968 und 1972 bereits vorlagen (1, 3, 4), randomisierten wir, abweichend vom ursprünglichen Protokoll der EORTC (2), in Zusammenarbeit mit dem Institut für Strahlenkunde der Universität Mainz zwischen präoperativer Radiotherapie und Operation allein (Abb. 1).

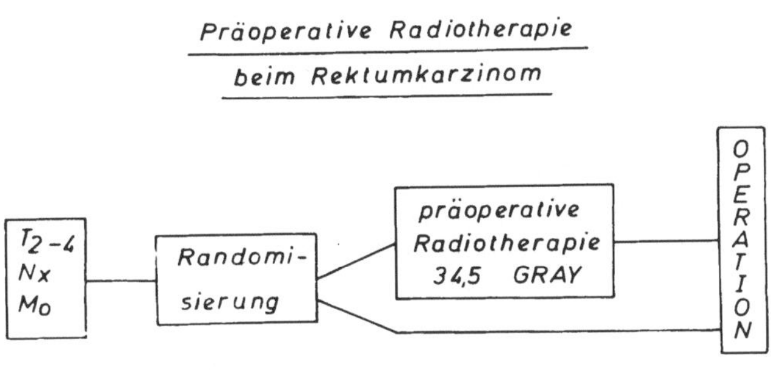

Abb. 1

Anwendung der Kombinationstherapie

Auswahl der Patienten

Entsprechend den Kriterien der EORTC (2) wurden alle Patienten mit Rektumkarzinomen der präoperativen Tumorstadien T_{2-4}, N_x, M_0 in die Studie aufgenommen. Patienten, bei denen sich intraoperativ ein abweichender Befund ergab, z.B. Lebermetastasen oder ein isochroner Zweittumor, wurden aus der Studie ausgeschlossen.

Chirurgische Klinik und Institut für klinische Strahlenkunde der Universität Mainz

1 European Organization for Research on Treatment of Cancer

Durchführung der Radiotherapie

Die präoperative Radiotherapie wird nach dem Protokoll der EORTC vom Strahleninstitut der Universität Mainz durchgeführt. Sie besteht in einer Telekobaltbestrahlung mit einer Gesamtdosis von 34,5 Gy, die in 15 Einzeldosen zu je 2,3 Gy jeweils von montags bis freitags auf ein kaminartiges abdominelles und dorsales Großfeld verabreicht wird. Das Bestrahlungsfeld beinhaltet die Tumorregion sowie das Lymphabflußgebiet des Beckens, der Leisten sowie paraaortal bis L 2.

Operationstechnik

Bei den vorbestrahlten Patienten wurde die Operation innerhalb der nächsten 6 Tage nach der letzten Bestrahlung vorgenommen. Überwiegenderweise wurde in beiden Gruppen eine abdomino-perineale Rektumexstirpation in simultaner Operationstechnik durchgeführt. Bei 4 vorbestrahlten und bei 6 nicht vorbestrahlten Patienten konnte eine kontinenzerhaltende vordere Resektion durchgeführt werden. Bei keinem Patienten trat eine Anastomoseninsuffizienz auf.

Nachuntersuchungen

Die Patienten der Studie werden im Rahmen unserer Tumorsprechstunde regelmäßig nachuntersucht. Im ersten postoperativen Jahr erfolgen die Vorstellungen in 3monatigen, dann in 6monatigen Abständen. Die letzte Nachuntersuchung aller hier ausgewerteten Patienten erfolgte zwischen Oktober und Dezember 1978.

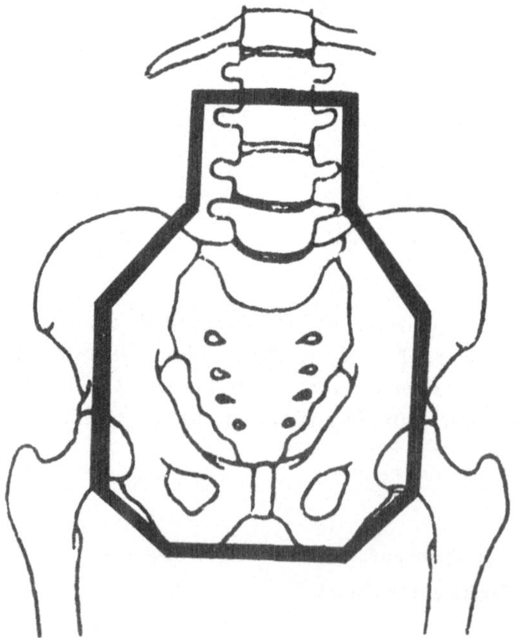

Abb. 2

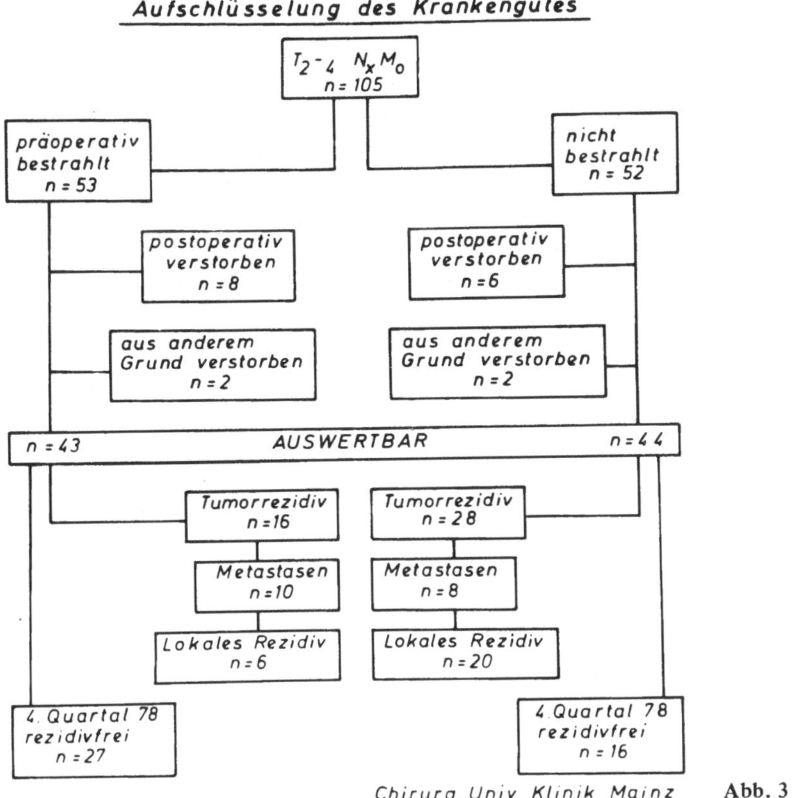

Abb. 3

Ergebnisse

Von insgesamt 105 Patienten (Abb. 2) sind 43 vorbestrahlte und 44 nicht vorbestrahlte Patienten im Hinblick auf Tumorrezidive und Metastasierung auswertbar. Während die Anzahl der Organmetastasierungen in beiden Gruppen ähnlich ist, fällt eine erhebliche Differenz bei den perinealen Rezidiven auf. Anale Rezidive haben wir nicht beobachtet.

Allgemeine Beobachtungen bei Vorbestrahlung

Bei den vorbestrahlten Patienten erschien intraoperativ der Tumor gegenüber der Umgebung besser abgegrenzt als bei den nicht vorbestrahlten Patienten. Wir halten diese Beobachtung für einen Ausdruck der durch die Radiatio herbeigeführten Tumorverkleinerung (Abb. 3). Dieser Effekt ist allerdings objektiv nicht zu belegen. Es wäre dazu eine angiographische Darstellung des Tumors vor und nach der Bestrahlung notwendig. Wir hielten diesen Eingriff bei unseren Patienten nicht für vertretbar. Bei zwei Patienten fand sich histologisch im Resektionspräparat nur noch eine fünfmarkstückgroße Narbe, Tumorgewebe konnte nicht mehr nachgewiesen werden. Bei beiden Patienten handelte es sich um sehr tief sitzende Karzinome (2 cm P.a.). Eine der beiden verstarb leider 55 Monate postoperativ an einer bis dahin unentdeckten Lebermetastasierung.

Ein weiterer, während der Operation angenehmer Effekt ist eine geringere Blutungsneigung in der perinealen Wundhöhle. Dies ist wahrscheinlich auf die Oliteration der Kapillargebiete zurückzuführen. Andererseits dürfte die verminderte Durchblutung des Beckenbodens für die anfänglich verzögerte Wundheilung nach Radiotherapie verantwortlich sein. Nach dem 3. postoperativen Monat ließ sich jedoch kein signifikanter Unterschied bei der perinealen Wundheilung zwischen beiden Gruppen mehr nachweisen.

Im allgemeinen wurde die präoperative Radiotherapie von den Patienten gut toleriert. Die postoperative Mortalität (Tabelle 1) ist in beiden Gruppen gleich.

Tabelle 1. Postoperative Mortalität (Chirurg. Univ.-Klinik Mainz)

		Postoperativ gestorben		gesamt
		ja	nein	
Präoperative	ja	8	45	53
Radiotherapie	nein	6	46	52
Gesamt		14	91	105

Metastasen und Rezidive

Die Anzahl der Organmetastasierungen (Tabelle 2) ist in beiden Gruppen gleich groß — eine Feststellung, die auch von Seiten theoretischer Überlegungen nicht überrascht. Signifikant niedriger hingegen ist bei den vorbestrahlten Patienten die Rate der perinealen Rezidive. Sie beträgt weniger als 1/3 gegenüber den nicht vorbestrahlten.

Zeitlich traten Fernmetastasen (Abb. 4) in beiden Gruppen bis zum 3. postoperativen Jahr, vereinzelt aber auch noch später auf. Im perinealen Bereich rezidiviert der Tumor bei den nicht vorbestrahlten Patienten zu 75% innerhalb der ersten 18 Monate. In diesem Zeitraum ist die Rate der Lokalrezidive bei den vorbestrahlten Patienten eindeutig niedriger als bei den nicht vorbestrahlten.

Tabelle 2. Häufigkeit von Rezidiven und Fernmetastasen (Chirurg. Univ.-Klinik Mainz)

		Lokales Rezidiv	Fernmetastasen	Gesamt	Anzahl der Patienten
Präoperative	ja	6	10	16	43
Radiotherapie	nein	20	8	28	44
Gesamt		26	18	44	87

Zeitliches Auftreten von Rezidiven und Metastasen
perineale Rezidive - präoperativ bestrahlt □ 43/6
perineale Rezidive - nicht bestrahlt ■ 44/20
Metastasen - präoperativ bestrahlt □ 43/10
Metastasen - nicht bestrahlt ■ 44/8
Monate postoperativ
3 6 9 12 15 18 21 24 27 30 33 36 39 42 45 48 51 54 57 60
Chirurg. Univ. Klinik Mainz

Abb. 4

Rezidivfreie Überlebenszeit
rezidivfreie
Überlebenszeit
präoperativ
bestrahlt
Operations -
zeitpunkt
79
präoperativ nicht bestrahlt
79
78
78
77
77
76
76
75
75
74
74
rezidivfreie
Überlebenszeit
74 75 76 77 78 79
Chirurg. Univ. Klinik Mainz

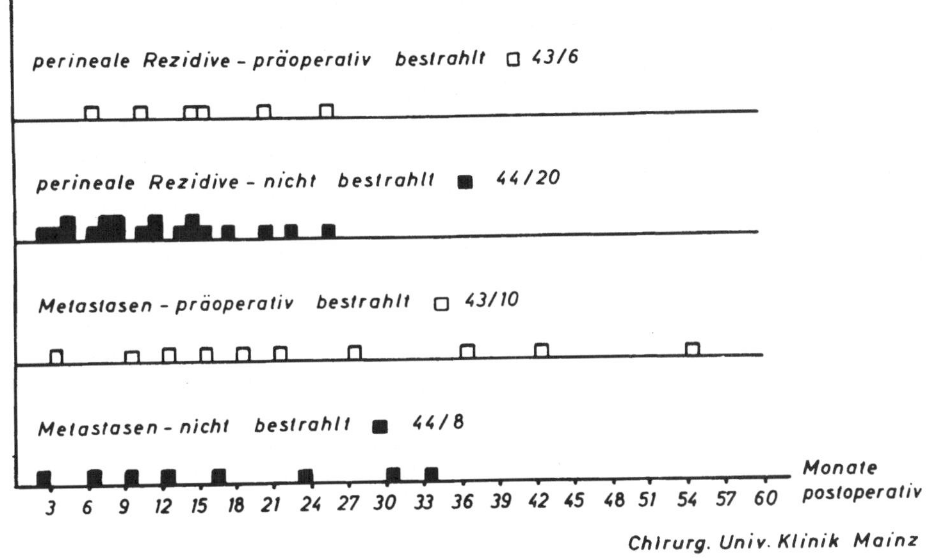

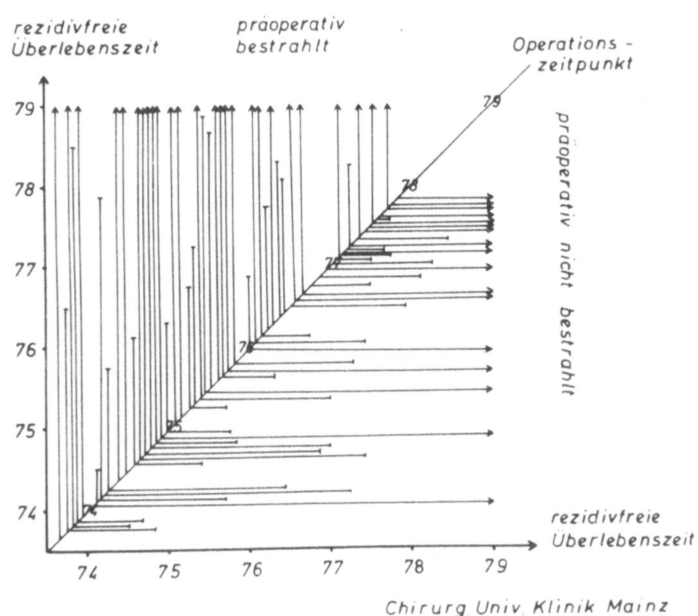

Abb. 5

Infolge der immer noch zu kurzen Beobachtungszeit von durchschnittlich 37,8 Monaten bei den vorbestrahlten und 25,6 Monaten bei den nicht vorbestrahlten Patienten kann derzeit noch keine sichere Aussage getroffen werden, ob die Heilungsrate durch die Vorbestrahlung tatsächlich erhöht wird, oder ob Tumorrezidive vielleicht erst später auftreten. Anhand unseres Krankengutes (Abb. 5) läßt sich jedoch eindeutig dokumentieren, daß vorbestrahlte Patienten mit Rektumkarzinomen häufiger und länger die Operation rezidivfrei überleben als nicht vorbestrahlte Patienten.

Nach unseren derzeitigen Erfahrungen mit der präoperativen Radiotherapie, die nunmehr über 5 Jahre reichen, halten wir die Vorbestrahlung der Rektumkarzinome im Sinne der Patienten für einen Fortschritt in der Krebstherapie.

Literatur

1   Dwight RW, Higgins GA, Roswit B, Leveen HH, Keehn RJ (1972) Preoperative radiation and surgery for cancer of the sigmoid colon and rectum. Am J Surg 123: 93

2   EORTC (1974) Protocol for controlled clinical trials for the treatment of patients with rectal cancer using surgery, radiotherapy and chemotherapy. EORTC, Brüssel

3   Higgins GA, Jr, Dwight RW, Walsh WS, Humphrey EW (1968) Preoperative radiation therapy as an adjuvant to surgery for carcinoma of the colon and rectum. Am J Surg 115: 241

4   Higgins GA, Dwight RW (1972) The role of preoperative irradiation in cancer of the rectum and rectosigmoid. Surg Clin North Am 52: 847

„Frühergebnisse" nach kombinierter, chirurgisch-radiologischer Behandlung des Rektumkarzinoms

F. BEERSIEK, W. NIEBEL, U. SCHULZ, F.W. EIGLER

Im Rahmen einer multizentrisch angelegten prospektiven Studie werden seit dem 1. Januar 1978 Patienten mit Rektumkarzinom nach Randomisierung entweder einer alleinigen chirurgischen oder einer kombinierten chirurgisch-radiologischen Behandlund unterzogen.

Die Randomisierung[1] erfolgt nach Jahrgängen, und zwar so, daß die Patienten mit geradem Geburtsjahr nur chirurgisch, die mit ungeradem Geburtsjahr kombiniert behandelt werden.

Neben den allgemein zu beachtenden Voraussetzungen sind für die Aufnahme in die Studie bestimmte Voraussetzungen vonseiten des Patienten von Bedeutung. Sie sind in der Tabelle 1 zusammengestellt und ergeben sich z.T. aus der Zielstellung des Behandlungsprogrammes.

Tabelle 1. Voraussetzungen vonseiten des Patienten für die Aufnahme in das Programm

Operabilität

M_0-Stadium

Adenokarzinom

Keine vorausgegangene Therapie des Rektosigmoidkarzinoms außer Kolostomie oder Probelaparotomie

Keine vorausgegangene chirurgische, radiotherapeutische und/oder chemo-therapeutische Behandlung wegen eines anderen Malignoms (Ausnahme: Basaliom)

Patient steht voraussichtlich für Nachuntersuchungen zur Verfügung

Keine andere vorliegende Erkrankung, die mit an Sicherheit grenzender Wahrscheinlichkeit eine kürzere Überlebenszeit als 5 Jahre erwarten läßt

Der Therapieplan mit den zeitlichen Verhältnissen ist in der Abbildung 1 wiedergegeben: Die Randomisierung in nur Operation oder kombinierte Behandlung erfolgt nach histologischer Sicherung und soweit möglich nach Ausschluß von Fernmetastasen.

Die präoperative Bestrahlung wird mit ultraharten Röntgenstrahlen über opponierende Beckenfelder mit 25 Gy Herddosis in 2–2 1/2 Wochen durchgeführt. Postoperativ wird in fortgeschrittenen Fällen (T_3–T_4) mit derselben Strahlenqualität die Tumorregion auf 50 Gy aufgesättigt.

Abteilung für Allgemeine Chirurgie und Strahlenklinik des Universitätsklinikums (GHS) Essen
1   Seit 1.7.1979 nach dem Gesetz der zufälligen Zahl.

F. Beersiek, W. Niebel, U. Schulz, F.W. Eigler

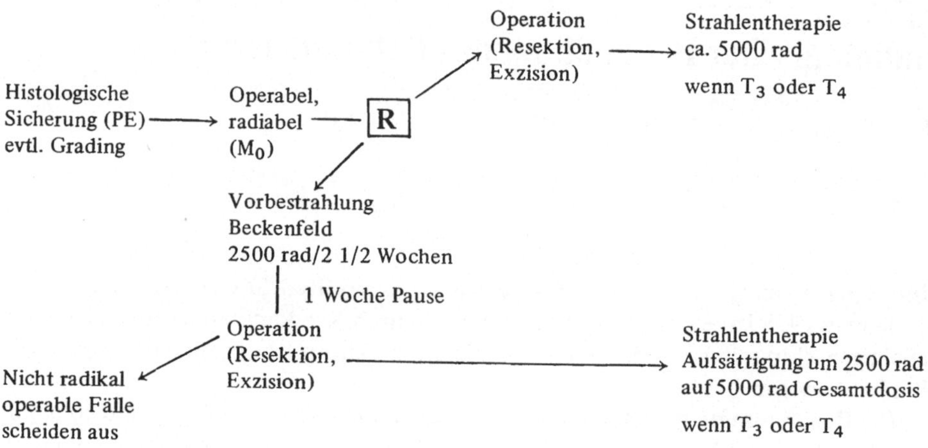

Abb. 1. Therapieplan bei Rektosigmoidkarzinomen

Entsprechend der kurzen Laufzeit der Studie können wir hinsichtlich der Effektivität einer kombinierten chirurgisch-radiologischen Behandlung gegenüber alleiniger Operation naturgemäß keine Aussage machen über die 5-Jahresüberlebenszeit, bezüglich eines rezidivfreien Intervalls, der Häufigkeit von Lokalrezidiven und Fernmetastasen.

Auf die Brauchbarkeit einer präoperativen Bestrahlung, die Rezidivrate zu senken, ist von Brückner und Kempf hingewiesen worden (1). Wir hoffen, diesen Befund in absehbarer Zeit bestätigen zu können.

Nach einem Jahr Beobachtungszeit möchten wir in erster Linie Aussagen machen über Komplikationen bei chirurgischen Eingriffen nach Vorbestrahlung und über solche, die wir bei Patienten beobachteten, die die gesamte Behandlung, d.h. präoperative Bestrahlung, Operation und postoperative Bestrahlung erhalten hatten.

Die Abbildung 2 zeigt, daß von 51 Patienten mit Rektumkarzinomen, die wir in der Zeit vom 1. November 1977 bis zum 31. Dezember 1978 behandelt haben, 32 die Aufnahmekriterien in die Studie erfüllten. Von diesen 32 Patienten wurden 12 durch alleinige Operation, 20 mit Operation und Bestrahlung versorgt.

Die durchgeführten Eingriffe sind in Tabelle 2 dargestellt. Bei den 20 vorbestrahlten Patienten wurde 11mal eine abdomino-perineale Rektumamputation mit primärem Verschluß des Perineums durchgeführt; 6 Patienten erhielten eine kontinenzerhaltende Operation im Sinne der tiefen anterioren Resektion; 3mal konnte bei Karzinomen in 8–10 cm Tiefe durch eine Resektion mit peranal durchgeführter Koloanostomie die Kontinenz erhalten werden. Komplikationen und Todesfälle zeigt Tabelle 3. Es gab 6 Sekundärheilungen des primär verschlossenen Perineums, 1 Bauchdeckenabszeß. Die peranalen Anastomosen und die tiefen anterior durchgeführten heilten glatt. Am 7. postoperativen Tag verstarb eine Patientin an einer autoptisch gesicherten Bronchopneumonie.

Bei den nur chirurgisch behandelten Patienten wurde 10mal kontinenzerhaltend reseziert, 6mal durch peranale Koloanostomie, 4mal durch eine tiefe anteriore

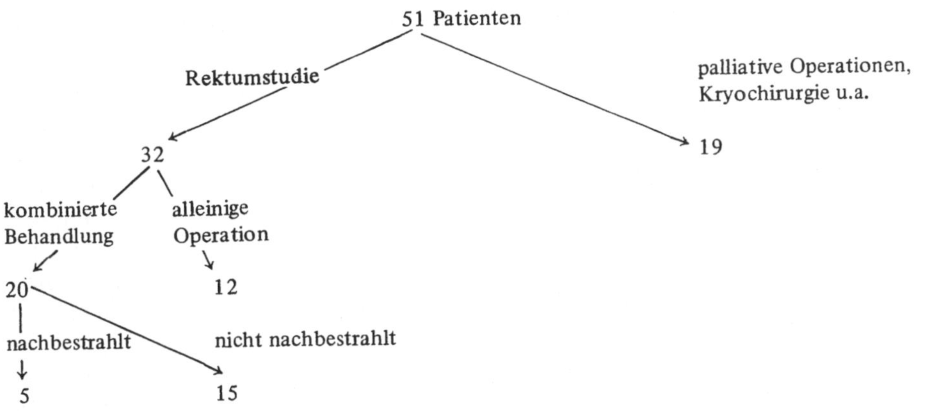

Abb. 2. Verteilung der Rektumkarzinom-Patienten im Zeitraum vom 1. Nov. 1977–31. Dez. 1978

Tabelle 2. Durchgeführte Operationen

	Bestrahlung + Operation	alleinige Operation
Quenu	11	2
Anteriore Resektion	6	4
Peranale Koloanostomie	3	6
	20	12

Tabelle 3. Komplikationen

	Quenu	anteriore Resektion u. peranale Anastomose
20mal kombinierte Behandlung	6 Sekundärheilungen der Sakralhöhle (von 11)	1 Bauchdeckenabszeß
12mal alleinige Operation		3 Nahtinsuffizienzen 2mal partiell 1mal total

Exitus: 2 Patienten
Todesursache: 1 Bronchopneumonie, 1 Peritonitis

Resektion; 2 Patienten wurden rektumamputiert. In dieser Gruppe verstarb ein 70jähriger Patient mit Diabetes und Arteriosklerose in der Vorgeschichte an einer Peritonitis als Folge einer Nahtinsuffizienz nach peranaler Koloanostomie.

In beiden Gruppen verstarb postoperativ je ein Patient, was bei einer Gesamtfallzahl von 32 radikal Operierten einer Operationsletalität von ca. 6% entspricht.

In unserem Krankengut sind die postoperativen Komplikationen bei Patienten, die vor der Operation bestrahlt wurden, nicht größer als in der Vergleichsgruppe. Das heißt: Die Applikation von 2.500 rad beeinflußt die Heilungsmöglichkeiten sowohl bei kontinenzerhaltender Resektion wie auch bei Rektumamputationen nicht wesentlich. Es muß dabei betont werden, daß bei dieser Feststellung die von den Patienten geklagten Beschwerden während einer prä- bzw. postoperativen Behandlung nicht berücksichtigt oder als nicht gravierend angesehen werden, obschon sie subjektiv erheblich belästigen können. In nicht geringem Prozentsatz wurden Hautveränderungen im Sinne eines Röntgenerythems mit Nässen und Juckreiz in den Bestrahlungsfeldern beklagt. Hinzu kommen Blasenbeschwerden mit permanentem Miktionsdrang und Episoden von Diarrhöen.

Nach Vorbestrahlung und radikaler Operation wurden 5 Patienten mit einer Nachbestrahlung zur Aufsättigung der Herddosis auf 60 Gy behandelt. In dieser kleinen Gruppe starben zwei Patienten, die wir beide jeweils in einem Abstand von 7 bzw. 8 Monaten nach Beendigung der Bestrahlung nach Operation wegen eines Dünndarmileus verloren. In beiden Fällen hatten sich die Patientinnen post radiationem zunächst gut erholt, klagten jedoch im weiteren Verlauf über zunehmende krampfartige Beschwerden mit Subileus und schließlich Ileussymptomatik, die uns zur operativen Revision zwangen.

In Abbildung 3 ist der veränderte Dünndarm einer der beiden Patientinnen zu sehen. Nach dem makroskopischen Aspekt und nach dem histologischen Untersuchungsbefund handelt es sich hierbei um Veränderungen, wie sie nach Strahlenbelastung des Dünndarms vorkommen. Es handelt sich um eine erheblich verdickte Dünndarmwand, die Dünndarmschlingen sind zu einem einzigen Konglomerat untereinander und mit dem Peritoneum parietale verbacken. In einem Falle mußte ein Dünndarmkonglomerat von ca. 1 m Länge Dünndarm reseziert werden. Im anderen Falle gelang das Auseinanderpräparieren der Schlingen, die dann über eine Miller-Abbot-Sonde geschient wurden. Die erste Patientin verstarb an den Folgen einer Nahtinsuffizienz der Dünndarm-Anastomose, die andere Patientin verloren wir an den Folgen einer Lungenembolie.

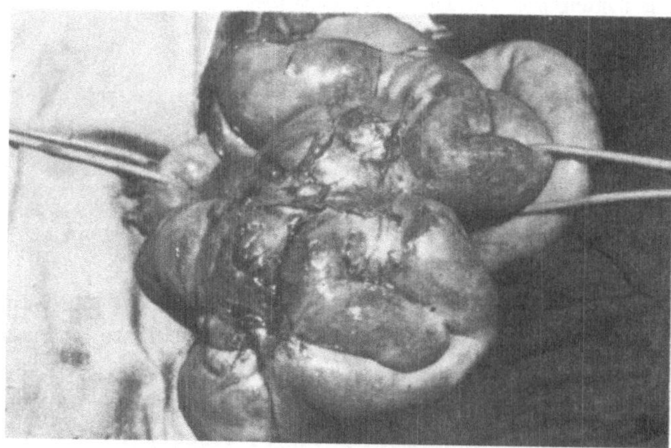

Abb. 3. Veränderungen am Dünndarm infolge Strahleneinwirkung

Bei den restlichen drei Patienten, die auch postoperativ eine Bestrahlung bekamen, haben wir bisher keine negative Wirkung der Behandlung gesehen.

Wenn es sich auch nur um — wenn auch gravierende — Einzelbeobachtungen handelt, die keine allgemeinen Folgerungen zulassen, meinen wir, über diese Fälle berichten zu müssen. Bei einer Gesamtapplikation von 60 Gy ist eine Veränderung des Dünndarms nicht ausgeschlossen, wenn die Toleranzdosis des Dünndarms mit ca. 4.500 rad angegeben ist.

Postoperativ aufgetretene Motilitäts- und Mobilitätsstörungen des durch Adhäsionen adhärenten Dünndarms können Ursache gewesen sein für lokales Überschreiten der Toleranzdosis und so zu den Strahlenfolgen geführt haben, die in den beschriebenen Fällen einen so fatalen Ausgang nahmen.

Wir haben deshalb die Gesamtdosis auf max. 5.000 rad limitiert. Bei größerfeldrigen Bestrahlungen wird eine Gesamtdosis von 4.500 rad nicht überschritten.

Literatur

1 Brückner R, Kempf P (1978) Vorbestrahlung beim Rektumkarzinom. Dtsch Ärztebl 41: 2327

Prä- und postoperative Strahlentherapie des Rektumkarzinoms

E.M. RÖTTINGER, H. SACK, W. STOCK, R. THEISS, H. PICHLMAIER

Einleitung

Der Einsatz der Strahlentherapie für die Behandlung des Rektumkarzinoms wurde in der Vergangenheit meist dann in Erwägung gezogen, wenn alle operativen Maßnahmen erschöpft waren. Mit konventionellen Bestrahlungsgeräten im 200 kV-Bereich konnte nur dann eine hohe Dosis appliziert werden, wenn die Behandlung auf ein kleines Volumen von wenigen cm Durchmesser begrenzt wurde. Versuche an meist inoperablen Tumoren mit ausgedehnten regionären Infiltrationen waren damit zum Scheitern verurteilt und führten zu der Auffassung der strikten Strahlenunempfindlichkeit von Adenokarzinomen.

In Ergänzung zu den vorwiegend chirurgisch orientierten Beiträgen sollen im folgenden die Daten gezeigt werden, die die hohe Strahlenempfindlichkeit des Rektums entgegen früherer Auffassung beweisen. Weiterhin soll dargestellt werden, warum durch die Kombination von Operation und Strahlentherapie eine Verbesserung der Heilungsergebnisse zu erwarten ist und welche Risiken eine solche Kombinationsbehandlung mit sich bringen könnte. Letzteres Problem ist Gegenstand einer Studie, die Anfang 1978 in Köln begonnen wurde.

Nachweis der Strahlenempfindlichkeit des Rektumkarzinoms

Papillon (11) bestrahlte oberflächliche, vorwiegend papillomatöse, infiltrativ wachsende Tumoren mit einer unorthodoxen Technik: 170 Patienten wurden mit dem Körperhöhlenrohr mit 50 kV bestrahlt. Die 5-Jahresüberlebensrate betrug 74%. Nur 11% der Patienten verstarben an einem Tumor. Wesentlich ausgedehntere Tumoren wurden von Rider (13) in Toronto behandelt: 38 Patienten mit vorwiegend inoperablen Tumoren wurden unter Hochvoltbedingungen bestrahlt. Die 5-Jahresüberlebensquote betrug 29%.

Das Problem der Strahlentherapie besteht in dem zentralen Rezidiv, meist an der Stelle des Primärtumors. Wegen der geringen Zellzahl und vermutlich auch aufgrund der besseren Sauerstoffversorgung sind tumoröse Absiedlungen im Fettgewebe, in den regionären Lymphknoten, in den Nervenscheiden des Sakralplexus und in den venösen Kollateralen im Becken vergleichsweise leicht zu sterilisieren.

Diese Wirkung der Strahlentherapie wurde bereits vielfach ausgenützt, um inoperable, fixierte Tumoren technisch operabel zu machen. Williams und Horwitz (20)

Strahlentherapeutische und Chirurgische Universitätskliniken Köln

berichtete über 9 Patienten, die nach einer Dosis von 60 Gy technisch operabel wurden. Kligerman und Urdaneta-Lafee (7) erreichten dieses Ziel bei 7 von 8 Patienten nach Dosen von 35–58 Gy. In einer neueren Studie von Pilepich et al. (12) konnte durch Dosen von 45–50 Gy bei 44 inoperablen Fällen eine technische Operabilität erreicht werden. In letzterer Untersuchung beruhte die Inoperabilität zum überwiegenden Teil auf einer Fixation an die hintere Beckenwand. Von den 27 radikal operierten Patienten überlebten 8%.

Ursache des operativen Mißerfolges

Bei weniger fortgeschrittenen Tumoren wird eine zusätzliche Strahlentherapie zur Operation nicht generell angewandt. Im Gegensatz zur Strahlentherapie entsteht das Rezidiv entweder aufgrund von Implantationsmetastasen oder als Randrezidiv aufgrund der anatomisch eingeschränkten Resektionsgrenze. Je nach Stadium und Operateur werden Lokalrezidivquoten von 5–65% berichtet (4, 2, 9, 19, 10, 3). Wesentlich ist dabei, daß lokale Rezidive vielfach nur durch regelmäßige, kurzfristige Nachuntersuchungen vor der Manifestation von Fernmetastasen nachgewiesen werden können. Unregelmäßige Nachuntersuchungen wurden bei der Studie von Morson für die geringe lokale Rezidivquote verantwortlich gemacht (4).

Die Bedeutung lokaler Rezidive für die Überlebensrate untersuchte Taylor (18) bei am Rektumkarzinom verstorbenen Patienten. Nach radikaler Operation waren 72% am lokalen Rezidiv, aber nur 28% an Fernmetastasen verstorben. Nach palliativer Operation bzw. bei lokaler Inoperabilität verstarben sogar 79% am Lokalbefund. Bei der Studie von Gunderson (5) war das lokale Rezidiv in 92% der Fälle für den Mißerfolg der Operation verantwortlich. Diese Daten zeigen, daß zur Operation weitere Maßnahmen erforderlich sind, um die Überlebensziffern beim Rektumkarzinom zu verbessern. Durch die Kombination von Strahlentherapie und Operation sollte es möglich sein, die Vorteile beider Methoden auszunützen.

Postoperative Strahlentherapie

Die postoperative Strahlentherapie hat zunächst den Vorzug, daß das gewohnte chirurgische Vorgehen keiner Änderung bedarf und eine radiogene postoperative Wundheilungsstörung nicht befürchtet werden muß. Wesentlich ist bei dieser Reihenfolge, daß die operativen Befunde bei Dosierung und Feldwahl berücksichtigt werden können. Withers (21) erreichte durch Dosen von ca. 50 Gy deutlich weniger lokale Rezidive als im Vergleichskollektiv. In den Stadien B und C wurden in der Kontrollgruppe 21% lokale Rezidive beobachtet. Durch die postoperative Bestrahlung wurden die Rezidive auf 6% verringert.

Präoperative Bestrahlung

Gegenüber der postoperativen Strahlentherapie verlangt eine präoperative Bestrahlung mehr interdisziplinäre Koordination. Sie hat den Vorteil, daß der Tumor bei der Operation bereits verkleinert und technisch leichter entfernbar sein kann. Eine Reduktion hämatogener Metastasen durch die Verminderung der Ausschwemmung vitaler Tumorzellen wird vielfach erwähnt, wurde bisher jedoch in der Klinik bei keinem Tumor nach Strahlen-, Chemo- und Hormontherapie eindeutig nachgewiesen.

Signifikant verringert wird dagegen die Zahl der operativ nachweisbaren infiltrierten regionären Lymphknoten. Kligerman (8) konnte dadurch nachweisen, daß nach präoperativer Bestrahlung niedrigere Stadien bei der Operation vorliegen. Nach der Bestrahlung war Dukes A mit 66% am häufigsten. Ohne Bestrahlung kam Dukes A in 27% vor. Diese Beobachtung wurde von Higgins et al. (6) bestätigt. In letzterer Studie konnten 122 Patienten, die z.T. an interkurrenten Erkrankungen und z.T. am Tumor verstarben, autoptisch untersucht werden. Nach vorangegangener abdomino-perinealer Resektion wurde dann ohne präoperative Bestrahlung bei 70% der Patienten ein Tumor nachgewiesen, mit zusätzlicher präoperativer Bestrahlung mit 20–24 Gy nur bei 50%.

Eine Abhängigkeit der lokalen Rezidivquote von der Dosis ist zu erwarten. Rodriguez-Atúnez (14) führte eine präoperative Bestrahlung mit 24 Gy in 3 Fraktionen durch. In den Stadien Dukes B und C beobachtete er 3 Rezidive bei 38 Patienten. Stevens (16) applizierte 50–60 Gy in täglichen Einzeldosen von 180 rd. Bei 40 radikal operierten Patienten traten keine lokalen Rezidive auf. Die Häufigkeit der operativen Komplikationen war in diesen Studien nicht erhöht.

Die Überlebensrate war bei der Studie von Roswit et al. (15) bei Patienten nach abdomino-perinealer Resektion ohne Strahlentherapie 34% nach 5 Jahren. Durch die Kombination von präoperativer Bestrahlung und abdomino-perinealer Resektion stieg diese Überlebensrate auf 47%. Der Unterschied war statistisch signifikant. Weitere Studien von Kligerman et al. (8), Stevens et al. (16) und Stevens et al. (17) zeigten ebenfalls diesen Trend.

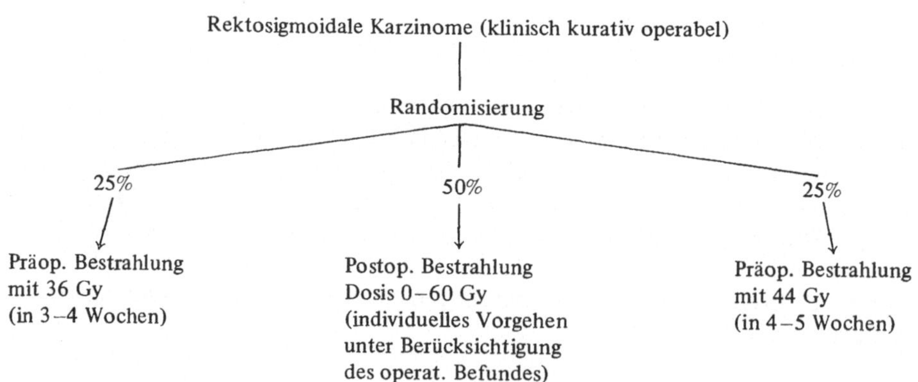

Abb. 1. Schema der Randomisierung – Rektumstudie Köln

Bemerkenswert ist, daß nach präoperativer Bestrahlung auch weniger radikale operative Maßnahmen Aussicht auf Erfolg haben können. Bei 13 anterioren Resektionen von Stevens (17) und 4 von Boulis Wassif (1) traten trotz relativ tief sitzender Tumoren bei Kontinenzerhaltung keine lokalen Rezidive auf.

Rektumstudie Köln

Bisher nur unvollkommen gelöst ist das Problem der Wahl einer optimalen Dosis für eine mögliche komplikationsfreie, aber sichere lokale Kontrolle des Tumors. Eine prospektive Untersuchung der Kombinationstherapie unter Verwendung einer Kontrollgruppe ohne Strahlentherapie erscheint bei lokal fortgeschrittenen Tumoren nicht mehr vertretbar.

Zum gegenwärtigen Zeitpunkt werden die Patienten, die bereit sind, an der Studie teilzunehmen, zwischen präoperativer und postoperativer Strahlentherapie randomisiert (Abb. 1). Bei der präoperativen Bestrahlung erfolgt eine zusätzliche Randomisierung für zwei verschiedene Dosen. Bei der postoperativen Strahlentherapie ist keine Dosis festgelegt. Hier sollen individuelle operative Befunde zur Wahl von Dosis und bestrahltem Volumen berücksichtigt werden. Da die postoperative Therapie erst nach Abschluß der Wundheilung begonnen wird, besteht die Möglichkeit, eine potentielle Heilungsverzögerung durch die präoperative Bestrahlung nachzuweisen.

Der unmittelbare postoperative Verlauf konnte bisher bei jeweils 5 Patienten in beiden Gruppen ausgewertet werden (Tabelle 1, 2).

Eine radiogene Beeinträchtigung des postoperativen Heilungsverlaufs ist aus diesen Daten nicht zu erkennen. Ein signifikanter Unterschied ist jedoch aufgrund dieser kleinen Fallzahl nicht gegeben.

Tabelle 1. Rektosigmoidkarzinome Köln – Stand 78/79. *Postoperative* Strahlentherapie

Stadium nach Dukes	Ohne Bestrahlung	Mit Bestrahlung	Rezidive	Wundheilungs-störungen	Komplikationen
A	1	0	0	0	0
B	1	0	0	1	0
C	2	–	0	2 [a]	1 [a]
C	–	1	1 [b]	0	0
	5		1	3	1

Nach Randomisierung
ausgeschlossene Pat.:   3
     8

Ausschlußgründe: 1mal Ablehnung der postoperativen Bestrahlung
      1mal Protokollverletzung wegen zu langem Intervall zwischen Operation und Bestrahlung
      1mal z. Zt. keine Angaben vorliegend (Patient in Jugoslawien)

a   1 Patient nach Relaparotomie zur Beseitigung einer Wundheilungsstörung verstorben
b   Randrezidiv außerhalb des Bestrahlungsfeldes im Analbereich mit nachfolgender Metastasierung

Tabelle 2. Rektosigmoidkarzinome Köln – Stand 78/79. *Präoperative* Strahlentherapie

Stadium nach Dukes	36 Gy	44 Gy	Rezidive	Wundheilungsstörungen	Komplikationen
A	1	–	0	0	0
B	2	–	0	0	1 (Volvulus) [a]
C	1	1	0	0	0
A–C	4	1			
	5		0	0	1

Nach Randomisierung
ausgeschlossene Pat.: 3

8

Ausschlußgründe: 2mal operativ bei kleinem Tumor (Dukes A) nur lokale Abtragung
1mal intraoperativ nachgewiesene Metastasen in Leber

a   Operativ bedingte Dünndarmnekrose im Oberbauch (außerhalb Bestrahlungsfeld) mit letalem
Ausgang

Literatur

1   Boulis Wassif S (1974) A pilot study for the evaluation of a new regime of combined therapy
for the radical treatment of marginally operable rectal (or colorectal) cancer. Eur J Cancer
10: 615–619

2   Cass AW, Million RR, Pfaff WW (1976) Patterns of occurrence following surgery alone for
adenocarcinoma of the colon and rectum. Cancer 37: 2861–2865

3   Deddish MR, Stearns MW, Jr (1961) Anterior resection of carcinoma of the rectum and
rectosigmoid area. Ann Surg 154: 961–966

4   Gilbert SG (1978) Symptomatic local tumor failure following abdomino-perineal resection.
Int J Radiat Oncol Biol Phys 4: 501–507

5   Gunderson LL, Sosin H (1974) Areas of failure found at reoperation (second or symptomatic
look) following "curative surgery" for adenocarcinoma of the rectum. Cancer 34: 1278–
1292

6   Higgins GA, Conn JA, Jordan PH, Humphrey EW, Roswit B, Keehn RJ (1975) Preoperative
radiotherapy for colorectal cancer. Ann Surg 181: 624–631

7   Kligerman MM, Urdaneta-Lafee N (1974) Observations on fifteen inoperable/nonresectable
cases of rectal cancer given preoperative irradiation. Am J Roentgenol 120: 624–636

8   Kligerman MM, Urdaneta N, Knowlton A, Virdone R, Hartmann RP, Vera R (1972) Preoperative irradiation of rectosigmoid carcinoma including its regional lymph nodes. Am J
Roentgenol 114: 498–503

9   Moossa AR, Ree PC, Marks JE, Levin B, Platz CE, Skinner DB (1975) Factors influencing
local recurrence after abdominoperineal resection for cancer of the rectum and rectosigmoid.
Br J Surg 62: 727–730

10   Morson BC, Bussey HJR (1967) Surgical pathology of rectal cancer in relation to adjuvant
radiotherapy. Br J Radiol 40: 161–165

11   Papillon J (1977) Place de la radiothérapie intracavitaire à visée curative dans le traitement
du cancer du rectum. Nouv Presse Med 6: 250–254

12   Pilepich MV, Munzenrider JE, Tak WK, Miller HH (1978) Preoperative irradiation of primary
unresectable colorectal carcinoma. Cancer 42: 1077–1081

13   Rider WD (1975) Is the Miles operation really necessary for the treatment of rectal cancer?
(The 1975 Gordon Richard Memorial Lecture). J Can Assoc Radiol 26: 167–175

14 Rodriguez-Antunez A, Chernak ES, Jelden GL, Hunter TW (1973) Preoperative irradiation of carcinoma of the rectum. Radiology 108: 689–690

15 Roswit B, Higgins GA, Keehn RJ (1975) Preoperative irradiation for carcinoma of the rectum and rectosigmoid colon: Report of a national Veterans Administration randomized study. Cancer 35: 1597–1602

16 Stevens KR, Allen CV, Fletcher WS (1976) Preoperative radiotherapy for adenocarcinoma of the rectosigmoid. Cancer 37: 2866–2874

17 Stevens KR, Fletcher WS, Allen CV (1978) Anterior resection and primary anastomosis following high dose preoperative irradiation of the recto-sigmoid. Cancer 41: 2065–2071

18 Taylor FW (1962) Cancer of the colon and rectum: a study of routes of metastases and death. Surgery 52: 305–308

19 Walz BJ, Lindstrom ER, Butcher HR, Baglan RJ (1977) Natural history of patients after abdominal-perineal resection implications for radiation therapy. Cancer 39: 2437–2442

20 Williams IG, Horwitz H (1956) Primary treatment of adenocarcinoma of the rectum by high voltage roentgen rays (1.000 kV). Am J Roentgenol 67: 919–928

21 Withers HR, Romsdahl MM (1977) Post-operative radiotherapy for adenocarcinoma of the rectum and rectosigmoïd. Int J Radiat Oncol Biol Phys 2: 1069–1074

Hamburger Studie zur adjuvanten Therapie des kolorektalen Karzinoms

R. WINKLER, R. JACHE

Mit der Hamburger Studie sollte eine speziell an den praktischen Bedürfnissen orientierte Untersuchung gestartet werden. Vorrangig ging es um die Entwicklung eines klinisch, organisatorisch und dokumentationsmäßig machbaren Modells einer multidisziplinären Krebstherapie mit der Umsetzung einer erwartbar vorteilhaften Zusatzbehandlung für ein möglichst großes und vielschichtiges Patientenkollektiv und dessen Nachsorge. Der Raum Hamburg mit seinem dichten Krankenhausnetz und untereinander vielfach bekannten Ärzten bot für ein derartiges Unterfangen günstige Startbedingungen. Dabei liefert das Tumorzentrum Hamburg den materiellen und organisatorischen Rahmen. Entsprechend breit gespannt ist der Teilnehmerkreis, der Universitätskliniken gleichermaßen wie kleinere gemeinnützige Krankenhäuser umfaßt. Dies erforderte notwendigerweise die Lösung einer Reihe von finanztechnischen Problemen, die sich aus der Struktur und den differenten Pflegesatzinhalten vornehmlich im Bereich der präoperativen Therapie und der Nachsorge ergaben. Das Fehlen von abrechnungsberechtigten Ambulatorien in fast allen Kliniken machte Hilfskonstruktionen notwendig, etwa der kurzfristigen stationären Aufnahme in der Nachsorge, wobei die anfallenden Leistungen über den Pflegesatz abgewickelt werden, oder durch Einrichtung einer speziellen Tumorsprechstunde im Universitätsklinikum Eppendorf für ambulante, anders nicht zu erbringende Leistungen etwa in der Vorbestrahlung oder der Nachsorge.

Es gehört sicher zu den erfreulichen und daher besonders erwähnenswerten Erfahrungen, daß sowohl die Krankenhausträger als auch die Krankenkassenverbände die nicht unerheblichen Mehrleistungen zu tragen bereit waren. Wie denn überhaupt die Notwendigkeit, aus den erstarrten Behandlungsformen bei der Krebskrankheit herauszukommen, allgemein akzeptiert und eine unerwartet breite Bereitschaft zur Kooperation gezeigt wurde. Dies gilt insbesondere auch für die niedergelassenen Kollegen, denen mit den aufwendig erscheinenden Forderungen einer zureichenden Nachsorge eine zunächst kaum befriedigend zu lösende Aufgabe aufgebürdet worden wäre, in die sie nunmehr schrittweise eingeführt werden. Das wird auch durchaus dankbar anerkannt.

Aus praktischen Erwägungen wurde auch die ursprüngliche Absicht, eine gemeinsame Radio-Chemotherapie-Studie zu initiieren, aus folgenden Gründen aufgegeben:

1. Hamburg verfügt über ausreichende Kapazitäten für eine adjuvante Strahlentherapie, während für eine Chemotherapie in größerem Umfang die organisatorischen Voraussetzungen erst noch geschaffen werden müßten. Insbesondere auch im

Chirurgische Universitätsklinik Hamburg, Abteilung für Allgemeinchirurgie und Tumorzentrum Hamburg

Hinblick auf die Therapiedauer bot die Durchführung einer Strahlentherapie weit weniger erwartbare Ausführungsprobleme. Angesichts der zu betreuenden Patientenzahlen mußte als Nachteil in Kauf genommen werden, daß aufgrund der apparativen Ausstattung der beteiligten drei Strahlenkliniken die Bestrahlungen mit Telekobalt bzw. mit Betratron erfolgen müssen.

2. Während durch die Strahlentherapie nach den bislang vorliegenden Erfahrungen Resultatsverbesserungen in einem die Therapie rechtfertigendem Umfang erwartet werden dürfen, sind vergleichbare Resultate für eine adjuvante Chemotherapie noch nicht gesichert. Aus ethischen und juristischen Gründen schien daher ein direkter Vergleich z. Zt. nicht zulässig. Aus den gleichen Erwägungen wurde auch auf eine ausschließlich operativ versorgte Kontrollgruppe verzichtet, deren Leistungsfähigkeit als historisch hinlänglich belegt vorausgesetzt werden mußte.

3. Die Nebenwirkungen und Kontraindikationen der Chemotherapie hätten bei unmittelbar vergleichender Untersuchung eine Altersbegrenzung auf 70 Jahre erfordert. Jedoch sind nur knapp 50% der in Hamburg beobachteten Kranken jünger als 70 Jahre. Die ungleich geringeren Kontraindikationen einer Strahlenbehandlung machen aber eine Anhebung der Altersgrenze auf 80 Jahre möglich. So können weitere 34% von einer Zusatzbehandlung profitieren.

4. Schließlich konnte das für eine kombinierte Chemotherapie vorgesehene MeCCNU vom National Cancer Institute der USA nicht für adjuvante Therapiezwecke zur Verfügung gestellt werden.

Dennoch wird der Verzicht auf eine Chemotherapie als Mangel empfunden, dem zunächst dadurch begegnet werden soll, daß im Rahmen einer analog aufgebauten Chemotherapiestudie die nicht-radiablen Positionen des Kolonkarzinoms der hohen Risikogruppen Dukes B_2 –C erfaßt werden sollen. Diesbezügliche Vorbereitungen befinden sich vor ihrem Abschluß.

Durchführung der Studie (Abb. 1)

Es handelt sich um eine dreiarmige Phase III-Studie, in der die verschiedenen Bestrahlungsmodalitäten geprüft werden. Bei einer Vorbestrahlungsdosis von 25 Gy in 10 Fraktionen können sowohl regressive Tumorveränderungen als auch bei innerhalb von 24 h nach Bestrahlungsabschluß erfolgender Operation kanzerozytotoxische Effekte erwartet werden. Im Ergebnis sollte dies zu einer Erhöhung der Zahl radikaler Operationen wie auch zur Verhinderung der Nidation intraoperativ abströmender, aber devitalisierter Tumorzellen führen.

Die Randomisierung erfolgt nach der histologischen Bestätigung der Diagnose: Adenokarzinom. Die Entscheidung über Aufsättigungs- (bis 50 Gy) oder Nachbestrahlung (50 Gy/20 Fraktionen) wird gemäß definitivem Tumorstadium (Dukes B, C) aufgrund der präoperativen Randomgruppenzuweisung vorgenommen. Diese Bestrahlung sollte innerhalb einer Dreimonatsfrist nach der Radikaloperation erfolgen. Die aus der Studie ausscheidenden Patienten werden nach identischen Kriterien weiterbetreut.

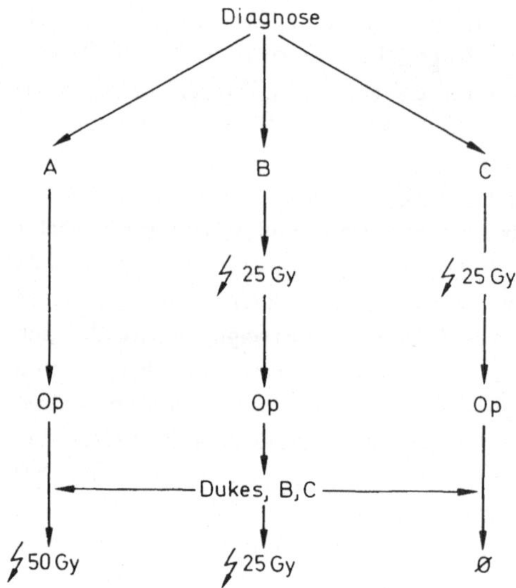

Abb. 1. Schematische Darstellung des Therapieablaufs. Nach histologischer Diagnose „Adenokarzinom" erfolgt die Randomisierung nach A, B und C. Gruppe A wird sofort operiert, Gruppen B und C nach Vorbestrahlung (25 Gy/10 Fraktionen) innerhalb 24 h nach Bestrahlungsabschluß. Fortführung der Risikogruppen Dukes B und C mit Nachbestrahlung (50 Gy/20 Fraktionen) in Gruppe A und Aufsättigungsbestrahlung (25 Gy/10 Fraktionen) in Gruppe B. In Gruppe C erfolgt keine weitere Therapie

Ausschlußgründe sind neben den Tumorstadien Dukes A und D eine die Radiotherapie kontraindizierende Komorbidität oder vorangegangene Bestrahlung, ein Kolitiskarzinom, Mehrfachkarzinom, Polyposis coli sowie Operationen, die nicht als radikal erachtet werden müssen.

Tabelle 1. Kriterien für den Auschluß aus der Studie

Tumorstadium Dukes A	10
Tumorstadium Dukes D	20
Mehrfach-Karzinome	3
Nicht-protokollgerechtes Vorgehen	7
	40

Tabelle 2. Kriterien für das Ausscheiden aus der Studie

Todesfälle postoperativ	7
Fernmetastasen	2
Rezidiv-Verdacht	2
Rezidiv gesichert	0
	11

Abb. 2 a–c. Dokumentationsbögen. Diagnose- und Verlaufsbogen sind zur gemeinsamen Benutzung eingerichtet. Den Formularen sind die im Rahmen der Studie erforderlichen Untersuchungen zu entnehmen ▶

Datum d.Verlaufskontr.

Studie 7603 A

DIAGNOSEBOGEN (Felder A-E) 01   VERLAUFBOGEN (FelderA,C-K) 03

A B C

A

Familienname   Geburtsdatum Pat.Nr. Randomgruppe

Vorname   Aufnahmedatum

meldende Klinik   verantw. Arzt ——————▶ Telefon

Verlaufskontrolle Klinik/Arzt ——————————————▶ Telefon

Strahleninstitut ————————————————————————————▶ Telefon

ANAMNESE   B

andere/frühere Malignome
familiäre Darmkrebsbelastung
Kolon-Rektum-Polypen
Divertikulose/-itis
frühere proktol.Behandlung
Arteriosklerose/Koronarsklerose
Diabetes mellitus
Hypertonus
andere Komorbidität
erste Symptome (Mon.präop.)
Datum der Diagnosesicherung
Tumorhöhe   cm
Körpergewicht   kg
Körpergröße   cm

LABORDATEN   C

CEA präoperativ   ng/ml
CEA postoperativ
BSG
SGOT/PT
LDH
y-GT
Gesamteiweiß
Gesamtbilirubin
alk.Phosphatase
Kreatinin

APPARATIVE BEFUNDE   D

KOLON-DOPPEL-KE   I.V.PYELOGRAMM
nur Karzinom   o.B.
Polypen   Änd.postop.
2. Karzinom   Stauug
Divertikulose/-itis

THORAX   M D P
o.B.   o.B.
Metastase Verdacht   Passagest.
Metastase sicher   Tumor Vd.

ZWISCHENANAMNESE   F

ALLGEMEINBEFINDEN   SCHMERZEN
gut   keine
befriedigend   abdominal
verschlechtert   perineal
                              sonstige

A.P.-FUNKTION   MIKTION
o.B.   o.B.
Störungen   Störungen
Opstipation   Veränderungen
Diarrhoe
                              postop.-
                              Körpergewicht   kg

KLINISCHE BEFUNDE   G

ABDOMEN   PERINEAL
o.B.   o.B.
Resistenz   Störung
Lebervergr.   infiltr.Tumor

A.p.-Funktion
o.B.
Hernie
Prolaps
Blutung
sonstige

ENDOSKOPIE   H

ANASTOMOSE/REKTUM STUMPF
o.B.
Granulation
Ulkus
Rezidiv Verdacht
Rezidiv sicher
sonstiges

Die app. Befunde MDP und i.v.
P yelogramm bitte auch
halbjährlich.

Bitte Rückseite beachten!

7603A.01.03.10.78

2 a

<table>
<tr><td colspan="2">

CHIRURGISCHE THERAPIE   E

Unterlagen eingereicht ☐

STADIUM NACH DUKES

A ☐

B_1 ☐

B_2 ☐

C ☐

C_1 ☐

C_2 ☐

D ☐

keine Angabe ☐

</td>
<td>

ZUSÄTZLICHE APPARATIVE BEFUNDE   I

Lymphographie ☐
Szintigraphie ☐
Kolon-Kontrast-Einlauf ☐
Computertomographie ☐
Skelettstatus ☐
Andere ☐

LOKALREZIDIV   J

Datum des Nachweises [| | |]

FERNMETASTASIERUNG   K

Datum des Nachweises [| | |]

Klinisch wahrscheinlich seit [| | |]

Grund: _______________

AUSGESCHIEDEN AUS DER STUDIE

Datum [| | |]
Grund: _______________

VERSTORBEN

Datum [| | |]
Grund: _______________

</td></tr>
</table>

Raum für sonstige Mitteilungen (Bitte in Druckschrift ausfüllen)

2 b

Studie 7603 A

POSTOPERATIVER VERLAUFSBOGEN 02

Familienname	Geburtsdatum	Pat.Nr.	Randomgruppe **A B C**

A | Aufnahmedatum in die Studie | operiert am | verlegt am | entlassen am |

ART DER OPERATION B

Amputation ☐
anteriore Resektion ☐
Inkontinenz-Resektion ☐
palliative Operation ☐

TUMORSTADIUM NACH DUKES C

Stadium A ☐
Stadium B ☐
Stadium C ☐
Stadium D ☐

POSTOPERATIVE KOMPLIKATIONEN D

WUNDHEILUNGSSTÖRUNGEN

ohne Befund
abdominal ☐
A.p. ☐
dorsal ☐

Hämatom
abdominal ☐
A.p. ☐
dorsal ☐

Serom
abdominal ☐
A.p. ☐
dorsal ☐

eitrig
abdominal ☐
A.p. ☐
dorsal ☐

Urologische Komplikationen ☐
Dauerkatheter Anz. d. Tage ☐☐

DEHISZENZ

nein
abdominal ☐
A.p. ☐
dorsal ☐

partiell
abdominal ☐
A.p. ☐
dorsal ☐

total
abdominal ☐
A.p. ☐
dorsal ☐

PERITONITIS

nein ☐
lokal ☐
diffus ☐
Kotfistel ☐

DRAINABSONDERUNG

nein ☐
serös ☐
eitrig ☐
kotig ☐

Dauer
-5 Tage ☐
5-10 Tage ☐
>10 Tage ☐

Gesamtblutbedarf
Anzahl der Transfusionen ☐☐

Spezielle Medikamente ☐
Bitte auf der Rückseite eintragen.

REINTERVENTION
Grund und Art auf der Rückseite erläutern. ☐

NACHBLUTUNG
Datum ☐☐☐☐
kons. ☐
op. ☐

KARDIORESPIRATORISCHE INSUFFIZIENZ ☐

THROMBOSEPROPHYLAXE E

Heparin ☐
Marcumar ☐
sonstige ☐

THROMBOSE F

nein ☐
lokal ☐
Embolie ☐

LABORBEFUNDE G (Postop.Abweichungen bitte auf der Rückseite eintragen)

CEA - Datum ☐☐☐☐
CEA - Wert ng/ml ☐☐☐☐
A.p.-Funktion
normal ☐
gestört ☐

Urinkultur
o.B. ☐
pathologisch ☐

Sediment
o.B. ☐
pathologisch ☐

i.v. Pyelogramm
o.B. ☐
Ureter deviation rechts ☐
Ureter deviation links ☐
Stauung rechts ☐
Stauung links ☐
Blase ☐

7603A.02.1o.78

2 c

Die Nachsorge sieht Kontrolluntersuchungen in achtwöchigem Abstand vor. Die rechtzeitige Wahrnehmung dieser Termine wird durch ausgedruckte Terminbögen, die das jeweilig erforderliche Nachsorgeprogramm enthalten, zentral computergesteuert überwacht. Die vorgesehenen Untersuchungen (Abb. 2 a–c) dienen der frühestmöglichen Entdeckung des Rezidivs bzw. der Metastasierung. Das hierfür erarbeitete Spektrum muß als generell wünschenswertes Basisprogramm angesehen werden. Orientiert an den praktischen Möglichkeiten sind daher spezielle Untersuchungen wie Computer-Tomographie, Szintigraphie oder angiographische Verfahren einer gezielten Indikation vorbehalten. Eine zentrale, noch in einem gesonderten Programm geförderte Stellung nimmt die CEA-Bestimmung ein. Sie hat einen hohen indikatorischen Rang.

Als Projektziel ist die Verhinderung oder Hinauszögerung von Rezidiv oder Metastasierung in einem zweijährigen Nachbeobachtungszeitraum definiert, da sich über 80% aller Rückfälle in dieser Zeit manifestieren. Die erfaßten Daten sollen darüberhinaus Informationen über Epidemiologie, evtl. spezifische Komorbidität, Krankheitsverlauf, Komplikationen und schließlich auch Nachsorgeprobleme, insbesondere bei Kunstafterträgern, liefern, deren Wert in dem Fehlen von selektionierenden Faktoren liegt, da primär *alle* Karzinome erfaßt werden.

Außer dem Projektleiter wird die Studie betreut durch einen Projektassistenten, der die ärztlichen Belange speziell in der Nachsorge und die interklinische Kooperation in medizinischen Fragen wahrnimmt, einen Dokumentationsassistenten, der neben dem dokumentationsgerechten Aufbau der Studie die Datenverarbeitung und den komplizierten Datenfluß (Abb. 3) steuert, und eine mit der Nachsorge beauftragten Krankenschwester. Diese Mitarbeiter werden vom Tumorzentrum gestellt. Darüberhinaus ernennt jede beteiligte Abteilung einen verantwortlichen Mitarbeiter, zumeist in Oberarztstellung.

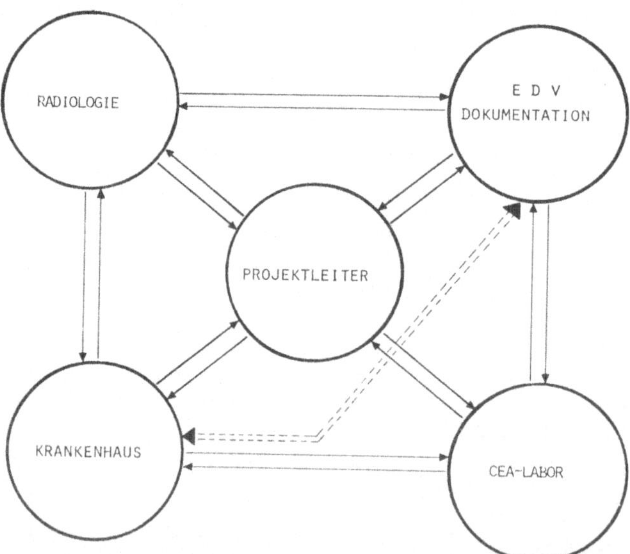

Abb. 3. Datenflußschema. Sämtliche Informationen kreuzen sich beim Projektleiter. Diesem sind ein Projektassistent, ein Dokumentationsassistent und eine Krankenschwester zugeordnet. Die eingespeicherten Informationen sind allen beteiligten Kliniken zugänglich. Zur Verhinderung von Datenmißbrauch erfolgt eine Kodierung der betreuten Patienten

Erfahrungen

Nach einer Laufzeit von nunmehr 16 Monaten, wobei sich jedoch einige Kliniken erst später angeschlossen haben, liegen eine Reihe verwertbarer Resultate vor. Das Protokoll hat sich als sehr praktikabel erwiesen, nennenswerte Störungen ergaben sich nicht, so daß die Ausfallquote vergleichsweise gering ist.

Aus der Erweiterung des Therapieangebots folgte fast zwangsläufig die Notwendigkeit einer weitgehenden Aufklärung der Kranken über die Natur ihres Leidens. Es hat sich gezeigt, daß die Krebsdiagnose, von ganz wenigen Ausnahmen abgesehen, eine aggressive Krankheitsverarbeitung und damit auch den Genesungswillen entscheidend förderte. Lediglich zwei Patienten haben die zusätzliche Strahlentherapie abgelehnt. Auch in der Nachsorge ist der Kooperationswille ausgesprochen groß.

Bislang wurden 157 Kranke dem Projektleiter gemeldet. Nach fallweiser Vorbestrahlung und Staging-Laparotomie schieden 10 Patienten wegen des prognostisch günstigen Tumorstadiums Dukes A aus, 20 wegen Inkurabilität. Sieben Patienten sind postoperativ verstorben; in keinem Fall stand die Todesursache in einem erkennbaren Zusammenhang mit der Vorbestrahlung. Wegen nicht protokollgerechten Vorgehens mußten weitere sieben Patienten aus der Studie ausgeschlossen werden. Unter den postoperativen Komplikationen finden sich keine, die ein erhöhtes Therapierisiko ausweisen. Kontinenzerhaltende Operationen wurden nicht gefährdet, wie auch der Anteil von 42% anteriorer Resektionen belegen mag. Die Vorbestrahlung belastete die Kranken kaum, Nebenwirkungen traten nur bei wenigen auf und führten in keinem Fall zu Bestrahlungsabbruch oder Operationsverschiebung (Abb. 4). Auch die Aufsättigungsbestrahlung wird gut toleriert. Hier sind vermehrt urologische Beschwerden zu verzeichnen. Dies ist jedoch angesichts der vorangegangenen, bis zu einem gewissen Grade unvermeidlichen operativen und postoperativen·Schädigungen der Blasenfunktion erwartbar. Besonderes Gewicht ist auf die rasche und konsequente Sanierung von Harnwegsinfekten zu legen. Dagegen bedeutet die ausschließliche Nachbestrahlung fast stets eine ernstere Beeinträchtigung des Befindens der Patienten,

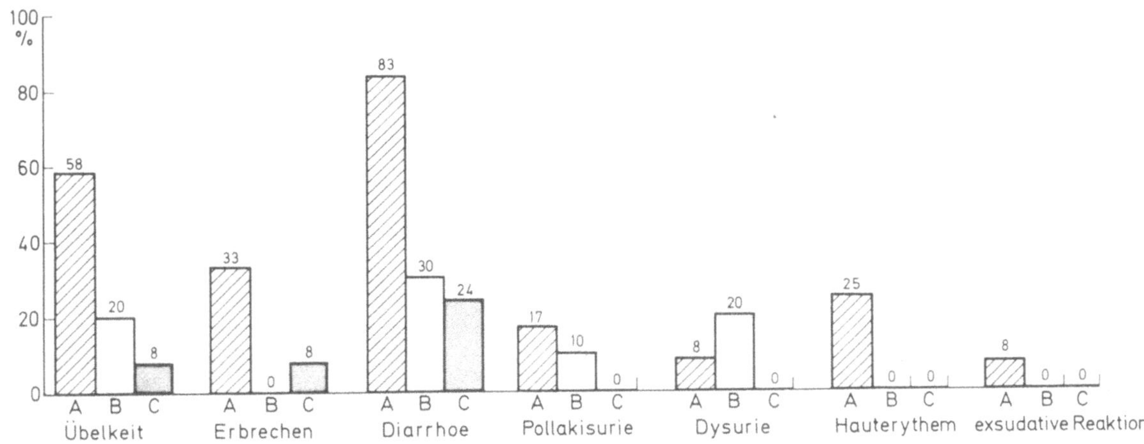

Abb. 4. Häufigkeitsverteilung von Nebenwirkungen bei den verschiedenen Strahlentherapieregimen

wenn diese auch bislang noch nicht zu einem Bestrahlungsabbruch oder unvertretbar langer Bestrahlungspause führte. Auch sind Spätkomplikationen, die der Bestrahlung angelastet werden müßten, bislang ausgeblieben.

Unter den protokollgerecht behandelten Patienten sind zwei Fälle mit Verdacht auf ein loko-regionäres Rezidiv. Gesicherte Rückfälle wurden nicht gemeldet. Bei zwei weiteren Kranken wurden Fernmetastasen nachgewiesen. Angesichts Stadienverteilung und Nachbeobachtungszeitraum liegt dieses Ergebnis deutlich unter dem erwartbaren, für das rein rechnerisch wenigstens 10 Rezidive und 6 Fernmetastasierungen zu veranschlagen wären. Dies alles sind natürlich vorläufige Beobachtungen, die ihren Wert zunächst vorrangig aus der „Machbarkeit" des verfolgten Therapiekonzepts erhalten, die uns aber auch berechtigen, den eingeschlagenen Weg weiter zu verfolgen.

Zusammenfassung

Es wird über Projektziele, Aufbau und Organisation einer vom Tumorzentrum Hamburg geförderten Gemeinschaftsstudie Hamburger Krankenhäuser berichtet. Die Studie hat duch die Mitarbeit des Klinikums Steglitz sowie Dortmunder Kliniken mittlerweile überregionalen Charakter. Bislang sind 157 Patienten registriert worden, die nach dem Randomprinzip einer Vorbestrahlung (25 Gy/10 Fraktionen), Vorbestrahlung und Aufsättigungsbestrahlung (auf 50 Gy) oder ausschließlicher Nachbestrahlung (50 Gy) jeweils in Verbindung mit einer Radikaloperation unterzogen wurden. Die Kombinationstherapie hat sich grundsätzlich bewährt, wenn auch die alleinige Nachbestrahlung nicht unproblematisch erscheint. Therapie-spezifische Komplikationen wurden bislang nicht beobachtet. Die Zahl von Rezidiven und Fernmetastasen liegt schon jetzt (?) deutlich unter denen nach ausschließlich operativem Vorgehen erwartbaren. Die Laufzeit der Studie ist zunächst auf vier Jahre angesetzt.

Die zusätzliche postoperative Chemotherapie der kolorektalen Karzinome

H. CALDEROLI, R. KEILING, L.F. HOLLENDER

Die loko-regionale Behandlung der kolorektalen Karzinome durch erweiterte chirurgische Exhärese erlaubt die Entfernung des Großteils der lädierten Gewebe. Aber das Problem der infraklinischen mikroskopischen Ausstreuung der karzinomatösen Zellen wird damit nicht gelöst. Es besteht in ungefähr 50% der malignen Tumoren (10) und ist für die Mehrzahl der Mißerfolge verantwortlich. Eine Verbesserung der Langzeitresultate könnte daher nur von einer allgemeinen Behandlung kommen, die der loko-regionalen Behandlung assoziiert ist. Dies ist das Ziel der zusätzlichen Chemotherapie.

Die ersten Versuche einer chemotherapeutischen Behandlung ergaben vor ungefähr ·20 Jahren keine gültigen Resultate. Seit einigen Jahren hat sich jedoch die Lage dank einer besseren Kenntnis des biologischen Mechanismus der Chemotherapie und der Entdeckung neuer Medikamente günstig entwickelt. So bestehen jetzt ernsthafte Argumente und für gewisse Arten von Karzinomen sogar sichere Beweise der Wirksamkeit einer zusätzlichen Chemotherapie.

Diese Argumente beruhen auf experimenteller und klinischer Basis.

Experimentelle Argumente

Unter den zahlreichen Tierversuchen sind jene von Skipper (11) die interessantesten und anschaulichsten. Dieser Autor hat verschiedene Behandlungen an transplantierten Tumoren der Maus getestet:

— Die alleinige chirurgische Exhärese ergab variable Heilungsquoten als Funktion der Zeitintervalle zwischen der Transplantation und der Exhärese. Je größer dieser Zeitabstand, umso schlechter die Resultate durch die Bedeutung der residuellen Krankheit.
— Die alleinige Chemotherapie erreichte niemals eine Heilung.
— Die Assoziierung der chirurgischen Exhäresen und der zusätzlichen Chemotherapie verbesserten die Resultate wesentlich. Je nach Typ der Behandlung ergaben die Experimente zwischen 40% und 100% guter Resultate. Sie zeigten auch, daß die Resultate der zusätzlichen Chemotherapie umso besser sind, je weniger die zurückbleibende Krankheit ausgedehnt ist. Außerdem bewies sie die Wichtigkeit der Chemotherapie. Die Schlußfolgerungen des Autors sind, daß die Chemotherapie in der Lage ist, kleine Zellenkonglomerate unter 1 mg, d.h. die weniger als 10^6 Zellen enthalten, zu sterilisieren.

Das Experiment zeigt, daß eine zusätzliche Behandlung nur einer vollständigen Exhärese folgen kann, denn wenn eine Chemotherapie aktiv sein soll, muß zuerst die Aktion des Medikamentes biochemisch wirksam sein und dann muß sich die größte Zahl der Zellen in einem Teilungszyklus befinden. Diese zweite Bedingung ist nur erfüllt, wenn es sich um kleine Zellenkonglomerate ($\leqslant 10^6$ Zellen) handelt. Wenn nämlich in dieser Zeit die Metastase an Umfang gewinnt, gerät ein immer größerer Prozentsatz der Zellen in einen Zustand der Nicht-Teilung und wird in diesem Zustand wenig für eine Chemotherapie empfindlich, behält aber die Möglichkeit einer neuen Wucherung. Dieser Tatsache entsprechen zwei Schlußfolgerungen: Zuerst muß man behandeln, wenn die maximale Anzahl der Zellen noch in der aktiven Zellteilungsphase und dadurch empfindlich ist, dann muß man die Chemotherapie lange fortführen, um die Zellen zu zerstören, die vom Ruhezustand in die Wachstumsphase übergehen können. Diese Bewegung wird durch die Abnahme der aktiven Karzinomzellen durch die Chemotherapie gefördert.

Klinische Argumente

Die klinischen Argumente stammen von einer gewissen Anzahl therapeutischer Versuche an Karzinomen, die nicht-kolorektal sind. Die augenscheinlichsten klinischen Zeichen der Wirksamkeit einer zusätzlichen Chemotherapie sind die randomisierten Versuche von Bonadona am Brustkarzinom. Sie bringen praktisch den sicheren Beweis der Wirksamkeit bei Patienten mit positiven axillären Lymphknoten. Diese Behandlung ist umso interessanter, als sie sich an Frauen vor dem Klimakterium wendet. Auch die therapeutischen Versuche an dem Osteosarkom beweisen die Wirksamkeit einer zusätzlichen Chemotherapie. Dies ist noch der Fall bei den embryonären Karzinomen des Hodens, wo die Chemotherapie jetzt spektakuläre Resultate zeigt.

Beim kolorektalen Karzinom wurde der Beweis durch zwei Arten von Versuchen erbracht:

— die Versuche, die auf historischen Vergleichen beruhen,
— jene aus randomisierten Serien.

Unter den bekanntesten Versuchen muß man den Versuch von Li und Ross (6) anführen. Diese Autoren vergleichen eine Serie von 213 Patienten mit Kolonkarzinom im Stadium B und C nach Dukes. Alle Patienten hatten ihren Eingriff in der gleichen Abteilung, die Eingriffe von 1965–1970 erhielten eine zusätzliche Chemotherapie von 5-FU und werden mit einer gleichen Gruppe verglichen, die das gleiche Team zwischen 1960 und 1965 ohne Chemotherapie behandelt hatte. Der Unterschied der Zahlen nach 5 Jahren ist ganz eindeutig:

— Mit Chemotherapie überlebten 81,6% nach 5 Jahren von den Patienten in Stadium B nach Dukes gegenüber 58,5%, wenn keine Chemotherapie verabreicht wird.
— Im Stadium C nach Dukes überlebten 57,5% der Patienten mit Chemotherapie
  gegenüber 24,3% ohne Chemotherapie.

In einer Studie des M.D. Anderson Hospital von Houston (7), die Ende 1977 veröffentlicht wurde, wurde die Wirksamkeit der Chemoimmunotherapie bei Kolonkarzinom im Stadium C getestet. Die angewandte Therapie war entweder eine isolierte BCG-Behandlung oder eine Assoziierung von 5-FU mit BCG. 52 Patienten erhielten den ersten Typ der Therapie und 69 die Assoziierung BCG und 5-FU. Die Autoren verzeichneten einen deutlichen Unterschied, wenn eine Zusatzbehandlung irgendeiner Art angewandt wurde. So überlebten 60% das Stadium C nach 5 Jahren, gegenüber 35% in einer Kontrollserie. Die veröffentlichten Resultate erlauben nicht, genau die BCG-Behandlung und die Chemoimmunotherapie (BCG + 5-FU) zu unterscheiden. Die Autoren stellten sich jedoch günstiger zu der BCG-Behandlung.

Man muß aber berücksichtigen, daß die guten Resultate der Versuche im historischen Vergleich gedämpft werden, wenn man sich an randomisierte Versuche wendet. So zeigte Higgins (5) in einer Studie von 1118 Patienten ein Überleben nach 5 Jahren, das 10% größer war zugunsten der Gruppe mit Chemotherapie 5-FU, einerlei ob die Chirurgie kurativ oder palliativ war.

In einer randomisierten Studie vergleicht Grage (4) die Vorteile der Zusatzbehandlung mit alleinigem 5-FU. Hierbei ist der spätere Gesamtgewinn in der gleichen Größenordnung wie bei Higgins. Es ist jedoch bemerkenswert, daß es für Dukes C-Karzinome signifikant ist, daß die Rezidive nach zwei Jahren 34% der behandelten Fälle und 44% der nicht-behandelten Fälle darstellen. Der Vergleich dieser zwei Veröffentlichungen zeigt, daß man die nicht randomisierten Versuche stets mit viel Vorsicht analysieren sollte. Wenn jedoch der Gewinn durch die Chemotherapie mit 5-FU auch ungenügend ist, ungefähr 5–10% in diesen zwei randomisierten Serien, ist es doch bemerkenswert, daß er fast ein interessantes Niveau erreicht, das zur Fortsetzung dieser Typen von Zusatzbehandlung anregt, die umso wirksamer sein wird, wenn man medikamentöse Assoziierungen anwendet. Unter diesem Gesichtspunkt gibt Moertel (8) eine objektive Antwort bei 43,5% der Patienten mit Kolonkarzinom an, die durch eine dreifache Assoziierung von 5-FU, CCNU und Vincristine behandelt werden.

Wir haben diesen verschiedenen Argumenten Rechnung getragen und wenden in unserer Klinik seit einem Jahr eine zusätzliche Chemotherapie der kolorektalen Karzinome an mit einer Randomisierung der Serie seit einigen Monaten.

Therapeutische Modalitäten

Die erste Frage, die sich uns stellte, war die der zu verwendenden Drogen. Da wir experimentell wissen, daß eine Assoziierung einem einzigen Medikament vorzuziehen ist, um die maximal zu erwartenden Widerstände zu beseitigen, haben wir die Assoziierung 5-FU zurückbehalten. Wir haben ein Mittel gewählt, dessen Aktivität auf die zylindrischen Epitheliome schon lange bekannt ist. Es ist CCNU, ein Molekül, dessen Diffusion sehr groß ist, insbesondere sein Durchgang durch die Blut- und Gehirnschranke. Es sei in dieser Hinsicht noch bemerkt, daß man heutzutage beginnt, das *Methyl-CCNU* zu verwenden, ein Molekül, dessen Wirkung noch größer sein soll. Experimentell ist seine Assoziierung eine der wirksamsten (3).

Die Dosierung liegt generell für das 5-FU auf 10 mg/kg durch Injektion während 5 Tagen fest. Wir verwenden nicht das 5-FU per os, denn aus mehreren Gründen scheint uns seine Handhabung sehr ungenau. Das CCNU wird per os gegeben, in einer einigen Dose von 100 mg/m² am ersten Tag des 5-Tagezyklus.

Der Zyklus wird während 18 Monaten alle 5 Wochen wiederholt. Die Kontrolle geschieht durch Zählung der Leukozyten und Blutplättchen, und vor Wiederbeginn der Behandlung müssen die neutrophilen Granulozyten über 2000 und die Blutplättchen über 100.000/mm³ liegen. Man hat Interesse, therapeutische Dosen zu verwenden, die eine maximale Leukopenie (in der genannten Grenze) bewirken, um auf die karzinomatösen Zellen sehr stark einzuwirken (4).

Therapeutische Indikation

Wenn man dem Risiko der rückständigen Erkrankung Rechnung trägt, müssen gewisse Fälle aus lokalen oder generellen Gründen ausgeschlossen werden:

— Wenn es sich um ein Karzinom im Stadium A nach Dukes handelt, nehmen wir an, daß eine zusätzliche Chemotherapie unnötig ist, denn das Risiko von Mikrometastasen ist gleich Null.
— Handelt es sich hingegen um ein Karzinom im Stadium B nach Dukes, ist das Risiko der Ausstreuung größer, und eine zusätzliche Chemotherapie ist sehr nützlich, umso mehr, wenn der chirurgische Eingriff vollständig war.

Beim Stadium C von Dukes kann man zwei Sachlagen antreffen:

— Die Lymphdrüsenausräumung war vollständig, und in diesen Fällen ist man in einer optimalen Lage für eine Chemotherapie.
— Aus verschiedenen Gründen ist die Ausräumung der Drüsen nicht vollständig, und die Chemotherapie wird sich dann auf größere Massen richten und wird deshalb nicht so wirksam sein.

Im Stadium D nach Dukes, wenn man der Größe der karzinomatösen Massen Rechnung trägt, sollte man keinen heilenden Effekt der Chemotherapie erwarten, da sie höchstens den Fortschritt der Krankheit bremsen kann. Gewisse neuere Arbeiten (9, 12) geben jedoch einen Rückgang des Tumors und eine signifikante Verlängerung des Überlebens an. Bei 39 nicht-operierbaren Patienten gibt Pouillart (9) 17 positive (43,6%) Antworten auf die Behandlung an, mit einem vollständigen Verschwinden der Erkrankung in 7 Fällen. In diesem letzten Stadium ist es noch möglich, nach Chirurgie einer Tumorreduktion, die wegen seiner lokalen oder generellen Ausdehnung zwar einen großen Teil der karzinomatösen Masse, aber nicht das gesamte Karzinom abgetragen hat, eine Chemotherapie mit palliativer Zielsetzung anzuordnen. Unter diesem Blickwinkel hat Chevrel (1, 2) seit 1972 32 Patienten behandelt; 16 von ihnen hatten nur eine chirurgische Reduktion. Unter diesen 32 Patienten vermerkt der Autor 3 Remissionen nach 5 Jahren und 5 über 2 Jahre, die anderen Patienten hatten eine Überlebensrate, die über dem Durchschnitt bei alleiniger Chirurgie lag.

Schlußfolgerungen

Es gibt z. Zt. mehrere Argumente, ebenso experimentelle wie klinische, um nach einer Chirurgie der kolorektalen Karzinome eine systematische Zusatz-Chemotherapie anzuwenden. Nach unserer Meinung sollte diese Behandlungsform den Mikrometastasen ($\leqslant 10^6$ Zellen) vorbehalten bleiben, die oft bei der Initialdiagnose (besonders der Karzinome im Stadium C nach Dukes) gegenwärtig sind und Grund für viele Mißerfolge bei der Entfernung sind. Die Assoziierung von 5-FU, CCNU scheint uns eine der wirksamsten zu sein. Wir denken aber, daß es z. Zt. nicht ratsam sei, diesen Typ der Behandlung anzuwenden, ohne eine strikte Prüfung seines wirklichen Wertes. Deshalb ist es nötig, weitere randomisierte Studien vorzunehmen.

Literatur

1 Chevrel JP (1978) La chimiothérapie des cancers digestifs. Principes généraux. Nouv Presse Med 7: 3749–3752

2 Chevrel JP, Damsin JP, Lebhar E (1979) Chimiothérapie des cancers digestifs. Résultats d'un essai clinique phase II. Nouv Presse Med 8: 27–30

3 Corbett TH, Griswold DP, Roberts BJ, Peckham JC, Schabel FM (1977) Evaluation of single agents and combinations of chemotherapeutic agents in mouse colon carcinomas. Cancer 40: 2660–2680

4 Grage TB, Metter GE, Cornell GN, Strawitz JG, Hill GJ, Frelick RW, Moss SE (1977) Adjuvant chemotherapy with 5-Fluorouracil after surgical resection of colorectal carcinoma (COG protocol 7041). Am J Surg 133: 59–66

5 Higgins GA, Humphrey E, Juler GL, Leveen HH, McCaughan J, Keehn RJ (1976) Adjuvant chemotherapy in the surgical treatment of large bowel cancer. Cancer 38: 1461–1467

6 Li MC, Stuart T, Ross (1976) Chemoprophylaxis for patients with colorectal cancer. Prospective study with five-year follow-up. JAMA 235: 2825–2828

7 Mavligit GM, Guetterman JU, Malahy MA, Burgess MA, McBride CM, Jubert A, Hersh EM (1977) Adjuvant immunotherapy and chemoimmunotherapy in colorectal cancer (Dukes' class C): Prolongation of disease-free interval and survival. Cancer 40: 2726–2730

8 Moertel CG, Schutt AJ, Hahn RG, Reitemeier RJ (1974) Effects of patient selection on results of phase II chemotherapy trials in gastrointestinal cancer. Cancer Chemother Rep 58: 257–261

9 Pouillart P, Palangie T, Jouve M, Langlois A, Garcia-Giralt E, Regensberg C, Blic V, Huguenin P, Morin P, Gautier H, Baron A, Yuong-Dat (1978) Cancers du côlon inopérables. Résultats d'un essai de chimiothérapie combinant l'administration de VM 26, méthyl-CCNU et 5 fluoro-uracile. Nouv Presse Med 7: 2235–2238

10 Schabel FM (1975) Concepts for systemic treatment of micrometastases. Cancer 35: 15–24

11 Skipper HE, Schabel FM (1973) Quantitative and cytokinetic studies in experimental tumor models. In: Holland J, Frei E III (eds) Cancer medicine. Lea & Febiger, Philadelphia, pp 629–650

12 Valdivieso M, Bedikian A, Burgess MA, Rodriguez V, Hersh GEM, Bodey P, Mavligit GM (1977) Chemoimmunotherapy of metastatic large bowel cancer: Nonspecific stimulation with BCG and levamisole. Cancer 40: 2731–2739

Phase I- und II-Studie mit Ftorafur (5-Fluor-1 (tetrahydro-2-furyl)-uracil) beim met. Kolonkarzinom

H.O. KLEIN, R. VOIGTMANN, D. MITRENGA, D. WICKRAMANAYAKE *

Im letzten Jahrzehnt wurde in der westlichen Welt eine erhebliche Steigerung der Kolon- und Rektumkarzinom-Fälle verzeichnet. Die BRD gehört mit zu den Ländern, die die höchste Rate an Todesfällen durch diese Karzinome aufweisen. Im Jahre 1961 betrug die Todesrate bei Männern 18,3 und bei Frauen 13,9 pro 100.000 Einwohnern des jeweiligen Geschlechts. Dagegen fand sich 1971 ein Anstieg der Mortalitätsrate bei Frauen auf 33,6 und bei Männern auf 30,4 pro 100.000 Einwohnern des jeweiligen Geschlechts (Statistisches Bundesamt Wiesbaden). Epidemiologische Untersuchungen weisen darauf hin, daß Umwelteinflüsse eine entscheidende Rolle bei der Entstehung der Kolon- und Rektumkarzinome spielen.

Die 5-Jahresüberlebensrate von Tumorpatienten entsprechend den Ausbreitungsstadien (Dukes A, B, C, D) ergibt für Dukes A 61–81%, für Dukes B 25–64% und für Dukes C 6–28% (3). Patienten mit Fernmetastasen (Dukes D) überleben im Durchschnitt 6,5–7,8 Monate (6).

Die zytostatische Behandlung des met. Kolonkarzinoms der Stadien Dukes C und D ist bislang noch nicht befriedigend. Als Mittel der Wahl steht das Zytostatikum 5-FU zur Verfügung, mit dem ca. 20% Remissionen erzielt werden können. Andere Präparate, die in noch geringerem Maße wirken, sind Melphalan und die Nitrosoharnstoffe BCNU und MeCCNU sowie auch Cyclophosphamid, Mitomycin und 5-Fluoro-Uracil Desoxyribosid (9). Aufgrund der gegebenen Situation liegt es daher nahe, weitere Zytostatika beim Kolonkarzinom zu prüfen.

Ftorafur wurde 1968 von Hiller u. Mitarb. in der Sowjetunion synthetisiert (10). Ftorafur ist 5-Fluor-1 (tetrahydro-2-furyl)-uracil. In vergleichenden Studien mit 5-FU bei der Maus zeigte sich die Substanz sehr viel weniger toxisch bezüglich der Hämatopoese, und die allgemeine Toxizität lag bezüglich der Letaldosis um den Faktor 5–6 niedriger (11, 12). Auch beim Menschen wurden vergleichende Untersuchungen zwischen 5-FU und Ftorafur durchgeführt, die zeigten, daß Ftorafur weniger toxisch als 5-FU ist. Es besitzt jedoch die gleiche Wirksamkeit wie 5-FU bei Kolon- und Mammakarzinomen (2). Ftorafur hat eine lange Plasmahalbwertszeit von ca. 8,8 h, wobei über einen Zeitraum von 96 h 5-FU freigesetzt wird (1). In den zahlreichen Phase I-Studien, die in der UdSSR, Japan und in den USA durchgeführt wurden, wurde Ftorafur in Infusionen einmal pro Tag in Dosierungen von $1-2,5 \text{ g/m}^2/\text{d} \times 5$ getestet. Bei sehr hoher Dosierung von $4-5 \text{ g/m}^2/\text{Tag}$ wurden schwere Nebenwirkungen auf das Zentralnervensystem beobachtet, die eine weitere Durchführung der Therapie nicht erlaubten (8).

Medizinische Universitätsklinik Köln
* Für ihre wertvolle Mitarbeit möchten wir Frau Karin Kühn danken

Das Ziel unserer Phase I- und II-Untersuchungen war es zu prüfen, inwieweit durch eine Aufteilung der Tagesdosis in zwei Einzeldosen (Zeitabstand 12 h) die Verträglichkeit der Ftorafur-Medikation gesteigert werden kann. Die bekannte lange Halbwertszeit des Medikamentes bietet die Möglichkeit, die Tagesdosis aufzuteilen, ohne daß dabei die mittlere zytozide Konzentration nennenswert absinkt. Ein weiterer Vorteil bei diesem Vorgehen könnte darin bestehen, daß durch eine derartige Aufteilung der hohen Tagesdosis die Maximalkonzentration nach jeder einzelnen Injektion reduziert wird im Vergleich zur einmaligen Applikation der Tagesdosis. Damit könnte die toxische Nebenwirkung auf das zentrale Nervensystem und die schnell proliferierenden Wechselgewebe abgeschwächt werden. Aus theoretischer Überlegung ist zu erwarten, daß die Maximalkonzentration nach Gabe der zweiten Einzeldosis – unterstellt man, daß die Substanz kumuliert – unter dem Wert liegen wird, der nach einmaliger Gabe der Tagesdosis beobachtet wird. Betrachtet man die mittlere Konzentration über einen Zeitraum von 24 h, müßte sie theoretisch höher liegen als nach einmaliger Gabe der gesamten Tagesdosis.

Bei der zytostatischen Behandlung solider Tumoren muß man davon ausgehen, daß die zentralen Anteile des Tumors in der Regel schlecht durchblutet sind. Damit sind sie vor der Anflutung von Zytostatika relativ gesichert. Diese Verhältnisse könnten durch sehr hohe Zytostatikadosen überwunden werden, da die angefluteten Zytostatika von der Peripherie des Tumors in die zentralen Anteile in hoher Konzentration diffundieren. Aus Untersuchungen von Druckrey u. Mitarb. (4) ist bekannt, daß bei soliden Tumoren das Ansprechen auf Zytostatika u.a. auch auf der Quantität des in den Tumor angefluteten Zytostatikums basiert. Ftorafur wird enzymatisch in seine zytozide Wirkform 5-FU aufgespalten. Dies kann sowohl in den normalen Geweben (Leber) als auch in den Tumoren bzw. Tumorzellen geschehen (7, 15). Es liegt daher nahe, mit hohen Stoßdosen dieses Zytostatikums zu arbeiten, um einen möglichst hohen Anteil der Substanz in die zentralen Anteile des Tumors zu bringen. Dort könnte Ftorafur dann durch enzymatische Spaltung in die zytozide Wirkform übergeführt werden. Möglicherweise läßt sich auf diese Weise auch die klinische Resistenz der Tumoren gegen niedrig dosiertes Ftorafur überwinden.

Ein Teil der Ergebnisse wurde bereits veröffentlicht (13).

Patientengut und Methodik

Es wurden 27 Patienten untersucht. Alle Patienten hatten met. Tumoren (Kolon-, Rektum-, Pankreas-, Magen-, Prostatakarzinom, Hypernephrom). Das Alter der Patienten lag zwischen 22 und 80 Jahren (Mittelwert 51 Jahre). Die folgenden Dosierungen wurden geprüft: $1,0-1,9$ g/m^2/Tag x 6, $2,0-2,5$ g/m^2/Tag x 6, $3,0$ g/m^2/Tag x 6 sowie die Behandlung mit ultrahohen Ftorafur-Dosen ($4,0-5,0$ g/m^2/Tag x 2). Die Tagesdosis wurde aufgeteilt in zwei Einzeldosen und im Abstand von 12 h injiziert. Die Infusionsdauer betrug 1/2 h. Die Mehrzahl der Patienten mit der Dosierung $1,0-2,5$ g/m^2/Tag x 6 wurde ambulant behandelt. Patienten, die eine höhere Dosierung erhielten, wurden unter stationärer Beobachtung therapiert. Blutbildkontrollen wurden im Abstand von zwei Tagen durchgeführt. Die Evaluierung des Therapieeffektes erfolgte an meßbaren Tumoren mit Hilfe der Sonographie, der Computer-tomographie und der Röntgenologie. Komplette Remissionen wurden dann festgestellt, wenn alle Tumoren und biochemischen Tumorzeichen verschwunden waren oder sich normalisiert hatten. Eine partielle Remission bestand dann, wenn eine Rückbildung der Tumormasse bei Primärtumor und Metastase um mehr als 50% erfolgt war. Kein Ansprechen des Tumors war für alle diejenigen Fälle gegeben, die eine Progression einer Metastase oder aller Tumoren aufwiesen. Alle Therapieschemata wurden im Abstand von 2–3 Wochen wiederholt.

Ergebnisse

Tabelle 1 zeigt die Ergebnisse einer Behandlung mit Ftorafur bei einer Dosierung von 1,0–1,9 g/m^2/Tag an sechs aufeinanderfolgenden Tagen. Nur bei Patienten mit Kolon- oder Rektum- und Magenkarzinom fand sich ein Ansprechen der Tumoren. Bei den Kolon- und Rektumkarzinomen konnte keine partielle Remission erzielt werden, da sich die Tumorverkleinerung mit weniger als 50% darstellte. Insgesamt wurde bei dieser Tumorgruppe ein Ansprechen der Tumoren nach Applikation einer Gesamtdosis von 34,1 g gesehen. Bei den beiden Patienten mit Magenkarzinom fand sich in einem Fall eine Rückbildung des Tumors und seiner Metastasen um mehr als 50% (partielle Remission), bei dem anderen Patienten war zwar eine Rückbildung der Tumormasse zu erkennen, jedoch war sie geringer als 50% des Ausgangswertes. Die Gesamtdosis, nach der das Ansprechen nachweisbar war, lag in beiden Fällen bei etwa 21–22 g. Alle anderen Patienten zeigten unter der gewählten Dosierung kein Ansprechen des Tumors.

Die hämatologischen Verlaufskontrollen zeigten bei allen Patienten, die mit dieser Dosierung des Ftorafur behandelt wurden, keine wesentlichen Schwankungen der einzelnen Blutwerte. Dies geht aus Abbildung 1 hervor, in der eine Verlaufsuntersuchung bei einem Patienten wiedergegeben ist. Diese Werte sind repräsentativ für die Verhältnisse bei den übrigen behandelten Patienten.

Tabelle 1. Behandlung mit Ftorafur (1,0–1,9 g/m^2/d x 6)

Zahl der Patienten	Diagnose	Behandlungsart	Dosis/m^2 (g)	Gesamtdosis (g)	Therapieerfolg
8	Met. Kolon- und Rektumkarzinom	4 ambulant 4 stationär	1,0–1,9	ϕ 34,1	1x adjuvante Therapie 7x angesprochen <50%
2	Met. Mammakarz. (ausbeh.)	stationär	1,0–1,9	12,0 36,0	nicht angesprochen nicht angesprochen
2	Met. Adenokarz. des Bronchus	1 ambulant 1 stationär	1,0–1,9	31,2 16,8	nicht angesprochen nicht angesprochen
2	Met. Magenkarzinom	stationär	1,0–1,9	21,6 21,8	angesprochen >50% angesprochen <50%
1	Leberkarzinom	stationär	1,0–1,9	10,8	nicht angesprochen
1	Met. Prostatakarz.	stationär	1,0–1,9	13,2	nicht angesprochen

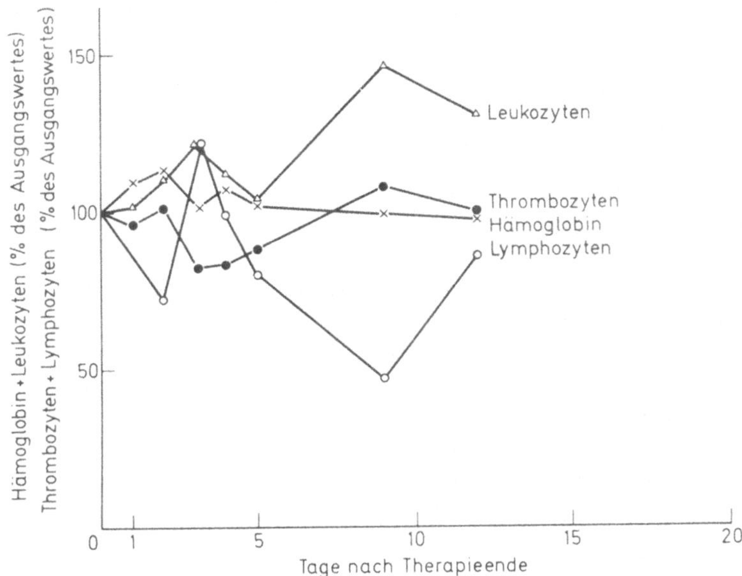

Abb. 1. Hämatologische Verlaufsbeobachtungen nach Ftorafur (1,5 g/m^2/d x 6), Patient M.Mü.

Tabelle 2. Behandlung mit Ftorafur (2,0–2,5 g/m^2/d x 6)

Zahl der Patienten	Diagnose	Behandlungsart	Dosis/m^2 (g)	Gesamtdosis (g)		Therapieerfolg
4	Met. Magenkarzinom	ambulant	2,0–2,9	Kloi.	61,2	nicht angesprochen
				Köp.	11,9	abgebr. wegen Unverträglichkeit
				W.Wer.	40,8	angesprochen >50%
				Esg.	66,5	angesprochen >50%
7	Met. Kolon- und Rektumkarzinom	5 ambulant 2 stationär	2,0–2,9	Schön.	19,2	abgebr., da Stenokardien, Rhythmusstör.
				Mehn.	43,2	angesprochen >50%
				Knir.	74,1	angesprochen >50%
				Ei.	43,2	angesprochen >50%
				Lor.	40,8	angesprochen <50%
				Koerf.	31,2	angesprochen <50%
				Web.	24,0	angesprochen <50%

Tabelle 2 zeigt die Ergebnisse einer höheren Dosierung von Ftorafur (2,0–2,5 g/m^2/Tag x 6) bei Patienten mit met. Magen- bzw. met. Kolon- oder Rektumkarzinom. Wie aus der Tabelle zu ersehen ist, kam es unter dieser höher gewählten Dosierung zu einer deutlichen Ansprechrate der Tumoren. Von den 4 Patienten mit met.

Magenkarzinom konnten 2 Patienten in eine partielle Remission gebracht werden, wobei die Gesamtdosis bei 40,8 bzw. 66,5 g lag. Bei einem weiteren Patienten fand sich auch bei Gabe von 61,2 g kein Ansprechen des Tumors. Bei dem 4. Patienten mußte nach einer Gesamtdosis von 11,9 g die Therapie wegen allgemeiner Unverträglichkeit, vor allem gastrointestinaler Unverträglichkeit, abgebrochen werden. Bei den 7 Patienten mit met. Kolon- bzw. Rektumkarzinom mußten bei einem Patienten nach 19,2 g Gesamtdosis die Therapie wegen Stenokardien und Rhythmusstörungen unterbrochen werden. Diese kardialen Störungen traten immer unmittelbar nach Injektion des Ftorafur auf. Bei den übrigen 6 Patienten konnte in 3 Fällen eine partielle Remission erzielt werden, wobei dies nach einer Gesamtdosis von 43,2 bzw. 74,1 g erreicht wurde. Bei den übrigen 3 Patienten, deren Tumor zwar angesprochen hatte, jedoch um weniger als 50% gegenüber dem Ausgangswert reduziert werden konnte, lag die Gesamtdosis zwischen 24,0 und 40,8 g. Die allgemeine Verträglichkeit der hier gewählten Dosierung von Ftorafur war gut. 9 der 11 Patienten wurden ambulant behandelt, nur 2 Patienten mußten stationär therapiert werden. Die hämatologische Verlaufskontrolle zeigte bei allen Patienten kaum Schädigungen des hämatopoetischen Systems. Das hier gezeigte Beispiel eines Patienten kann für alle unter dieser gewählten Dosierung des Ftorafur Behandelten gelten (Abb. 2).

In einer dritten Untersuchungsserie wurde die Dosierung von 3,0 g/m^2/Tag an 6 aufeinanderfolgenden Tagen getestet. Insgesamt wurden nur 4 Patienten dieser hochdosierten Therapie unterzogen, da — wie die Tabelle 3 zeigt — ungewöhnlich starke Nebenwirkungen auftraten. Insbesondere traten Hauteffloreszenzen, schwere

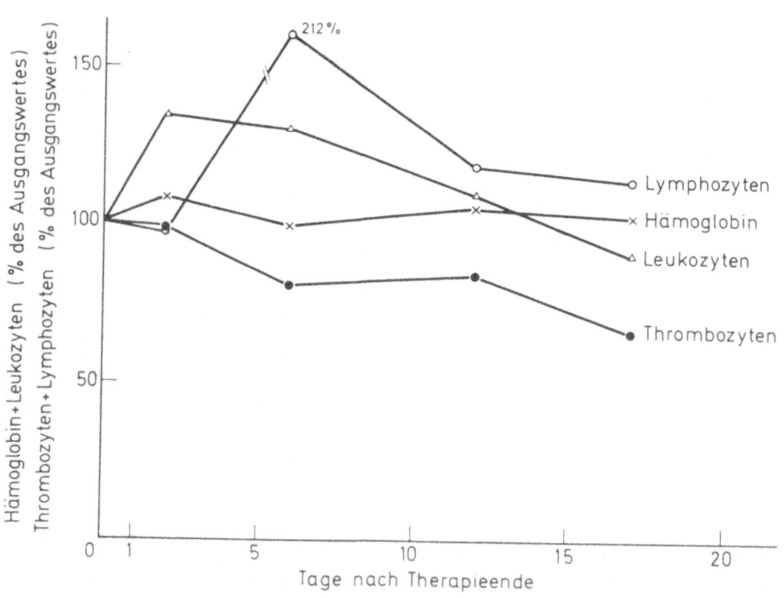

Abb. 2. Hämatologische Verlaufsbeobachtungen nach Ftorafur (2,0 g/m^2/d x 6). Patient S. Koe.

Tabelle 3. Behandlung mit Ftorafur ($3{,}0\ \mathrm{g/m^2/d \times 6}$)

Patient	Diagnose	Behand-lungsart	Zahl der Therapien	Gesamt-dosis (g)	Therapie-erfolg	Nebenwirkungen
H. Dit.	Hyper-nephrom	ambulant	1 Zyklus	40,8	kein Ansprechen	Hauteffloreszenzen Übelkeit Erbrechen Kreislaufkollaps Nasenbluten Stomatitis Proktitis Gewichtsverlust 7 kg
A. Val.	Met. Kolon-karzinom	stationär	1 Zyklus	33,6	Ansprechen >50%	Hauteffloreszenzen Übelkeit Erbrechen Inappetenz Kreislaufkollaps Stomatitis Proktitis Gewichtsverlust 5 kg
F. Erd.	Hyper-nephrom	stationär	2 Zyklen	64,8	kein Ansprechen	keine wesentlichen Nebenwirkungen
W. Rau.	Hyper-nephrom	stationär	3 Zyklen	108,0	kein Ansprechen	Übelkeit Erbrechen Schwindel Inappetenz Kreislaufkollaps Libidoverlust Stomatitis Leseschwäche schuppende Haut-veränderungen Gewichtsverlust 11 kg

Übelkeit, Kreislaufkollaps und nekrotische Entzündungen der gastrointestinalen Schleimhäute auf. Der Gewichtsverlust der Patienten war erheblich (zwischen 5 und 11 kg). Bei den Patienten mit Hypernephrom konnte trotz der hohen Gesamtdosen, die zwischen 41 und 108 g lagen, kein Ansprechen des Tumors gefunden werden. Bei einem Patienten mit met. Kolonkarzinom, der schon auf eine kombinierte 5-FU- und BCNU-Behandlung nicht angesprochen hatte, ließ sich eine partielle Remission erzielen. Die Gesamtdosis lag bei ca. 34 g. Abbildung 3 zeigt bei diesem Patienten Veränderungen der hämatologischen Parameter als Funktion der Zeit nach Therapieende. Nach einem Initialanstieg der Leukozyten kommt es zu einem starken Abfall der Gesamtleukozytenzahl, die sich erst am 15. Tag nach Therapie zu erholen beginnt und am 33. Tag nach Therapie eine überschießende Reaktion aufweist. Auch das Hämoglobin und die Thrombozyten zeigen deutliche Abfälle unter den Normwert. Die Erholung erfolgt ebenfalls sehr spät; erst am 33. Tag nach Therapieende werden überschießende Werte beobachtet. Die Gesamtzahl der Lymphozyten wird auch sehr

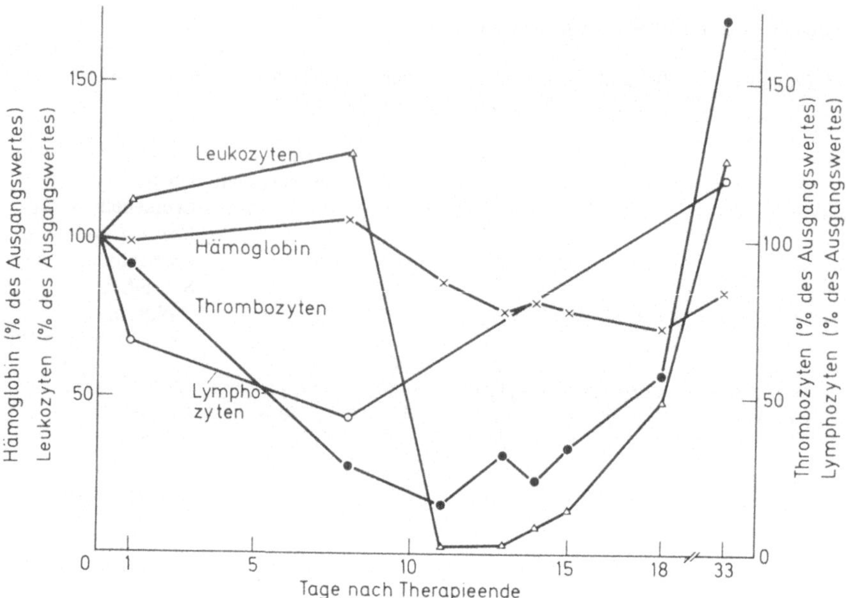

Abb. 3. Hämatologische Verlaufsbeobachtungen nach Ftorafur (3,0 g/m^2/d x 6). Patient A.V.

stark reduziert, doch nach dem 15. Tag kommt es wieder zu einem deutlichen Anstieg. Dieses Beispiel kann als repräsentativ gelten für die hämatologischen Verlaufskontrollen bei den übrigen Patienten. Wegen der hohen Toxizität wurde dieses Therapieschema nicht weiter geprüft.

In einer weiteren Untersuchungsserie wurde geprüft, inwieweit eine ultrahohe Stoßdosis Ftorafur (4–5 g/m^2/Tag x 2) — wobei die Tagesdosis in zwei Einzeldosen im Abstand von 12 h injiziert wurde — einen Effekt auf met. Kolon-, Rektum- und Pankreaskarzinome ausüben kann. Insgesamt wurden 8 Patienten untersucht, bei denen vorher schon über Monate in niedrigerer Dosierung 5-FU bzw. Ftorafur verabreicht worden war. Aus Tabelle 4 geht hervor, daß in einigen Fällen durch diese Vorbehandlung ein Ansprechen des Tumors erzielt wurde, es jedoch später in allen Fällen zu einer Progredienz des Tumorwachstums kam. Durch die ultrahohe Therapie mit Ftorafur konnte in 5 von 8 Fällen eine Tumorregression von teilweise mehr als 50% des Ausgangswertes erzielt werden und in einem Fall kam es zu einem 5 Monate dauernden Tumorstillstand. In 5 von diesen 6 Fällen war eine Vorbehandlung mit Ftorafur einhergegangen. Dies bedeutet, daß offenbar durch eine höhere Anflutung des Zytostatikums Ftorafur die klinische Resistenz gegenüber einer niedrigen Dosierung des gleichen Zytostatikums durchbrochen werden konnte. In 2 der 8 Fälle war kein Ansprechen des Tumors zu beobachten. Die Remissionsdauer war in den einzelnen Fällen unterschiedlich lang. Sie schwankte zwischen 4 Wochen und 5 Monaten. Die Gesamtdosis Ftorafur, die bei den Patienten mit Remission verabreicht wurde, lag zwischen 29 und 67 g. Der Zeitabstand zwischen den einzelnen Therapiezyklen betrug 2–3 Wochen.

Tabelle 4. Behandlung mit ultrahoher Stoßdosis Ftorafur ($4-5$ g/m^2/d x 2)

Patient	Diagnose	Therapie-zyklus	Einzeldosis (g/m^2)	Gesamtdosis (g)	Therapieerfolg	Vorbehandlung	Ergebnis der Vorbehandlung
Commer.	met. Kolonkarzinom histolog.: Adenokarzinom	I II III IV V	4,0 5,0 4,5 4,5 5,0	14,0 12,8 8,0 15,2 17,0 ___ 67,0	$<$50% $<$50% $<$50% $<$50% $<$50% Rem.-Dauer: 4 Monate	5-FU, Ftorafur (niedrig dosiert)	Progression
Eschb.	met. Pankreaskarz. histolog.: hochdiff. Adenokarzinom	I II	4,5 5,0	14,6 14,3 ___ 28,9	$>$50% $>$50% Rem.-Dauer: 4 Monate	Ftorafur (niedrig dosiert)	Progression
Esser.	met. Sigmakarzinom histolog: Adenokarz.	I	4,5	15,7	$<$50%	Ftorafur (niedrig dosiert)	Ansprechen, später Progression
Fassb.	met. Kolonkarzinom	I II	4,0 4,0	10,4 10,9 ___ 21,3	kein Ansprechen kein Ansprechen	Ftorafur (niedrig dosiert)	Progression
Fril.	met. Kolonkarzinom histolog: niedrig diff. polypöses Adenokarz.	I II III	4,0 4,0 4,5	12,8 12,8 15,2 ___ 40,8	$>$50% $>$50% kein Ansprechen Rem.-Dauer: 4 Wochen	keine	entfällt
Knir.	met. Rektumkarzinom histolog: gutdiff. papilläres Adenokarz.	I II	4,3 4,3	16,0 16,0 ___ 32,0	Stillstand Stillstand Rem.-Dauer: 5 Monate	Ftorafur (niedrig dosiert)	Ansprechen, später Progression
Val.	met. Kolonkarzinom histolog: schleimbild. Adenokarzinom	I II III	4,5 5,0 5,0	17,1 19,2 19,2 ___ 55,5	$>$50% $<$50% kein Ansprechen Rem.-Dauer: 5 Wochen	5-FU, Ftorafur (niedrig dosiert)	Stillstand, später Progression
Krist.	met. Rektumkarzinom histolog: Adenokarz.	I	5,0	18,0	kein Ansprechen	Ftorafur (niedrig dosiert)	Stillstand, später Progression

Die Nebenwirkungen, die durch diese ultrahohe Therapie ausgelöst wurden, sind in Tabelle 5 wiedergegeben. In 3 von 8 Fällen wurden leichte, kurz andauernde zentralnervöse Nebenwirkungen beobachtet, die in Schwindel, Kreislaufkollaps, Verwirrtheitszustand, motorischer Unruhe und Gleichgewichtsstörungen bestanden. Schwere hämatologische Nebenwirkungen konnten in keinem der Fälle beobachtet werden. Dies geht auch aus Abbildung 4 hervor, in der als Funktion der Zeit nach Therapie verschiedene hämatologische Parameter beobachtet wurden. Zu einer nennenswerten Veränderung der Parameter kam es nicht. Auffällig war, daß die zu Anfang sehr stark reduzierten Lymphozyten (absolute Zahl) unter der Therapie deutlich zunahmen. Dies korreliert mit dem Ansprechen des Tumors auf die zytostatische Behandlung. Die hier gezeigten Verlaufswerte können als repräsentativ für die Verhältnisse bei den übrigen 7 Patienten gelten.

Tabelle 5. Nebenwirkungen der Behandlung mit ultrahoher Stoßdosis Ftorafur (s.o.)

Patient		Allgemeine Nebenwirkungen	Leukozyten		Thrombozyten	Hämoglobin	
			>4000	<1000	>100.000	>10 g	<10 g
Commer.	I	keine	x		x	x	
	II	Schwindel, Kreislaufkollaps, motorische Unruhe	x		x	x	
	III	Therapie mußte am 2. Tag abgebrochen werden wegen Schwindel, Unruhe, Schlaflosigkeit, Verwirrtheitszuständen	x		x		x
	IV	keine	x		x	x	
	V	keine	x		x		x
Eschb.	I	keine	x		x	x	
	II	keine	x		x	x	
Esser	I	keine	x		x	x	
Fassb.	I	keine	x		x	x	
	II	keine	x		x	x	
Fril.	I	keine	x		x	x	
	II	keine	x		x	x	
	III	keine	x		x	x	
Knir.	I	keine	x		x	x	
	II	keine	x		x	x	
Val.	I	Unruhe	x		x	x	
	II	Unruhe	x		x	x	
	III	Unruhe	x		x	x	
Krist.	I	Gleichgewichtsstörungen	x		x	x	

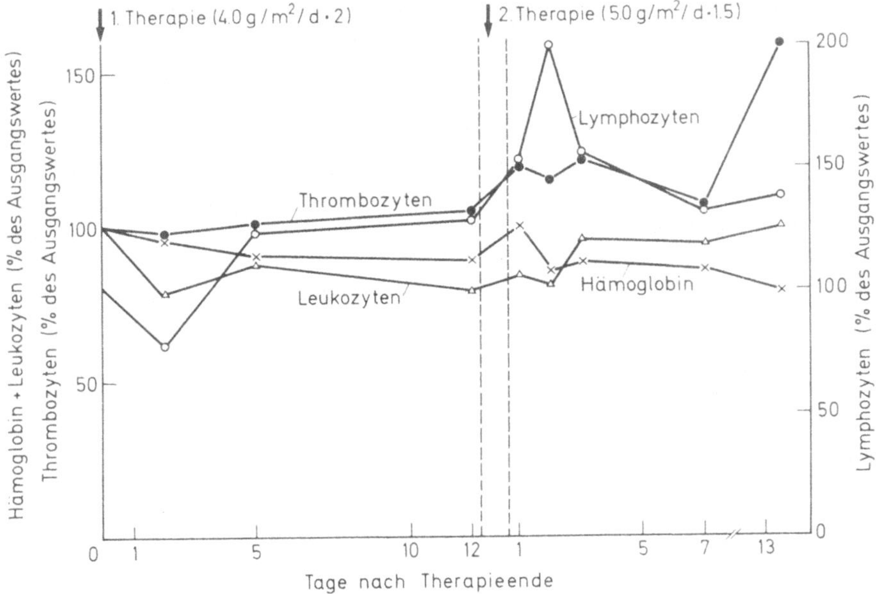

Abb. 4. Hämatologische Verlaufsbeobachtungen nach Ftorafur, Patient G.C.

Diskussion

Die Ergebnisse dieser Phase I- und II-Studie zeigen, daß unter den geplanten Dosis-Schemata des Ftorafur Patienten mit met. Kolon- bzw. Rektum- sowie auch Magen- und Pankreaskarzinomen gut ansprechen. Kein Ansprechen wurde bei Prostatakarzi-nomen und Hypernephrom beobachtet. Die toxischen Nebenwirkungen der verschie-denen Therapieschemata waren sehr gering, mit Ausnahme des Behandlungsschemas, bei dem 3 g/m² /Tag an 6 aufeinanderfolgenden Tagen appliziert wurde. Nach diesem Schema kam es zu einer schweren, lang anhaltenden Knochenmarksdepression. Dane-ben bestanden noch Zeichen der zentralen Kreislaufdysregulation und auffallender-weise Hauteffloreszenzen, die sich histologisch als punktförmige Blutungen mit Ödem und Rundzellinfiltrationen herausstellten.

Die auf theoretischen Überlegungen basierende Behandlung mit ultrahohen Dosen von Ftorafur, wobei die Tagesdosis in zwei Einzeldosen im Abstand von 12 h appli-ziert wurde, erwies sich als sehr gut verträglich und führte bei 5 von 8 Fällen zu einer deutlichen Tumorregression, bei 1 von 8 Fällen zu einem Tumorstillstand und nur bei 2 von 8 Fällen zu keinem Ansprechen. Bei dieser Behandlungsserie war auffallend, daß eine klinische Resistenz gegen niedrigere Dosierungen von Ftorafur durchbro-chen werden konnte. Die Gesamtdosen von Ftorafur, mit denen dies erreicht wurde, lagen unter denjenigen, mit denen bei den zuvor angewandten niedrig dosierten Ftorafur-Schemata Regressionen induziert worden waren. Diese Ergebnisse entspre-chen den tierexperimentellen Ergebnissen von Druckrey u. Mitarb. (4) mit anderen

Zytostatika. Inwieweit unsere theoretischen Überlegungen bezüglich der Wirkspiegel von Ftorafur und seiner zytostatisch wirksamen Komponente 5-FU nach ultrahohen Stoßdosen — aufgeteilt in zwei Einzeldosen — tatsächlich zutreffen, wird z. Zt. pharmakologisch untersucht.

Die Remissionsdauer nach ultrahoher Stoßtherapie sowie auch nach niedrig dosierter 6 Tage dauernder Ftorafur-Therapie schwankten zwischen 4 Wochen und 6 Monaten.

Wegen seiner geringen Toxizität eignet sich Ftorafur für zytostatische Kombinationsschemata. In schon begonnenen klinischen Untersuchungen (Phase II) wird nunmehr geprüft, inwieweit niedrig dosierte und ultrahoch dosierte Ftorafur-Gaben kombiniert werden können mit anderen bei Kolon- bzw. Rektumkarzinomen sowie auch Magen- und Pankreaskarzinomen wirksamen Zytostatika. Unter anderem soll in der von Moertel u. Mitarb. (14) sowie von Falkson u. Mitarb. (6, 7) entwickelten Zytostatikakombination „5-FU-MeCCNU-VCR" 5-Fluorouracil durch Ftorafur ersetzt werden.

Literatur

1   Benvenuto JA, Lu K, Hall SW, Benjamin RS, Loo TL (1978) Disposition and metabolism of 1-(Tetrahydro-2-furanyl)-5-fluorouracil (Ftorafur) in humans. Cancer Res 38: 3867–3870

2   Blokhina NG, Vozny EK, Garin AM (1972) Results of treatment of malignant tumors with ftorafur. Cancer 30: 390–392

3   Davis HL, Jr, Von Hoff DD, Rozencweig M, Handelsman H, Soper WT, Muggia FM (1978) Gastrointestinal cancer: Esophagus, stomach, small bowel, colorectum, pancreas, liver, gallbladder, and extrahepatic ducts. In: Staquet MJ (ed) Randomized trials in cancer: A critical review by sites. Raven, New York, pp 147–230

4   Druckrey H, Kuk BT, Schmähl D, Steinhoff D (1958) Kombination von Operation und Chemotherapie beim Krebs. Münch Med Wochenschr 100: 1913–1918

5   Falkson G, Van Eden EB, Falkson HC (1974) Fluorouracil, imidazol-carboxamide-dimethyl-triazeno, vincristine and bis-chloroethyl-nitrosourea in colon cancer. Cancer 33: 1207–1209

6   Falkson G, Falkson HC (1976) Fluorouracil, methyl-CCNU and vincristine in cancer of the colon. Cancer 38: 1468–1470

7   Fujita H, Kimura K (1973) In vivo distribution and metabolism of N.-(2-Tetrahydrofuryl)-5-fluorouracil (FT-207). Progress in chemotherapy. Proc 8th Intern Congr of Chemotherapy, Athens, pp 159–165

8   Hall SW, Valdivieso M, Benjamin RS (1977) Intermittent high single-dose ftorafur: Phase I clinical trial with a pharmacologic-toxicity correlation. Cancer Treat Rep 61: 1495–1498

9   Hartmann D, Obrecht JP (1978) Stand der Therapie bei gastrointestinalen Tumoren. Schweiz Med Wochenschr 108: 1373–1377

10   Hiller SA, Zhuk RA, Lidak MY (1968) Works of the 1st All-Union Conference of Malignant Tumors. Riga, USSR, pp 1111–1112

11   Hrsak I, Pavicic S (1974) Comparison of the effects of 5-fluorouracil and ftorafur on the hematopoiesis in mice. Biomedicine 21: 164–167

12   Johnson RK, Garibjanian BT, Houchens DP, Kline I, Gaston MR, Syrkin AB, Goldin A (1976) Comparison of 5-fluorouracil and ftorafur. I. Quantitative and qualitative differences in toxicity to mice. Cancer Treat Rep 60: 1335–1345

13   Klein HO, Mitrenga D, Voigtmann R, Gross R (im Druck) Klinische Untersuchungen (Phase I und II) mit dem Zytostatikum Ftorafur. Vortrag gehalten auf der 131. Tagung der Rheinisch-Westfälischen Gesellschaft für Innere Medizin am 10.11.78 in Düsseldorf

14   Moertel CG, Schutt AJ, Hahn RG, Reitemeier RJ (1975) Therapy of advanced colorectal cancer with a combination of 5-fluorouracil, methyl-1,3-cis(2-chloroethyl)-1-nitroso-urea and vincristine. J Natl Cancer Inst 54: 69–91

15   Smolyanskaya AZ, Tugarinov OA (1972) The biologic activity of antitumor antimetabolite "ftorafur". Neoplasma 19: 341–345

Sachverzeichnis

P. Otto, K. Ewe

Atlas der Rectoskopie und Coloskopie

2., neubearbeitete Auflage. 1977. 124 farbige Abbildungen
in 21 Tafeln und 31 Textabbildungen. XII, 102 Seiten
Gebunden DM 98,–; approx. US $ 53.90
ISBN 3-540-08317-0

Inhaltsübersicht: Indikation zur proktologischen Untersuchung und Endoskopie. – Anamnese. – Vorbereitung zur endoskopischen Untersuchung. – Lagerung. – Inspektion der äußeren Analregion. – Digital-rectale Untersuchung. – Instrumente zur Endoskopie des Analkanals und Rectums. – Zusatzinstrumente. – Rectoskopie-Untersuchungstechnik. – Coloskopie. – Erkrankungen der äußeren Analregion. – Anitis – Kryptitis – Papillitis. – Hämorrhoiden. – Entzündliche Colonerkrankungen. – Parasiten. – Divertikulose-Diverticulitis. – Tumoren. – Endometriose. – Pneumatosis cystoides intestinalis. – Solitäres Rectumulcus. – Anastomosen (ileo-rectale; colo-rectale). – Fisteln (recto-vaginale, -vesicale). – Uretertransplantate. – Meläna. – Fremdkörper. – Bildtafeln I – XIX.

Die Rectoskopie als die weit verbreitetste endoskopische Untersuchung, wird in verschiedenen medizinischen Fachdisziplinen ausgeübt. Die meisten Kollegen sind darauf angewiesen, sich Methodik und Kenntnisse der Rectoskopie vorwiegend autodidaktisch anzueignen und Befunde ohne Möglichkeit zur Konsultation zu deuten. An diesen großen Kollegenkreis wendet sich der vorliegende Atlas. Während der 12 Monate seit dem Erscheinen der ersten Auflage haben sich neue Gesichtspunkte ergeben. Die steigende Häufigkeit colo-rectaler Carcinome hat zur Einführung des Testes auf okkultes Blut im Stuhl in die gesetzliche Vorsorgeuntersuchung geführt. Bei positivem Testausfall ist neben der digitalen Tastuntersuchung jetzt die Rectoskopie als diagnostische Erstmaßnahme zusätzlich durchzuführen. Damit wird dieses Verfahren auch Eingang in die Allgemeinpraxis finden. Gleichzeitig in diese Entwicklung fiel die Einführung leicht zu handhabender flexibler Glasfaser-Kurzsigmoidoskope, die auch den relativ Ungeübten eine Untersuchung des Colons bis zur linken Flexur und eine Polypektomie unter ambulanten Bedingungen innerhalb kürzester Zeit ermöglichen. Die technischen Details der Geräte werden vorgestellt. In einigen Bildtafeln wurden der besseren Didaktik wegen Änderungen und Ergänzungen durchgeführt. Neu aufgenommen wurden Abbildungen über die Pneumatosis cysteldes, über ein solitäres Rectumulcus bei Proktitis terminalis simplex und das coloskopische Bild einer ischämischen Colitis.

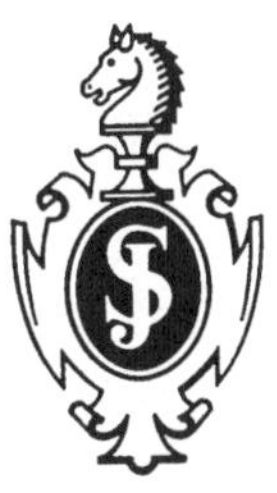

Springer-Verlag
Berlin
Heidelberg
New York

L. Demling, M. Classen, P. Frühmorgen

Atlas der Enteroskopie

Endoskopie des Dünndarms und des Dick-
darms, retrograde Cholangio-Pancreatico-
graphie
Unter Mitarbeit von H. Koch, H. Bauerle
1974. 289 z. T. farbige Abbildungen.
VIII, 252 Seiten
Gebunden DM 248,–; approx. US $ 136.40
ISBN 3-540-06555-5

Internistische Krebstherapie

Herausgeber: K. W. Brunner, G. A. Nagel
Mit Beiträgen zahlreicher Fachwissenschaftler
2., neubearbeitete Auflage. 1979. 54 Abbil-
dungen, 123 Tabellen. X, 565 Seiten
Gebunden DM 79,–; approx. US $ 43.50
ISBN 3-540-09214-5

H. F. Otto, M. Wanke, J. Zeitlhofer

Darm und Peritoneum

G. Töndury

Hernien

1976. 393 zum Teil farbige Abbildungen,
139 Tabellen. XX, 989 Seiten (Spezielle pathologische Anatomie, Band 2, Teil 2)
Gebunden DM 480,–; approx. US $ 264.00
ISBN 3-540-05308-5

F. Stelzner

Die anorectalen Fisteln

2., völlig neubearbeitete Auflage. 1976. 180 z. T.
farbige Abbildungen. VIII, 267 Seiten
Gebunden DM 188,–; approx. US $ 97.90
ISBN 3-540-07755-3

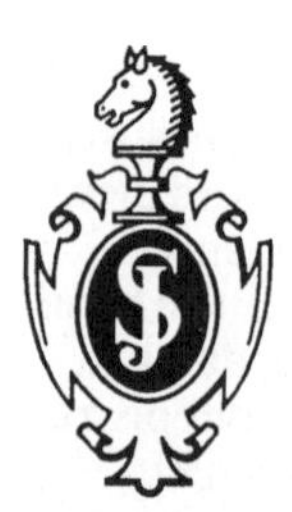

Springer-Verlag
Berlin
Heidelberg
New York